全国中医药行业高等教育"十四五"创新教材
中医骨伤科学器官系统整合系列教材

躯干骨伤疾病诊疗学

（供中医骨伤科学专业用）

主 编 杨凤云 张 兵

U0302577

全国百佳图书出版单位
中国中医药出版社
·北京·

图书在版编目（CIP）数据

躯干骨伤疾病诊疗学 / 杨凤云，张兵主编 . —北京：
中国中医药出版社，2023.3
全国中医药行业高等教育"十四五"创新教材
ISBN 978 - 7 - 5132 - 4940 - 9

Ⅰ . ①躯⋯　Ⅱ . ①杨⋯ ②张⋯　Ⅲ . ①中医伤科学—
诊疗—中医学院—教材　Ⅳ . ① R274

中国国家版本馆 CIP 数据核字（2023）第 032400 号

中国中医药出版社出版

北京经济技术开发区科创十三街 31 号院二区 8 号楼
邮政编码　100176
传真　010-64405721
河北品睿印刷有限公司印刷
各地新华书店经销

开本 787×1092　1/16　印张 16.75　字数 373 千字
2023 年 3 月第 1 版　2023 年 3 月第 1 次印刷
书号　ISBN 978 - 7 - 5132 - 4940 - 9

定价　95.00 元
网址　www.cptcm.com

服 务 热 线　010-64405510
购 书 热 线　010-89535836
维 权 打 假　010-64405753

微信服务号　**zgzyycbs**
微商城网址　**https://kdt.im/LIdUGr**
官 方 微 博　**http://e.weibo.com/cptcm**
天猫旗舰店网址　**https://zgzyycbs.tmall.com**

全国中医药行业高等教育"十四五"创新教材
中医骨伤科学器官系统整合系列教材

专家指导委员会

全国中医药行业高等教育"十四五"创新教材
中医骨伤科学器官系统整合系列教材

《躯干骨伤疾病诊疗学》编委会

编写说明

为了更好地贯彻国务院办公厅《关于加快医学教育创新发展的指导意见》（国办发〔2020〕34号）的文件精神，我们组织知名骨伤专家撰写国内首套"中医骨伤科学器官系统整合系列教材"。本套教材更加适应新时代骨伤教育教学改革需求，以骨伤亚学科疾病分类及骨伤规划教材大纲为基础，以提升骨伤亚学科教学教育质量为初衷，实现了中医类整合教材从"无"到"有"的突破，力争要求学生早临床，多临床，反复临床。

《中医骨病及躯干部位骨伤科学》教材分为三篇：上篇包括骨生化代谢障碍及肌骨系统肿瘤内容，中篇包括躯干部损伤内容，下篇包括躯干部骨病内容。编写结构在传统教材部分内容的基础上，结合现有行业标准及临床指南，按照病因病机、致病机制、诊查要点、临床分型、辅助检查、鉴别诊断、治疗方案、预防调护进行系统阐述，并添加了大量配套的影像学图片。

全书编者由长期从事临床和教学工作的教师联合编写而成。杨凤云负责引言，并起草编写大纲，审定书稿。张兵担负责肌骨系统肿瘤部分，协同审定整理全部书稿。全书手绘图片由杨文龙负责收集及后期修改，影像学图片由张期负责整理修订。第一章由周富强、杨文龙编写；第二章由康剑、杨文龙编写；第三章由陈虞文、齐俊南编写；第四至第七章由张兵、张静坤、曹齐圣编写；第八章由方斌、易春智、蓝鋆编写；第九章由方斌、易春智编写；第十章由方斌编写；第十一章由郭列飞、杨文龙、况君、张期、张静坤、廖宁罡、周毛生编写；第十二章由鲍杰伟、晁芳芳、邱全河编写；第十三章由万宣、杨文龙编写；第十四章由钟发明、方婷编写；第十五章由钟发明、张期编写；第十六章由钟发明、张期编写。

本教材在编写中可能有不足或疏漏之处，恳请广大读者批评指正，以便进一步修订提高。

《躯干骨伤疾病诊疗学》编委会

2023 年 2 月

目 录

上篇 骨生化代谢障碍及肌骨系统肿瘤

早在殷商时期的甲骨文中就有瘤的病名记载。早在《五十二病方》就已有骨睢（疽）的记载，并提出用白蔹等药物治疗。《灵枢·刺节真邪》已有"骨疽"记载，曰："已有所结，气归之，津液留之，邪气中之，凝结日以易甚，连以聚居，为昔瘤，以手按之坚。有所结，深中骨，气因于骨，骨与气并，日以益大，则为骨疽。"《诸病源候论·痈疽病诸候下》曰："此由寒气客于经络，与血气相搏，血涩结而成疽也，其毒偏多，则气结聚而皮厚，状如痤疖，革卵如石，故谓之石疽也。"唐代孙思邈撰写的《备急千金要方》将肿瘤分成瘿瘤、骨瘤、脂瘤、石瘤、肉瘤、脓瘤、血瘤和息瘤八类，首次提出"骨瘤"病名。中医药在肿瘤的防治过程中发挥着重要的作用，但缺乏对骨肿瘤方面的研究，还需加强对其临床证候的研究，并结合现代肿瘤学理论及研究成果，深入了解骨肿瘤的致病机制，反复进行临床和实验验证，以期发掘出中医药在治疗恶性骨肿瘤方面的更大潜力。如果能应用中医药这把钥匙开启骨肿瘤这扇沉重的大门，对于中医药事业将具有里程碑式的意义。

随着对骨肿瘤研究的不断深入，其本质不断被揭示，骨肿瘤的分类和命名也不断得到完善。最早骨肿瘤的分类是 Virchow（1865 年）单纯根据光镜下肿瘤细胞的形态，将肉瘤区分为梭形、圆形和巨细胞形，之后这些分类不断得到改进。自 1958 年，世界卫生组织开始组织新的骨肿瘤分类，时至今日已有第五版骨肿瘤分类。骨肿瘤的发病率低，目前认识尚不足，容易造成误诊误治。原发性恶性骨肿瘤发病率不足全肿瘤的 0.2%。以骨肉瘤为例，骨肉瘤是儿童和青少年最常见的原发性恶性骨肿瘤，为 2 ~ 3/100 万，骨肉瘤的预后与患者年龄、有无转移灶、化疗反应、手术类型、肿瘤部位和大小等息息相关，血清碱性磷酸酶和乳酸脱氢酶水平升高也被认为是骨肉瘤患者的预后指标之一。骨肉瘤的发病机制目前尚不明确，但可能与基因突变有关。外科手术是治疗骨肉瘤的重要组成部分，手术联合化疗可以改善局部骨肉瘤患者的预后。在骨肿瘤的诊治过程中，尤其要注意良性骨肿瘤与恶性骨肿瘤的区别，以及普通骨折与病理性骨折的区别，注意影像学分析，注重活检的重要性，诊治路径需严格遵循临床表现、影像学检查和病理学检查三者结合的原则，若一旦处理不当，轻则致残，重者危及生命。

本篇将详细介绍骨生化代谢障碍及骨肿瘤的相关疾病，从理论与临床相结合的角度出发，介绍对代谢性骨病、全身性骨关节发育障碍、地方性骨病及肌骨系统肿瘤的致病机制的认识，并围绕疾病的流行病学、临床表现、影像学表现、病理学表现及治疗方案等方面进行重点阐述，为全面系统地认识骨肿瘤诊疗打下基础。

第一章　代谢性骨病

【学习目标】
1. 掌握代谢性骨病的概念，骨质疏松症和佝偻病的致病机制、诊查要点及治疗方案。
2. 熟悉骨质软化症的诊查要点及治疗原则。
3. 了解代谢性畸形性骨炎的诊查要点及治疗原则。

代谢性骨病是指由各种原因引起的以骨代谢紊乱为主要特征的疾病，包括骨吸收、骨生长及矿物质沉积的异常，以骨重建紊乱所致骨转换率异常，引起以骨量及骨质量改变为主要病理变化，以骨痛、骨畸形和易发生骨折为主要临床表现的一系列症状和体征，包括骨质疏松症、佝偻病、骨质软化症、甲状旁腺功能亢进性症、透析性骨关节病及畸形性骨炎等。

第一节　骨质疏松症

骨质疏松症（osteoporosis，OP）是以骨量减低、骨组织微结构损坏，导致骨脆性增加，易发生骨折为特征的代谢性骨疾病。临床表现为颈腰背部疼痛、驼背畸形和骨折，多见于绝经后妇女及老年男性。根据调查显示，我国 50 岁以上人群骨质疏松症患病率为 19.2%，其中男性为 6.0%，女性为 32.1%。65 岁以上人群骨质疏松症患病率达到 32.0%，其中男性为 10.7%，女性为 51.6%。本病属中医学"痿证"范畴。

一、病因病机

（一）肾精亏虚

肾者主蛰，封藏之本，精之处也。其华在发，其充在骨，与肾、骨、髓三者密切相关。肾为先天之本，先天禀赋不足，致使骨失所养，不能充骨生髓。症见颈腰背酸痛无力，头晕耳鸣，健忘，男子阳痿，夜间尿频，舌淡或红，苔少，脉沉迟。

（二）脾肾亏虚

脾为后天之本，气血生化之源。五脏六腑，四肢百骸，受气皆在于脾胃。营养失调，脾胃损伤，无以化生精血以滋肾充骨，也可致本病。肾受五脏六腑之精而藏之，老年脾胃虚弱，失于运化，肾无所藏，肾阳虚衰，则不能充骨生髓，致使骨松不健。肾阴亏损，精失所藏，不能养髓。症见全身倦怠嗜卧，颈腰背酸痛，痿软，伸举无力，纳谷不香，面色萎黄不华，便溏，唇、舌淡，苔薄白，脉弱。

（三）正虚邪侵

正虚卫外不固，外邪乘虚而入，痹阻经络气血，致骨失所养、髓虚骨疏，不通而痛或不荣而痛。症见颈腰背骨节刺痛，痛点固定不移，或合并骨折，舌紫暗或有瘀斑，苔白，脉弦涩或弦细。

二、致病机制

骨质疏松与激素调控、营养状态、物理因素、遗传因素、免疫功能及某些药物等密切相关。发病机制为肠道对钙的吸收减少或肾脏对钙的排泄增多、重吸收减少，引起破骨细胞数量增多且活性增强，骨代谢以溶骨过程占优势，最终导致骨代谢的负平衡，骨基质和骨钙含量均减少。

雌激素可明显抑制破骨细胞介导的骨吸收，绝经后雌激素水平快速下降，导致其激素水平紊乱骨吸收失衡，继而导致骨质疏松。骨质疏松症的发生与种族和遗传有着密切的关系。随着年龄的增长，户外运动及营养因素的缺乏也是老年人易患骨质疏松症的重要原因。伴随着疾病的发展，长期服用类固醇类药物、肝素、免疫抑制剂等也可使骨形成受到抑制，骨吸收增加，继发骨质疏松症。

三、诊查要点

本病的临床表现为骨痛、骨变形、骨折和抽筋。

（一）症状

1. 骨痛　疼痛是骨质疏松最常见、最主要的症状，一般骨量丢失 12% 以上时即可出现骨痛。疼痛具体部位常难以确定，以腰背痛多见，以酸痛为主，多在晨起或久坐再活动时疼痛较重，充分活动后可缓解，如活动过度易加重。

2. 抽筋　部分患者以抽筋为主要表现，多见小腿肌肉抽搐，严重者可出现双下肢、双手抽搐。

（二）体征

1. 骨变形　脊椎椎体前部几乎多由松质骨组成，随着年龄增长，病情加重，逐渐出现明显驼背、身高缩短，甚至脊柱后侧凸、鸡胸等胸廓畸形等。重度骨质疏松患者可见椎体压缩，每个椎体缩短 2mm 左右，身长平均缩短 3 ～ 6cm。

2. 骨折　骨折是骨质疏松症最常见和最严重的并发症，其中脊椎压缩性骨折、桡骨远端骨折及股骨近端骨折较常见。脊柱压缩骨折多见于绝经后妇女，60 ～ 70 岁发病率最高，骨折部位以 T_{12} 最多见，其次为 L_1。桡骨远端骨质以骨松质为主，其骨折明显受骨质疏松症病理的影响。髋部骨折在骨质疏松性骨折中程度最重，致死及致残率较其他骨折更高。

四、临床分型

根据病因分型分为三大类：①原发性骨质疏松症，主要包括绝经后骨质疏松症（Ⅰ型）、老年性骨质疏松症（Ⅱ型）。②继发性骨质疏松症，主要包括各种疾病和各种药物所致及其他原因所致的骨质疏松症。③特发性骨质疏松症，此类病症原因不明，包括青少年型骨质疏松症。

（一）原发性骨质疏松症

原发性骨质疏松症可以分为妇女绝经后骨质疏松症（Ⅰ型）和老年性骨质疏松症（Ⅱ型）。

1. 绝经后骨质疏松症　妇女绝经后由于雌激素缺乏，引起骨丢失，主要为骨小梁丢失加速。病情随年龄增大，发病率逐年增高，损伤后容易造成椎体压缩性骨折或桡骨远端骨折。

2. 老年性骨质疏松症　好发于 70 岁以上老年人，随着年龄的增长必然发生，具有骨小梁和骨皮质均丢失的特点，损伤以髋部骨折多见。

（二）继发性骨质疏松症

任何有明确病因造成的骨质疏松，致病因素包括内分泌性疾病、骨髓增生性疾病、药物性骨量减少、营养缺失型疾病、先天性疾病及失用性骨丢失等。

（三）特发性骨质疏松症

特发性骨质疏松症多见于 8 ～ 14 岁的青少年或成年人，多伴有家族遗传史，妇女妊娠及哺乳期所发生的骨质疏松也可列入此型。

五、辅助检查

（一）实验室检查

骨代谢的生化指标检查如碱性磷酸酶及同工酶、骨钙素、血清Ⅰ型前胶原羧基端肽水平明显升高。

（二）影像学检查

1. DXA 骨密度测定　DXA 骨密度测量是诊断骨质疏松症的主要定量依据。DXA 对腰椎和股骨上端测定的骨密度指标具有精度高、准确性好、射线剂量低和图像清晰等优点。骨密度值低于同性别、同种族健康人的骨峰值不足 1 个标准差属于正常；降低 1 ~ 2.5 个标准差为骨量低下（骨量减少）；降低程度 ≥ 2.5 个标准差为骨质疏松；合并脆性骨折为重度骨质疏松症（表 1–1）。椎体和髋部脆性骨折无须依赖骨密度即可做出骨质疏松症诊断。骨密度检查见下图（图 1–1）。

表 1–1　基于 DXA 测定骨密度分类标准

分类	T- 评分
正常	$T \geq -1.0$
低骨量	$-2.5 < T < -1.0$
骨质疏松	$T \leq -2.5$
严重骨质疏松症	$T \leq -2.5+$ 脆性骨折

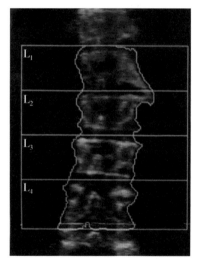

（a）骨密度定位像

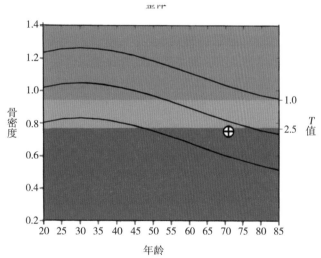

（b）骨密度在人群样本的分布图

DXA 结果汇总：

区域	面积（cm²）	骨矿含量（g）	骨密度（g/cm²）	T- 评分	PR（%）	Z- 评分	AM（%）
L1	12.99	7.12	0.548	−4	55	−1.6	76
L2	13.14	6.93	0.528	−4.5	51	−1.9	72
L3	15.15	10.32	0.681	−3.7	63	−0.8	88
L4	19.34	13.91	0.719	−3.1	68	−0.2	97
整体	60.62	38.27	0.631	−3.8	60	−1.0	85

总骨密度变异系数 1.0%
世界卫生组织分类：骨质疏松
骨折危险性：高

（c）DXA 结果汇总

注：70 岁老年女性脊柱压缩性骨折，骨密度显示整体 T 值为 −3.8，诊断为严重骨质疏松症。

图 1–1　骨密度检查

2. X 线检查 检查部位包括脊柱、骨盆、股骨颈及掌骨等，主要 X 线表现如下。

（1）骨密度减低 在长骨 X 线片上骨松质小梁变细、数目减少，边缘清晰，骨小梁间隙增宽；骨皮质可出现分层、变薄、疏松化现象。一般而言，X 线阳性表示骨量丢失 30% 以上，骨小梁几乎完全消失。

（2）病理性骨折 重度骨质疏松患者在胸腰段椎体上常有病理性骨折，椎体呈压缩、楔形及双凹形畸形（图 1-2）。

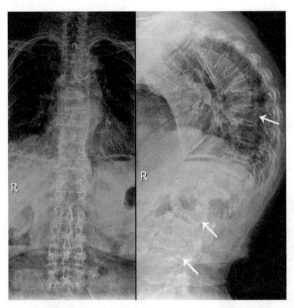

（a）胸腰椎正位　　　　　（b）胸腰椎侧位

注：90 岁老年女性，图（a）示椎体普遍骨密度减低，皮质变薄，骨小梁稀疏、变细；图（b）示胸、腰椎退行性变伴多椎体（承重区为主）上下终板凹陷，呈"鱼椎"样改变（白色箭头）。

图 1-2　骨质疏松症影像学改变

3. CT 检查 骨小梁变细、稀疏、间隙增宽，骨皮质变薄。CT 较 X 线平片更易显示由骨质疏松引起的微小骨折。

4. MRI 检查 原发性骨质疏松由于骨小梁变细、减少和黄骨髓的增多，表现为 T_1WI 及 T_2WI 均呈高信号。炎症、肿瘤等引起的继发性骨质疏松，因局部充血、水肿可表现为长 T_1、长 T_2 信号。

六、鉴别诊断

骨软化症：由维生素 D 缺乏、严重维生素 D 活性障碍引起，特点为骨有机质增多，钙化过程发生障碍；好发于青壮年，血清钙、磷水平减低，血清碱性磷酸酶水平升高，X 线片表现假骨折线、骨变形。

七、治疗方案

骨质疏松性骨折的治疗目的：预防并发症，降低死亡率，提高康复水平，改善生活质量。

（一）中药治疗

根据"骨痿病"辨证论治，以"肾主骨"理论为主导，应以补脾肾为本。

1. 肾精亏虚 治以益肾填精，强筋壮骨，方选左归丸加减。阴虚火旺者，可酌加知母、黄柏；肾阳虚者，加杜仲、淫羊藿，或改用右归丸；酸痛者，可酌加桑寄生、牛膝等。针灸主穴为阿是穴、肾俞穴、足三里、悬钟、大杼，配穴为命门、志室、腰阳关，手法为捻转提插补法。

2. 脾肾气虚 治以健脾益肾，方选参苓白术散合右归丸加减。饮食不佳、胃脘不适者，加焦三仙等。针灸主穴为阿是穴、肾俞穴、足三里、悬钟、大杼，配穴为脾俞、胃俞、中脘、关元，手法为捻转提插补法为主。

3. 正虚邪侵 治以扶正祛邪，活血化瘀，方选身痛逐瘀汤或活络效灵丹加减。身痛以上肢为主者，加桑枝、姜黄；下肢为甚者，加独活、汉防己、鸡血藤。针灸主穴为阿是穴、肾俞穴、足三里、悬钟、大杼，配穴为膈俞、肝俞、血海、太冲，手法为捻转提插补法。

（二）西药治疗

1. 钙剂及骨活性剂 通过补钙，能够改善骨吸收和平衡骨代谢。钙剂又分为有机钙和无机钙，其中，有机钙虽然含钙量低，但吸收好，且对胃肠刺激较小，因此应用较广。骨质疏松患者负钙平衡原因之一为肠道对钙的吸收障碍，因此以维生素D为主的骨活化剂常与钙剂联合使用，作为治疗骨质疏松的基础用药。

2. 骨吸收抑制剂 ①性激素类制剂：雌激素替代（ERT）或激素替代（HRT）治疗，可减少绝经后妇女的骨量丢失，降低骨折发生率，常用药包括雌二醇、复方雌激素等。但该疗法会增加老年女性罹患心脏病、乳腺癌和其他综合征的风险，因此该治疗方案已趋于淘汰。②降钙素：作用为抑制骨盐溶解，而且有一定的镇痛作用，长期使用可增加骨密度并缓解骨质疏松伴随的疼痛，常用药包括鲑鱼降钙素、鳗鱼降钙素等。③双膦酸盐类：能抑制破骨细胞活性从而减少骨质的丢失，并有止痛作用，常用药包括氯甲双磷酸二钠、阿仑膦酸钠。

3. 骨形成促进剂 甲状旁腺激素作用是调节血钙浓度，保持血钙浓度的相对稳定，与骨吸收抑制剂合用可减低骨皮质分解反应，常用药为特立帕肽。

（三）手术治疗

手术治疗适用于骨质疏松症并发骨折者，如股骨颈骨折、转子间骨折、桡骨远端骨折及脊柱骨折等。骨质疏松性骨折的治疗应评估全身情况，确定手术指征，选择最佳的治疗方案。对于高龄患者，新鲜胸腰椎骨折可选用骨水泥填充（椎体成形术）疗法，股骨颈骨折优先考虑行关节置换手术治疗。

（四）其他疗法

其他疗法：①营养疗法：合理配膳，适当补充蛋白质、钙盐及各种维生素。②光线疗法：紫外线促进维生素 D 的合成、增加骨矿含量，采用日光浴或人工紫外线照射。③高频电疗：短波、超短波、微波具有止痛改善循环的作用。

八、预防调护

体育锻炼对于骨量的积累及减少发病极其有益，并有利于提高人体素质，因此老年人应注意加强体育锻炼，从而减少骨质疏松症的发生。重视绝经后和随年龄增大而发生的骨量丢失，对绝经后妇女和老年人注意饮食调养以保证足量的钙、蛋白质和维生素的摄入。对已患骨质疏松症的老年人还应加强陪护，预防发生骨折。

第二节 佝偻病

佝偻病是一类多因素导致钙磷代谢异常、骨化障碍而引起以骨骼病变为主要特征的慢性疾病，发生于儿童生长发育期。其中，维生素 D 缺乏性佝偻病最为常见，主要见于两岁以内的婴幼儿。本病属于中医学"五迟""五软"范畴。

一、病因病机

本病多因先天不足或后天失养所致。《诸病源候论》对本病背偻、多汗、齿迟、发稀等特征有明确论述，并指出预防本病当"数见风日"。《小儿药证直诀》将本病的胸骨、脊柱畸形称为"鸡胸""龟背"，并列为专候。本病也与婴幼儿起居等密切相关，婴幼儿户外活动较少，日光照射不足，可发生本病。《诸病源候论》曰："若常藏于帷帐之内，重衣温暖，譬如阴地之草木，不见风日，软脆不任风寒。"《医宗金鉴·幼科心法》曰："小儿五迟之病，多因父母气血虚弱，先天有亏，致小儿生下即筋骨软弱，步行艰难，齿不速长，坐不能稳，皆肾气不足之故。"导致本病发生的因素有很多，归纳起来主要有以下两个方面。

（一）先天不足，肝肾亏虚

肾主骨，齿为骨之余。肝主筋，筋束骨而运动枢利。禀赋不足，肾气亏损则不能充养骨骼；肝不足则筋缓乏力，筋骨不健。由则生五软之患。若孕妇起居失常，户外活动少，日光照射不足，营养失调或患有痼疾，都直接影响胎儿的营养和发育，致使小儿先天肾气不足，临床表现为毛发干枯黄稀，面色萎黄或者苍白，婴幼儿生长发育迟缓，鸡胸龟背，下肢弯曲或伴有颧红盗汗及烦躁易怒，舌红，少苔，脉细弱。

（二）后天失养，脾胃虚弱

小儿"脾常不足"，运化功能薄弱或平素乳食不足，喂养失调，或罹患他病，亦造成后天亏虚，促发本病，临床表现为面白虚浮，肢软多汗，神情呆钝，语言迟发，立迟行迟，毛发稀疏干燥，或枕秃、方颅及囟门的迟闭，有肋缘的外翻及串珠肋，舌淡，苔薄白，脉沉细缓。

二、致病机制

骨矿化是指钙、磷等无机盐在一定条件下，以羟基磷灰石晶体的形式沉积到类骨质中形成正常骨质的过程。钙、磷离子是矿化的基本物质，钙离子一般由组织细胞提供或经由消化系统的吸收，磷离子主要来源于代谢物质焦磷酸的裂解。由于钙、磷代谢异常，钙盐不足不能完全骨化，骨的生长停止在软骨或骨样组织阶段，导致骨骺软骨增生，骨骺增大。原有骨质脱钙或被吸收，出现骨质软化，继而因体重的应力和肌肉牵拉而使负重骨干发生畸形。病理变化以生长最快的干骺端为显著，如腕、踝、膝、肋前端等处。畸形最早发生在骨端，随骨的生长畸形移至骨干中部，长骨出现弯曲畸形（如"X"形腿、"O"形腿）、胸部和骨盆随后发也生畸形。

三、诊查要点

（一）初期

佝偻病常见于 3 ～ 6 个月的婴儿，特别是 3 个月内的小婴儿。骨骼变化不明显，主要表现为多汗、夜惊、易激惹、烦躁不安、睡眠不安等，其中夜惊最具有临床意义。

（二）后期

上述症状加重，体征以骨骼的改变，尤其是生长迅速部位更为明显，出现本病的典型表现：① 6 个月以内小儿以颅骨改变为主，可见前额变大突出，两侧额骨、顶骨及枕骨向外隆起，形成方颅。②胸部可见肋骨串珠、鸡胸及漏斗胸。③脊柱以后凸畸形改变较常见。④四肢长骨可见骨骺扩大变宽，长骨变软产生畸形，下肢常见膝内翻、膝外翻及平足畸形等。

（三）后遗症期

后遗症多见于两岁以上患儿，活动期症状消失，血液生化和 X 线检查均正常。重度病例可遗留有不同部位、不同程度的骨骼畸形，如"X"形腿或"O"形腿、方颅、鸡胸、膝内翻、膝外翻等（图 1–3）。

四、临床分型

维生素 D 缺乏、日光紫外线照射不足、生长过

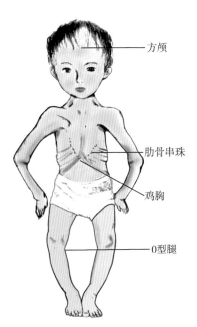

方颅

肋骨串珠

鸡胸

O型腿

图 1–3 佝偻病体征

速、胃肠道疾病、肝脏疾病及呼吸道感染，都可影响维生素 D 及钙、磷的吸收和利用；慢性肾炎和肾盂肾炎患者常并发慢性中毒，造成肾功能低下，影响钙磷吸收，或降低活化维生素 D 的能力，进而引起佝偻病。

（一）维生素 D 缺乏型佝偻病

维生素 D 缺乏型佝偻病又称营养性佝偻病，是由于婴幼儿、儿童、青少年体内维生素 D 缺乏而引起钙、磷代谢紊乱，产生的一种以骨骼病变为特征的全身、慢性、营养性疾病。

（二）特殊类型佝偻病

1. 肠性佝偻病　因消化系统疾病引起肠溶性维生素吸收降低，造成多种维生素缺乏病，一般 7 岁左右发病。

2. 抗维生素 D 佝偻病　多有遗传倾向，可分为低血磷和低血钙抗维生素 D 佝偻病，此类患儿用一般剂量维生素 D 往往无效，需要长期坚持大剂量磷酸盐和中等剂量维生素 D 结合治疗。

3. 肾性佝偻病　幼儿时各种因素造成肾功能障碍，引起钙、磷代谢失调，导致全身骨骼发育停止发生类似佝偻病骨骼改变。肾性佝偻病好发年龄为 5 ～ 12 岁。

4. 胎儿性佝偻病　产妇妊娠后期骨质软化症影响胎儿发育导致，此类型最少见。

五、辅助检查

（一）实验室检查

常用实验室检查包括血钙、血磷及血碱性磷酸酶。初期，血磷降低，血碱性磷酸酶显著升高，进而血钙降低。治疗后血磷先恢复，然后血钙恢复正常，碱性磷酸酶恢复较慢，直至病变活动性消失后才恢复正常。尿钙减少，严重者尿钙不能测出。

（二）影像学检查

本病 X 线检查主要有以下特征（图 1-4）。

1. 干骺端改变　长骨骨骺端的临时钙化带不规则、模糊和变薄，特别是在尺桡骨、股骨远端和胫腓骨近端等部位。随着病变的进展，临时钙化带消失，干骺端扩张增粗，中心部位凹陷呈杯口状，边缘模糊，并有毛刷状密度增高，自干骺端向骨骺方向延伸。

2. 弓状畸形　四肢长骨发生弯曲变形，呈"O"形或"X"形畸形，弯曲凹侧的骨皮质多增厚。

六、鉴别诊断

骨软化症：由于维生素 D 缺乏、严重维生素 D 活性障碍引起，特点为骨有机质增多，钙化过程发生障碍；好发于青壮年，血清钙、磷水平减低，血清碱性磷酸酶水平升高，X 线片表现假骨折线、骨变形。

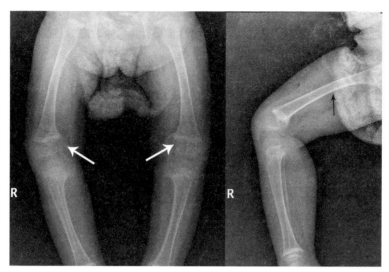

（a）双下肢正位　　　　　　　　　　（b）右下肢侧位

注：图（a）示活动期，临时钙化带不规则、模糊、变薄、消失，生长板增宽，干骺部杯口状增大，边缘
毛刷状（白箭头），膝关节内翻，呈"O"形腿改变；图（b）示骨弯曲变形，凹侧骨皮质增厚（黑箭头）。

图 1-4　佝偻病影像学表现

七、治疗方案

（一）中药治疗

1. 先天不足，肝肾亏虚　治以补养肝肾，方选六味地黄丸加减。虚火者，加知母、黄柏；夜寐不宁及夜惊者，加枣仁、夜交藤；自汗者，加黄芪、大枣；骨软者，加杜仲、牛膝；齿迟者，加骨碎补、补骨脂；发迟者，加龟板、何首乌；立迟者，加五加皮、牛膝；语迟者，加菖蒲、远志。

2. 后天失养，脾胃虚弱　治以调补脾胃，方选补中益气汤加减。项软天柱不正者，合六味地黄丸、鹿茸、五味子久服，用母乳喂养。

（二）西药治疗

针对不同类型的佝偻病，治疗上也有所不同。总体来说，根据科学方法喂养小儿，多给蔬菜、水果及蛋黄类饮食，适当补充钙剂，让小儿经常在日光下进行活动锻炼。

1. 维生素 D 缺乏性佝偻病　患儿使用维生素 D 及钙剂系统化治疗后可痊愈。初期或轻度患儿，可服用维生素 D，每日 1000 ～ 2000U；后期：中度可增加到 3000 ～ 4000U，重度每日可达 5000 ～ 6000U，极重度病如有病理骨折可酌情加大用量，但一般不超过 10000U/d。疗程一般为 1 个月，1 个月后做血生化测定及摄腕部 X 线片。

2. 特殊类型佝偻病　因多种因素导致维生素 D 不能羟化成活性代谢物，引起钙、磷代谢紊乱。首先应治疗原发病，同时大剂量使用维生素 D，疗效不佳再增加剂量，最多每日 10 万 U。肾性佝偻病应从小剂量开始，剂量增加应缓慢，密切观察治疗效果，直至完全康复。用药期间注意维生素 D 动态变化，以免维生素 D 中毒（血钙 > 2.5mmol/L）。

（三）手术治疗

随着对低血磷性佝偻病认识的提高，多数患者可能得到早期诊断和规律治疗，下肢畸形的发生和严重程度均明显改善。多数患者可能无须骨科手术治疗，但还是推荐骨科医生早期参与多学科诊疗团队，决定是否对患者给予手术干预。

1. 手术适应证　一般认为年龄在 12 岁以上，双侧股骨内髁间距（膝内翻患者）或双膝两内踝间距（膝外翻患者）大于 4 横指，单侧畸形患者此间距大于 2 横指，或不大于此间距，但有膝部症状者为截骨的适应证。对较严重的膝内外翻畸形，为不障碍肢体发育，手术最小年龄可放宽至 6 岁。

2. 手术方式

（1）引导生长微创手术　将金属板放置在骨骺的骨内侧或外侧表面，然后在两侧放置一颗螺钉，最后可以使靠近骨骺的地方垂直生长，随着时间的推移，骨呈对称生长，可以慢慢矫正畸形。引导生长术取决于儿童剩余的骨生长潜力，因此必须在骨骼发育成熟（女孩 14 岁和男孩 16 岁）前至少 2～3 年实施。

（2）截骨矫正术　严重的下肢畸形可以通过在畸形部位进行截骨治疗，但截骨术并发症较多且容易复发畸形。截骨时应注意保护骨膜，避免损伤骺板。

（四）其他治疗

1. 手法治疗　适用于 3 岁以下患儿，用一手握着患儿踝部，另一手放在畸形部凸侧，轻柔反复地向反向用力加压，矫正畸形，重复 50 次。每天做 2～3 次，治疗期 1.5～2 年。

2. 外固定矫正法　适用于 4 岁以下畸形较轻者，连续治疗 1.5～2 年。

（1）夹板矫正法　适用于单侧肢体畸形患者，在按摩之后，用夹板矫正，木板的长度及宽与患儿患肢相适应。

（2）布带捆绑矫正法　适用于双侧畸形患儿，膝内翻和膝外翻分别在两内踝间和两股骨内髁间加棉垫，又分别在两膝部和两踝部用宽布带扎紧。

八、预防调护

患儿加强户外活动，多晒太阳，积极防治各种慢性疾病；提倡母乳喂养，及时添加辅食，每天补充维生素 D 及钙剂，选用含钙、磷较丰富的食物；不要久坐、久站，防止发生骨骼变形，提倡穿背带裤，防止肋骨外翻。

（周富强　杨文龙）

第三节 骨质软化症

骨质软化症病因和发病机制与佝偻病基本相同，可以视为骨骺已经闭合的成年人佝偻病，是以骨基质矿化障碍为特点的一种骨骼疾病。其结果导致非矿化的骨样组织（类骨质）堆积，骨质软化，而产生骨痛、骨畸形、骨折等一系列临床症状和体征。本病属于中医学"骨痹""骨痿"范畴。

一、病因病机

本病初期多由于久居阴冷之地，寒滞于骨；或禀赋不足，或久病不已，损伤脾肾；或多产多孕，累伤肾精，精血不足，骨失濡养，经脉气血失和，引起骨痹，出现骨重酸痛。后期由于寒闭日久，化热伤阴，导致精血亏虚，不能充养骨髓，骨枯髓减，形成骨痿，出现腰脊不举，甚则骨畸形。与佝偻病类似，分为肝肾亏虚和脾胃不足两个方面。

（一）肝肾亏虚

禀赋不足，或多产多孕，或久居阴冷潮湿，肾精亏损。骨失精血濡养，经脉气血失和，故见腰腿或全身骨痛，压痛，酸软无力，甚则畸形，行动困难，畏寒，手足欠温，头晕，夜尿多，阳痿，舌淡胖，苔白，脉沉迟无力。

（二）脾胃不足

久病不愈，损伤脾胃，或饮食不节，脾胃无以化生精微，而致骨失精血濡养，经脉气血失和，故见骨重酸痛。

二、致病机制

骨质软化症与佝偻病一样，常见于维生素 D 不足，包括食物不足或日晒不足。此外，消化系统疾病、各种肾病，以及佝偻病伴发的神经纤维瘤病、纤维异常增殖症等都可致使维生素 D 在体内的代谢障碍，使钙过分丧失，形成骨软化症。

三、诊查要点

（一）症状

1. 自发性、周期性周身骨痛 为本病主要临床表现，通常始于腰腿部，严重者步行困难，平卧不能翻身。

2. 近侧肌无力 常见于小腿，为骨质软化症的重要临床症状，临床表现为摇摆步态，上楼困难，蹲坐难以起立，躯干肌无力，下床困难。

（二）体征

1. 压痛 下部肋骨压痛显著，严重的局部压痛常提示病理骨折。

2. 下肢和骨盆畸形 骨骼可因受压和肌肉拉力而变为畸形，以下肢和骨盆畸形常见，如髋内翻、股骨和胫骨的扭曲畸形、脊柱后凸畸形及骨盆上口呈三叶形畸形。

四、辅助检查

（一）实验室检查

早期无异常，晚期血钙低、血磷低、碱性磷酸酶高。

（二）X 线检查

X 线检查呈现 3 个特点，即骨质广泛疏松、假骨折线、压力畸形的出现（图 1-5）。

1. 骨质广泛疏松 骨质密度普遍减低，横骨小梁消失，纵骨小梁纤细，骨皮质变薄。

2. 假骨折线 在股骨颈、耻骨支、坐骨支、肋骨和肩胛骨的盂下部分常见一线状透光带，横贯上述诸骨，称为 Milkman 假骨折线或 Looser 线，一般认为它是由愈合不良的不完全骨折所形成。

3. 压力畸形 双侧髋臼内陷，骨盆三叶状变形，脊柱后凸、侧弯，椎体双凹变形，下肢长骨弯曲变形。

五、鉴别诊断

本病需要与骨质疏松症及类风湿关节炎相鉴别。血清钙、血清磷和碱性磷酸酶水平正常，且骨活检无骨样组织。影像检查无骨畸形，无 Milkman 假骨折线或 Looser 线，是鉴别要点。

六、治疗方案

（一）中药治疗

本病以肾精亏虚、骨髓失养为病机，治以益肾填精壮骨。

1. 肝肾亏虚 治以补养肝肾，散寒通脉，方选独活寄生汤加减。痛甚，加制川乌、制马钱子；精亏神疲甚，加鹿茸狗脊；

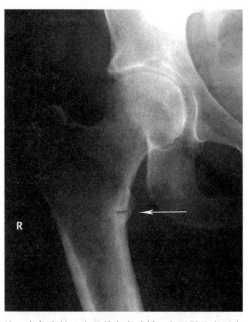

注：老年女性，右股骨密度减低，主要累及次要张力小梁、承重小梁稀疏、模糊，近端内侧见一线状透光带，为 Looser 线（箭头）。

图 1-5 骨软化症 X 线表现

脾虚明显，加黄芪、薏苡仁或合归脾丸。

2. 脾胃虚弱 治以调补脾胃，方选四君子汤、人参养荣汤加减。头晕耳鸣，五心烦热，盗汗，舌红少苔，合用左归丸加减。

（二）西药治疗

治疗原则基本同佝偻病，主要采取补充维生素 D 和钙剂，每日口服维生素 D 1000 ～ 5000U。服用钙剂有乳酸钙或葡萄糖酸钙，每日 3 次，每次 0.5 ～ 3g；或 10% 氯化钙，每日 3 次，每次 10mL。

（三）手术疗法

1. 手术适应证 如果存在严重的下肢畸形、发生病理性骨折、出现严重的椎体功能障碍、椎管狭窄等影响患者生活质量者建议行手术治疗，因为单纯药物治疗很难再使低血磷性骨软化症患者的骨骼畸形得以矫正，但应当于手术前后继续或开始正规的药物治疗。如果之前没有接受药物治疗的患者建议在手术前至少 3 ～ 6 个月进行药物治疗，手术后继续药物治疗至少半年或至骨愈合。药物治疗会促进骨科手术愈合和预防人工关节松动。

2. 手术方式

（1）矫形术 下肢畸形可采用矫形手术以矫正承重力线，预防骨关节炎，需注意手术必须在骨骺线消失和疾病治愈或控制后施行，否则畸形易复发。

（2）关节置换术 对于严重关节畸形、关节炎，或严重的附丽病导致关节功能障碍的患者推荐实施人工关节置换术。

七、预防调护

鼓励患者改善饮食，多食动物肝脏、脂肪、蛋类、乳类、海产品、新鲜蔬菜等食物，建议患者多在日光下活动。

（周富强　杨文龙）

第四节　畸形性骨炎

畸形性骨炎（Paget's 病）是一种原因不明的慢性进行性代谢性骨病，以局部骨质吸收破坏与骨质增生硬化交替进行为主要病理特征，为骨重建异常所致的临床综合征。其病变范围侵蚀广泛，全身骨骼均可受累，好发于中轴骨，如颅骨、骨盆及脊柱的腰骶部位，也可发于股骨与胫骨。本病有家族发病倾向，男性多于女性，以中老年人居多，年龄一般在 40 岁以上。本病属于中医学"骨痹""骨痿"范畴。

一、病因病机

本病病机为肝肾亏虚和痰瘀互结。

1. 肝肾亏虚 年四十而阴气自半，肾精肝血始亏，表现为腰脊不举，疼痛僵硬，神疲乏力，耳聋失聪，甚则头痛夜重。

2. 痰瘀互结 肝肾亏虚日久，阴血不足，化火生痰，久病成瘀入络，痰与瘀血互结，可致颅大如鼓、四肢弯曲、龟背伛偻等。

二、致病机制

骨质疏松破坏与骨质增生硬化交替进行是本病的病理改变特点。病变开始是一局限性的骨质吸收破坏，破坏的骨质被纤维组织和分化较差的骨组织取代，骨的强度和质量发生改变，病骨边缘粗糙发生变形。骨皮质由于部分被松质骨取代和骨膜新生骨而明显增厚，呈层状松化，髓腔变窄。病变反复发作，松质骨内扩大的窦隙、骨皮质松化的间隙及髓腔内被脂肪充填。颅骨穹隆部受累，板障增厚，内外板界限不清或消失。由于新生骨分化差，且不沿正常应力线排列，故常并发病理性骨折。

三、诊查要点

脊柱畸形性骨炎缓慢进展，病程较长。该病缺乏特定的临床症状，有症状者表现为腰背部疼痛、畸形、骨折、椎管狭窄神经功能障碍等；少部分患者有恶变倾向，多数为骨肉瘤，表现为肿块、发热、消瘦等。

（一）症状

1. 疼痛 多数人表现为腰背痛、骨痛（股骨、胫腓骨、颅骨等）、关节痛，一般为钝痛或烧灼样痛，以夜间和休息时明显，偶为锐痛或放射样痛，休息或服用非甾体抗炎药（NSAIDs）物后不缓解。如疼痛剧烈伴出现软组织肿块，需怀疑恶变。

2. 神经症状 病变发展到晚期，可出现相应并发症症状。椎体畸形可引神经根压迫症状和马尾综合征，压迫脊髓可出现截瘫；颅骨累及时可引起耳聋和脑神经损伤。

3. 其他症状 髋部病变时步态异常，下肢长骨畸形可出现行走困难。颅底骨受累后可引起扁颅底、颅底内隐、脑积水、椎基底动脉供血不足等。

（二）体征

1. 骨关节畸形 为本病发展过程中较严重的体征；可见脊柱强直，严重者出现驼背，下肢受累可出现膝内翻、下肢外旋、胫骨前弯、髋关节强直等；颅骨增大，以面骨为明显。

2. 骨折 骨折好发于下肢承重长骨，其次为脊柱。骨折使患骨弯曲、畸形加重。长骨骨折多为不完全性骨折，若骨折为完全性骨折，应尽早行病理活检以除外恶变。因局部新生骨痂常于活动期被溶解，故骨折愈合迟缓。

四、辅助检查

(一)实验室检查

1. 血碱性磷酸酶 血清 ALP 显著升高是本病的一个重要特征,可达正常值的 $10 \sim 20$ 倍。血清 ALP 水平的高低能大概反应骨转化异常的严重程度,较高的水平反映一个活跃、局部进展的过程,是反映病变范围、活动性和观察治疗结果的重要指标。

2. 活体组织细胞学检查 有助于明确诊断及确定是否伴发有肿瘤,临床检查及 X 线检查无法确诊时可考虑。

(二)影像学检查

X 线摄影为首选的影像检查方法。早期以吸收为主,典型表现为局限性骨质疏松。后期以骨质增生为主,骨骼明显地增大并硬化。

1. 颅骨 早期是外板破坏而内板仍保持完整,伴棉絮状增生。后期当外板有溶骨表现时内板即出现硬化。后外板逐渐增厚,内外板界限消失,颅缝模糊,头颅增大(可增厚数倍)。

2. 长管状骨 早期除骨小梁减少外,还可见骨皮质变薄,病变部位与正常皮质分界处可见到 V 型分界线,其边缘清晰锐利,称为草叶征。后期可见骨干增粗、膨大,骨皮质增厚,骨小梁紊乱,并可见弯曲变形,呈腰刀状(图 1-6)。

3. 其他骨骼 在椎体出现病理性骨折;骨盆连缘和弓状线增厚,出现边缘征。骨盆窄小,髋关节间隙变窄。

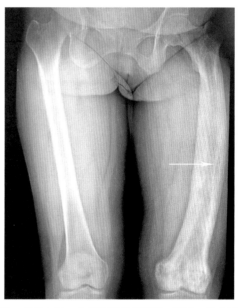

注:老年女性,左侧股骨骨干增粗、膨大,骨皮质增厚、髓腔变窄、模糊,骨小梁紊乱,长骨形态弯曲变形呈腰刀状,股骨中段可见草叶征(白箭头)。

图 1-6 畸形性骨炎 X 线表现

五、鉴别诊断

广泛的骨密度增加应与骨转移癌(尤其是前列腺癌骨转移)、骨髓纤维化肾性骨病、氟骨病、纤维异样增殖症和结节性硬化症相鉴别。

六、治疗方案

多数患者无症状或症状轻微,不需治疗。少数症状明显者可行非手术治疗或手术治疗,而手术治疗的同时不能忽视药物治疗。

（一）中药治疗

1. 肝肾亏虚 治以补益肝肾，方选金匮肾气丸加减。
2. 痰瘀互结 治以化痰逐瘀，方选朱丹溪上中下通用痛风方。

（二）西药治疗

畸形性骨炎非手术治疗主要以保护病骨、预防病理性骨折为目的，以药物治疗为主。

1. 降钙素 可抑制破骨细胞的骨吸收功能，用药后血清碱性磷酸酶及尿羟脯氨酸水平可相应下降，疼痛大多可迅速得到缓解，用量一般较大，开始每天皮下或肌内注射鲑鱼降钙素 100U（40mg），数周后改为隔天 100U，骨病基本消失后逐渐减至每周 100～200U。疗程至少 1 年，有时需长期应用。

2. 双膦酸盐 能特异地与骨质中的羟磷灰石结合，抑制破骨细胞活性，从而抑制骨质吸收，用药时间依病情而定，一般为 0.5～1 年，宜与降钙素合用，停药后易复发。

3. 普卡霉素 具有降低血清钙、抑制骨代谢作用。静脉滴注连用 7～10 天，无明显不良反应者可酌情再继续应用，亦可以较小剂量连用数周，或用较大剂量每 1～2 周静脉滴注 1 次。

（三）手术疗法

1. 手术适应证 部分病理性骨折、严重关节炎、负重骨的严重畸形，应当进行手术治疗。

2. 手术方式 对于有神经压迫症状、药物治疗无效时，可行减压手术。对颅底陷入症，可考虑枕下开颅减压。椎板减压和椎孔成形术可解除脊髓压迫或神经根压迫症状。若长骨骨折，应做相应处理。病理性骨折行内固定术，但应注意其骨不连的发生率较高，有畸形者可行截骨术等。

七、预防调护

患者应以生活起居保护为主，避免外伤，调节情绪状态，对疾病的控制有所帮助；改善饮食，多食动物肝脏、脂肪、蛋类、乳类、海产品、新鲜蔬菜等；多在阳光下活动。

（周富强　杨文龙）

第二章 骨关节发育障碍

【学习目标】

1. 掌握骨关节发育障碍的概念，成骨不全症和软骨发育不全的诊查要点。
2. 熟悉石骨病的诊查要点，其他骨关节发育障碍疾病的影像学表现。
3. 了解各骨关节发育障碍疾病的治疗原则。

全身性骨关节发育异常是指骨和软骨发育代谢紊乱的疾病。患者可以在出生前或出生后，甚至在生长发育过程中，逐渐出现症状和体征。这类疾病大多与基因、遗传相关，导致生长发育障碍，由此造成全身性骨关节发育异常。

第一节 成骨不全症

成骨不全症又称脆骨病，俗称"瓷娃娃"，是由于编码型胶原的基因突变，造成胶原合成缺陷所引起的遗传性疾病。本病多数为常染色体显性遗传，少数为常染色体隐性遗传，发病率约为 1/10000。

一、致病机制

儿童时期，骨骼胶原纤维所占比重较大，成骨细胞制造骨质十分活跃。因此，儿童的骨骼弹性大，不易折断。成骨不全发病机制为合成 I 型胶原纤维的基因突变，导致正常胶原的合成量减少，成骨细胞数量不足，软骨内化骨只能软骨钙化而不能形成骨质，干骺端钙化的软骨脆弱，因此表现为骨质松脆，抗应力差，极易发生骨折，部分伴有骨质软化等。骨折后虽能形成骨痂，但较稀少，多为软骨组织并伴有广泛坏死，容易出现骨折迟缓愈合、不愈合或畸形愈合。

二、诊查要点

成骨不全症主要临床表现为自幼起病的轻微外力下反复骨折，进行性骨骼畸形，不同程度活动受限。本病常表现为脆骨三联征，即脆骨 – 蓝巩膜 – 耳聋综合征。此外，还有骨关节进行性畸形、牙本质发育不全、指间关节韧带松质等临床表现，易导致严重病残发生。

（一）症状

1. 骨脆性增加 轻者可无症状，仅轻度易发骨折。重者可致残废，甚至死亡。一般症状为骨脆性增加，常表现为自发性骨折，或反复多发骨折。轻微外伤或稍有不慎，如下蹲、转身，甚至母亲怀抱婴儿哺乳等日常活动即可引起骨折，最常见于儿童期。

2. 蓝色巩膜 蓝色巩膜是本病的特征性表现，部分患者出现此特征。巩膜变得非常薄而透明，眼内色素透出，颜色可为深天蓝色至蓝白色，有时白色巩膜环绕角膜形成一个环，犹如土星光环，故称为"土星环"。巩膜的厚度及结构并无异常，半透明是由于胶原纤维组织的性质发生改变所致。

3. 听力下降 多见于年龄较大的患儿，不是主要特征。可因耳硬化而引起传导障碍，也可因听神经受压而表现为神经性耳聋。青春期后进行性听力下降，部分患者尚有眩晕和耳鸣等表现。

（二）体征

骨关节进行性畸形：由于骨折大多为青枝型，移位少，疼痛轻，愈合快，依靠骨膜下成骨完成，畸形愈合多见，肢体常弯曲或成角。随着年龄的增长，骨折次数逐渐减少，或可伴有脊柱侧凸，骨盆扁平，或身材矮小。肌腱及韧带的胶原组织发育障碍可有畸形，造成关节不稳定。

三、临床分型

1. Ⅰ型 最轻，发病率最高，典型表现为蓝色巩膜、听力障碍、骨质脆弱，合称"脆骨三联症"，为常染色体显性遗传。

2. Ⅱ型 最严重，表现为新生儿骨折，可在围产期或出生后 1 年内死亡，为常染色体显性遗传。

3. Ⅲ型 临床常见，较严重，出生时有骨折，渐进严重的四肢和脊柱畸形，蓝巩膜随着年龄增长而减少，为常染色体隐性遗传。

4. Ⅳ型 严重程度介于Ⅰ～Ⅲ型，容易骨折，可伴随长骨畸形，巩膜颜色正常，预后较轻，为常染色体隐性遗传。

四、辅助检查

（一）实验室检查

无特异性实验室检测指标。血钙、磷及碱性磷酸酶一般为正常，与胶原代谢有关的指标可发生异常，如尿羟脯氨酸增加。必要时可进行致病基因诊断，同时做好遗传咨询。

（二）影像学检查

X 线检查表现为骨密度和结构改变、骨形态改变和并发骨折，具体如下（图 2-1）。

1. 骨量低下　躯干骨和四肢骨密度普遍减低，包括骨皮质变薄或伴皮质松化，可伴有骨折和骨软化弯曲畸形。在严重弯曲的下肢，其屈侧皮质增厚。骨小梁纤细、消失或显示不清，或局限性骨小梁紊乱。

2. 骨形态改变　①肢骨细长，皮质菲薄，伴或不伴骨折、弯曲。②肢体粗短（肋骨亦粗短），常伴有多发骨折所致弯曲，较少见。③肢骨呈囊样改变，病变呈囊样膨胀，或呈"爆玉米花"样改变；亦可呈局限性丝瓜瓤样改变，并骨改建、塑形障碍。

3. 反复骨折　骨折最常见于下肢，绝大多数均为横断骨折，与正常人骨折相比较，多有长和广泛的骨膜增生。骨折后最易引起骨形态的改变或骨形态的异常。骨折的愈合大多正常，但可出现某些特殊表现，如假关节形成；脊柱椎体普遍变扁，呈双凹形改变；还可多发肋骨骨折。

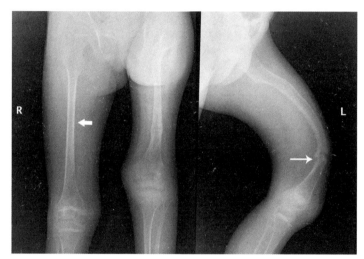

（a）股骨正位　　　　　　　　（b）股骨侧位

注：图（a）示大腿正位示右股骨细长，皮质菲薄；图（b）示股骨异常弯曲，中下段骨折。

图 2-1　成骨不全 X 线改变

（三）骨密度检查

对于绝大多数成骨不全患者，采用双能 X 线吸收法（DXA）可发现腰椎、髋部及全身骨密度值显著低于同龄、同性别正常人，骨密度 Z 评分往往 < -2.0。

五、鉴别诊断

本病需与佝偻病和软骨发育不全相鉴别，佝偻病虽有骨密度减低及长骨弯曲，但弯曲程度不如成骨不全明显，且无多发骨折。软骨发育不全其长骨粗短和椎体变形与此相似，但骨质密度无明显减低，干骺端呈喇叭口形，且无多发骨折现象。

六、治疗方案

本病目前仍无特效对因疗法，以预防骨折为主，如日常生活避免剧烈活动，以免骨折发生。一旦发生骨折，应及时妥善治疗，防止和减少畸形。畸形严重者，可考虑手术矫正。成年之后，病变常有改善，且很少再发生骨折。药物治疗包括应用双膦酸盐、雌激素、降钙素、维生素 D_3，但疗效不肯定。干细胞治疗、基因治疗方案还有待进一步研究，现阶段不适用于临床。

七、预防调护

本病为家族性遗传性病，怀孕前应进行优生咨询，怀孕后应做好产检筛选和产前诊断，预防本病的发生。患者应避免创伤以免发生骨折，并鼓励各种形式的安全主动运动，从而在最大程度上增加骨量、增强肌肉力量，促进独立生活功能，甚至胜任一些力所能及的工作，直至骨折趋于减少为止。同时要注意防止长期卧床患者的并发症，佩戴支具以保护并预防肢体弯曲畸形。

（康剑　杨文龙）

第二节　软骨发育不全

软骨发育不全又称胎儿型软骨营养障碍、软骨营养障碍性侏儒等，是一种由于软骨内骨化缺陷的先天性发育异常，主要影响长骨，临床表现为特殊类型的侏儒－短肢型侏儒，患儿智力及体力发育良好。

一、致病机制

本病为先天性常染色体显性遗传病。发病机制是软骨发育不全导致成骨过程阻碍，引起胚胎期软骨内骨生长障碍，主要侵及四肢生长迅速的长骨，骨化作用失调，骨骺过早连接，使骨骼纵行生长迟缓，而骨干横向生长不受限，导致头底骨骼及四肢长骨不成比例的短缩及侏儒畸形。

二、诊查要点

（一）症状

婴儿期枕骨大孔狭窄在患儿中也比较常见，主要症状为腰腿痛及间歇性跛行，智力一般不受影响。

（二）体征

1. 侏儒畸形　患者出生时即可发现躯干与四肢不成比例，头颅大而四肢短小，躯干长度正常。肢体近端受累甚于远端，如股骨较胫骨、腓骨，肱骨较尺骨、桡骨短缩更为明显，这一特征随着年龄增长更加明显，逐渐形成侏儒畸形。

2. 其他体征　面部特征为鼻梁塌陷、下颌突出及前额宽大。指骨发育粗短，第2～4指骨呈相等长度，互相分开，难以并置，因其形似三叉戟故称为三叉戟手。可有肘关节屈曲挛缩及桡骨头脱位，下肢短而弯曲呈弓形，肌肉尤显臃肿。脊柱长度正常，但在婴儿期即可有胸椎后凸畸形。

三、鉴别诊断

本病需与骨软化症相鉴别。骨软化症患者骨质疏松程度较轻，发病时已成年，无家族病史。

四、辅助检查

（一）超声检查

超声诊断胎儿软骨发育不全具有准确性高、方法简便易行、无创伤性、重复性好等优点，是初步筛查软骨发育不全的理想方法，是产前诊断胎儿畸形的重要手段。患儿主要声像图特征双顶径、头颅增大，胸廓狭窄，腹部膨隆，腹围增大，四肢粗短而弯曲，钙化差，回声减弱，骨端膨大，部分长骨骨化差，回声弱，长度不易测出，但躯干骨接近正常等特点。

（二）X线检查

X线检查有以下表现（图2-2）：①头颅：颅底缩短，颅面比例相对增大，前额突出。②长骨：长骨粗短，干骺端变宽、向两侧倾斜，骨端软骨增厚明显。③脊柱：椎体后缘向内凹陷，前缘发生楔形改变，呈"子弹头"样，骶骨向后翘。④香槟杯骨盆：髂骨翼小而方，髋臼顶水平，坐骨的大切迹变小；骨盆入口曲线浅，骶骨水平，总体轮廓形成类似香槟杯的表现。⑤三叉戟手：手及足掌指（趾）粗短，手指不能并拢，呈"三叉戟手"。

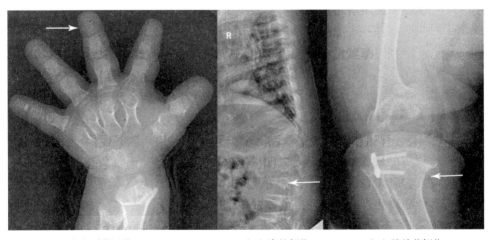

（a）手部正位　　　　　　（b）脊柱侧位　　　　　（c）膝关节侧位

注：图（a）示患儿手部正位示第2～4指短粗，长度相似，呈三叉戟手畸形（白箭头）；图（b）示多端椎体呈子弹样改变（白箭头）；图（c）示长骨粗短，干骺端变宽、向两侧倾斜，胫骨近端内固定术后（白箭头）。

图2-2　软骨发育不全X线表现

五、治疗方案

少数医疗中心正在评估人类生长激素对这类患者的疗效。腿部增长手术能使一些患者的身高增加，但需要较长的治疗时间，并且发生诸多并发症。

六、预防调护

本病为遗传性疾病，孕前应进行优生咨询，孕期应通过产检，预防本病的发生。

（康剑　杨文龙）

第三节　石骨症

石骨症又称大理石骨、原发性脆性骨硬化、硬化性增生性骨病和粉笔样骨，是一种少见的骨发育障碍性疾病。本病分为轻型和重型，轻型为常染色体显性遗传，重型为常染色体隐性遗传。

一、致病机制

由于正常的破骨细胞明显缺乏或功能缺陷，主要变化为骨样组织过度钙化而缺少真正的骨化，钙化的软骨基质及原始的骨小梁重吸收变慢，以致骨中缺少骨板层及成骨细胞，失去弹性，骨小梁结构不良，导致骨质脆易断。由于存在大量钙化的软骨基质，使骨髓腔明显缩小，甚至闭塞，骨皮质和松质硬化，两者之间难以分辨。

二、诊查要点

石骨症患者易发生骨折，多位于骨干部，骨骼膨胀异常导致骨髓腔变窄，引起进行性贫血，全血细胞减少并出现髓外造血，最终出现肝脾肿大。骨增大变厚使神经孔变小，压迫导致失明耳聋和面神经麻痹。

三、临床分型

石骨症可分两型，即幼儿型（恶性型）和成年人型（良性型）。

（一）良性

良性石骨症多见于成年人，通常无症状或症状轻微，常因自发性骨折或体格检查时被发现，偶有肝脾肿大和视听障碍。当骨硬化增生引起茎乳孔缩窄时，可出现面瘫。贫血见于半数良性型患者。

（二）恶性

恶性石骨症主要见于婴幼儿，特点为进行性贫血、血小板减少、肝脾肿大、淋巴结疾病、脑积水和自发性骨折。由于颅底畸形可出现颅神经压迫症状，常有失明。患者对感染的抵抗力降低，少数可生存至儿童期。病程进展快，常因严重贫血、脑积水和反复感染等原因导致早期死亡。患儿生长迟缓，智力和性发育不良，常伴发佝偻病、龋齿和骨髓炎。

四、辅助检查

（一）实验室检查

由于骨髓腔变小或消失导致造血障碍，白细胞计数明显增高，血红蛋白浓度及血小板计数降低，血液生化检查可能出现血酸性磷酸酶显著增高。

（二）影像学检查

本病可以通过 X 线检查，其特征如下。

1.基本表现　骨密度增高硬化，骨小梁变粗、模糊，皮质增厚，髓腔狭窄，甚至消失。

2.骨中骨　骨中骨是指在骨骼的轮廓内可见边界比较明显的致密骨岛，形似另一个小骨，主要见于掌指、跖趾关节及肋骨等。

3.夹心椎　又名夹心蛋糕征，椎体上下高密度而中间低密度。

4.髂骨翼年轮样改变　射线可透过带是较正常骨区域，而致密带存在大量不起作用的破骨细胞。

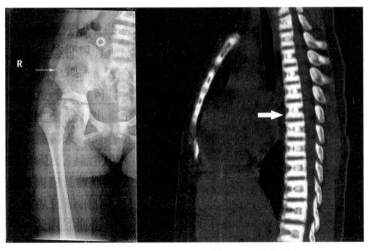

（a）髋关节正位　　　　　　（b）胸部 CT 矢状位骨窗
注：图（a）示髂骨翼年轮样改变（细箭头）；图（b）示多段锥体呈夹心椎样改变（粗箭头）。

图 2-3　石骨症影像改变

五、治疗方案

对症治疗，如控制感染、输血、加强护理、防止外伤性骨折、给予低钙和磷酸纤维素食物，可延缓骨硬化过程。

六、预防调护

本病为家族性遗传性病，怀孕前应当进行优生咨询，怀孕后应产检，预防本病的发生。

（康剑　杨文龙）

第三章　地方性骨病

【学习目标】
1. 掌握氟骨症和大骨节病的概念、致病机制、临床表现及诊查要点。
2. 熟悉氟骨症和大骨节病的辅助检查、调护及预后。
3. 了解氟骨症和大骨节病的鉴别诊断、治疗原则。

第一节　氟骨症

氟骨症是由于长期摄入过量的氟化物，引起氟中毒及骨关节损害的慢性侵袭性骨病。由于各种诱因导致氟摄入量过多都可致病，如饮水中含氟量过高，进食含氟量过高的食物，长期在接触含氟原料的工厂工作，医源性服用过量含氟药物。

我国高氟地区分布相当广泛，主要分布在长江两岸附近及以南的边远山区，而重病区集中在云南、贵州、四川、重庆等交界的山区。《吕氏春秋·季春纪》记载："重水所，多尰与蹷人；苦水所；多尪与伛人。"高氟水区域的水质以苦、咸、涩居多，与《吕氏春秋》中的"重水""苦水"极为相似。本病属于中医学"痹证""骨痹"范畴。

一、病因病机

氟毒侵入肝肾，亏损精气，筋骨失养，从而导致四肢关节，腰脊肩背疼痛，甚至关节屈伸不利，挛急变形。由于肝肾精血亏损不能濡养于目，故眼目昏花。肝血不能濡养于筋，则肢体麻木、乏力。肾髓不能上充于脑，则脑海空虚，脑转（头昏）耳鸣。

二、致病机制

氟为人体必需微量元素之一，在推荐剂量下可以预防龋齿，但人体内过多的氟离子破坏骨骼组织和钙磷代谢，影响或抑制酶的正常生理功能。氟对钙有很强的亲和力，可以引起骨组织增生，导致大量新骨形成，导致骨质致密、骨干粗大、骨皮质增厚，骨脆性增加、韧性降低，髓腔变小或消失。关节边缘可出现疣状增生凸起，骨间膜钙化，肌肉韧带附着处也有不同程度的增生钙化。脊椎椎体增大，边缘骨质增生，相邻椎体可相互融合，椎管内韧带钙化使椎管变窄、椎间孔狭窄，使脊髓或神经根受压。

三、诊查要点

早期轻症患者可出现全身乏力、食欲缺乏、恶心呕吐、头晕头痛、肌肉关节发紧、全身麻木及蚁行感等。随着病情的发展，病变明显时可出现脊柱及四肢关节活动受限，持物无力，易跌倒，并在骨骼突出处可触及增生的骨质。疾病后期可出现脊柱强直，脊柱侧弯或驼背，髋关节、膝关节屈曲畸形，肌肉萎缩，易并发骨折。若脊髓、神经受压，还可出现神经受损症状。

（一）症状

1. 疼痛 氟骨症患者常出现腰痛、腿痛、疲倦、手麻，一般都从下肢开始，这是因为氟骨症侵蚀脊柱时，由于胸椎管较为狭窄，故导致胸段容易脊髓较早受累。随着病程的发展，逐渐累及腰部和下肢。疼痛多呈持续性，晨起和静止时较重，活动后稍缓解。

2. 僵直 随着疼痛，出现全身无力，肌肉萎缩，肢体屈曲，导致僵直。

3. 黑牙 斑釉齿又称"黑牙病"，是慢性氟中毒早期出现的一种表现。患者牙齿发黑，变脆易碎，以至掉块脱落。

（二）体征

多数患者有感觉障碍，甚至有些长期卧床不起，生活不能自理。重症患者除两下肢屈曲、全身屈曲外，还可出现痉挛性瘫痪。

四、辅助检查

（一）实验室检测

检测血液或尿液中的氟含量，测定骨组织的含氟量。

（二）X线检查

1. 骨质改变 主要是骨小梁的变化，骨小梁增粗、增浓、扭曲、粗细不均、排列紊乱，骨小梁交叉呈网格，交叉处可见到点状或颗粒状钙化。

2. 骨密度改变 骨密度增高，部分病例虽然骨质结构显得稀疏，但骨小梁较粗且致密。

3. 骨周改变 最常见于胫骨中上段、桡骨骨间嵴、闭孔等处的骨膜、骨间膜、肌腱、韧带的钙化和骨化。

五、鉴别诊断

1. 石骨症 为广泛性骨硬化疾病，患者全身骨骼呈象牙状，无肌腱韧带钙化，可见于任何年龄。氟骨症一般出现在30岁以后的成年人，肌腱韧带钙化明显。

2. 硬化性骨髓炎 本病多发生于年龄较大的儿童及成年人，慢性发病，主要累及胫骨、腓骨、尺骨等长管状骨，全身症状轻，主要是局部胀痛，常反复发作。患者体征可有局部疼痛、压痛及皮肤温度高，使用抗生素后症状可缓解，多次发作后可以摸到骨干增粗。

3. 强直性脊柱炎　本病多有家族遗传病史，表现为脊柱僵硬活动受限，X 线显示早期病变一般从骶髂关节开始，逐渐向上蔓延，后期形成脊柱竹节样改变，血清 HLA–B27 多为阳性。

4. 大骨节病　本病具有明显的地区性发病特点，患者多呈侏儒体型，在青少年时期发病，X 线显示骨骺早闭，干骺端发育障碍。

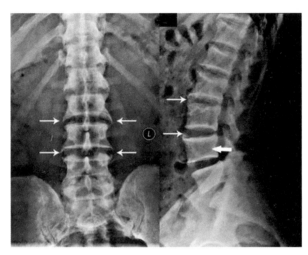

（a）胸椎正位　　　　　（b）胸椎侧位

注：氟骨病高发地区患者，图（a）示骨周改变，椎旁韧带钙化（细箭头）；
图（b）见骨质改变，骨小梁交叉处可见颗粒状钙化（粗箭头）。

图 3–1　氟骨病影像学表现

六、治疗方案

目前对本病尚无有效治疗方案，以对症治疗为主，治疗原则：①减少人体对氟的吸收。②促进人体对氟的排泄。③对症治疗。④脊髓神经受压时应积极手术治疗。⑤增加营养，提高人体抗病能力。

（一）中药治疗

1. 肾精亏虚　形体羸瘦，眩晕耳鸣，腰膝酸软，项背强直，四肢变形，屈伸不利，难以转侧，舌淡苔白，脉弦紧。治以填精补肾，通络止痛，方选苁蓉丸加减。

2. 瘀血阻络　关节疼痛，神疲，手足麻木，腰脊刺痛，舌淡暗，脉细或涩。治以活血化瘀，通络止痛，方选身痛逐瘀汤加减。

3. 邪毒内蕴　肢节疼痛，活动不利，病程日久，肢体萎软，腰膝酸软，舌质暗，苔白，脉弦细。治以清热解毒，佐以补肝肾，方选银翘散合肾气丸加减。

（二）西药治疗

1. 镇痛剂　给予适量非甾体类镇痛药用于镇痛，如阿司匹林、吲哚美辛等。

2. 镁剂　镁是人体许多酶的激活剂，服用镁剂可阻止氟对某些酶的抑制作用，其机理为 Mg^{2+} 与 F^- 结合，并使尿中氟排泄增多。

3. 铝剂　为氟的强力络合剂，络合后从粪及尿中移除氟，并可使骨氟含量减少；也可用氢氧化铝凝胶吸附肠道内的氟化物进而抑制氟的吸收，促使氟从粪便排出。

4. 钙剂　补充钙剂可调节体内钙磷代谢平衡失调，促进正常骨组织恢复，对于治疗或预防氟骨症的骨质疏松型和骨软化型有良好的作用。

5. 枸橼酸疗法　枸橼酸是骨代谢过程中的一种重要物质，在氟骨症患者骨组织中，枸橼酸含量大大减少，可在补充钙剂的同时补充枸橼酸，对于治疗骨质疏松型氟骨症有较好的疗效。

（三）针灸治疗

脊柱部分选大椎、脾俞、肾俞、肝俞、命门、腰阳关、八髎等；上肢选肩髎、尺泽、阳池、曲池、手三里、外关、合谷等；下肢选环跳、居髎、梁丘、犊鼻、阳陵泉、足三里、太溪、解溪、悬钟、太冲等。

（四）手法治疗

术者可用揉法、拿捏、擦法、点按等手法施于疼痛部位；四肢关节活动障碍，配合摇法、抖法、扳法等。

（五）支持或辅助治疗

多种支持治疗或辅助治疗对氟骨症患者很有必要。首先要加强患者营养，补充足量的蛋白质和多种维生素以缓解病情，增强人体的抗病能力。

（六）手术治疗

1. 手术适应证　氟化物对脊柱中轴骨及其周围软组织的损害明显，使椎管内的黄韧带钙化或骨化，导致椎管狭窄，使脊髓和神经根受压，从而产生脊髓的节段性损害，脊髓病变平面以下感觉减退，肢体肌力减退，严重者出现截瘫等。一旦发现有神经系统损害，应尽早手术治疗。

2. 手术方式　早期手术减压是治疗氟骨病并发椎管狭窄最有效的方法。后路椎板切除椎管扩大成形脊髓减压术是公认的有效方法，术前根据患者的临床症状、体征、感觉障碍平面，以及 CT、MRI 的结果确定手术部位和范围，手术减压一定要充分。胸段椎管狭窄严重时，可咬除一侧的肋横突关节、关节突，经侧方切除前方钙化的后纵韧带。

七、预防调护

本病重在预防，高氟流行区应采取相应措施减少水或空气中的氟含量，达到国家规定的卫生标准。在疾病早期，可通过改换饮水水源，杜绝饮用高氟水，避免接触氟化物，多可恢复正常；重症患者除改善饮食与居住环境外，要加强营养，补充蛋白质和维生素，重在改善患者肢体的活动能力。

（陈虞文　齐俊南）

第二节　大骨节病

大骨节病是一种以软骨坏死为主要改变的有明显地方性分布的疾病，主要表现为患者身材矮小，关节畸形多发于青少年，男性发病率高于女性。本病具有地方性特点，在我国主要分布于东北和西北地区，以及内蒙古、河南、四川等地的寒冷潮湿地区。本病属于中医学"骨痹""顽痹"等范畴。

一、病因病机

《济生方·痹》曰："皆因体虚，腠里空疏，受风寒湿气而成痹也。"《素问·评热病论》曰："风雨寒热，不得虚，邪不能独伤人。"这些说明内因和外因都可导致本病，临床分型如下。

1. 肝肾亏虚　肾主骨生髓，肾气不足，骨失所养，骨质痿软，轻微劳作即可引起软骨、软骨下骨的损伤及病变。肝肾同源，肾气虚则肝气亦虚，肝虚则无以养筋以束骨利关节，肝主筋，膝者筋之府，肝气虚则膝痛。肝肾精亏，不能濡养温煦筋骨，使筋挛骨弱；留邪不去，瘀血逐渐形成，使痹证迁延不愈，最终导致关节变形、活动受限而发病。

2. 脾肾阳虚　脾居中焦，主运化、升清和统血，主四肢肌肉，为后天之本，气血生化之源。脾阳不足，则温煦无力，运化失职，不仅影响肾精肝血之补充，使筋骨血脉失于温养，水湿不化，湿浊内聚，痰饮而生，流注四肢关节，引起关节疼痛、重着、肿胀等。

3. 风寒湿邪侵袭　肾气旺于冬季，寒为冬季主气，冬季感受三邪，肾先应之，故寒气伤肾入骨，使骨重不举，酸楚疼痛，久而关节变形，活动受限，形成骨痹。

4. 邪毒内蕴　邪毒流注骨节，滞留筋骨经络，邪毒不除，以致气虚血瘀，经络阻滞不通，关节肿大，不通则痛，发为本病。

二、致病机制

本病病因尚不明确，可能是由于缺硒、食入真菌污染的食物和被腐殖酸污染的水源，三者在发病上可能有内在关联性。

本病是一种全身性疾病，骨和软骨改变是全身性的，但主要病变部位是四肢管状骨的骺板和关节软骨，以负重较大的部位如跟骨、距骨、腕骨、胫腓骨下端、股骨、尺骨、桡骨、指骨等变化最为显著，主要为发育障碍和变形。首先侵犯骨骺软骨板，使其发生明显的营养不良。骺板软骨变薄、不匀、弯曲，软骨组织排列层次紊乱，软骨基质钙质沉着。由于骺板软骨的破坏，使骨的纵向生长受阻，骨骺早闭，长骨过早停止生长，导致肢体变短。累及关节软骨，使关节软骨变性坏死，软骨面粗糙，可形成溃疡，坏死的软骨脱落入关节内形成游离体。坏死软骨边缘常有软骨细胞巢状增生。在软骨坏死区和溃疡处，早期出现初级骨髓和肉芽组织增生，然后纤维结缔组织增生性修复，逐渐形成纤维软骨，神经衰弱或血细胞减少等。随着钙质沉着，形成不规则的软骨内成骨。骨端松质骨小梁排列紊乱，可见灶性坏死及囊腔，受应力影响，骨端粗大变形。

三、诊查要点

本病主要见于流行病区的青少年和儿童，而在病区居住过久的成年人也可患本病。儿童发病者畸形严重，体型矮小，呈侏儒状，有关节疼痛、指末节弯曲、弓状指、杵状指、关节摩擦音等。本病对患者智力、生育力、寿命并无影响，也无遗传，病程可分为4期。

1. 前驱期　症状少而轻，表现为关节隐痛、活动不利及疲劳感，常以踝、手、膝、肘、腕、足和髋的顺序出现症状。关节外表正常，无增粗变性，有明显压痛，偶可闻及关节捻发样摩擦音。

2. 早期　病变关节疼痛加重，屈伸不灵活，关节逐渐增粗，可有关节摩擦音。肌肉轻度萎缩，轻度扁平足。

3. 中期　病变关节疼痛加剧，关节显著增粗，功能障碍更加明显，常伴有屈曲畸形。关节腔少量积液，其内可有漂浮游离体，手指短粗，活动部分受限。四肢肌肉中度萎缩，扁平足较重。

4. 晚期　患者身材矮小，肢体明显短缩。关节粗大畸形，常伴痉挛，活动障碍更加严重。膝关节呈屈曲及内翻或外翻畸形，髋关节呈屈曲、内翻畸形，骨盆倾斜，腰椎前凸增大，呈"鸭步"步态，明显扁平足，四肢肌肉明显萎缩，发育严重障碍，呈侏儒畸形。

四、辅助检查

（一）实验室检查

1. 碱性磷酸酶　碱性磷酸酶主要来自骨骼，反映成骨细胞功能。在没有明显肝、肾等脏器损害的情况下，指标可升高。

2. 尿中羟赖氨酸与硫酸软骨素　尿中羟赖氨酸明显增高，随 X 线所反映的病情加重而上升；尿中硫酸软骨素的排泄量升高，反映软骨基质的分解增多。

（二）影像学检查

本病通过 X 线检查即可，常分为干骺型、骨端型、骨骺型和关节型，各部位发病表现如下。

1. 手部 掌指骨改变常见而多发，多发生于近节及中间指骨，表现为骨端粗大，关节面欠光滑，关节面下囊状骨破坏。

2. 肘部 常见鹰嘴窝加深，鹰嘴突及肱骨下端粗大，尺桡骨长短不齐而发生关节脱位，关节面硬化，关节间隙狭窄。

3. 膝部 表现为膝关节内翻、外翻，关节面硬化凹凸不平，关节面下多发囊状骨质破坏区，关节间隙狭窄，关节内游离体。

4. 踝部 踝关节粗大，胫距关节、舟距关节边缘硬化，骨刺形成。距骨、跟骨损害为特有的影像学特征，表现为距骨颈缩短、体积小而密度高、滑车低平、头部上翘、跟骨变小而短、足弓扁平、足弓及跟骨角变小。

大骨节病影像学表现如下（图 3-2）。

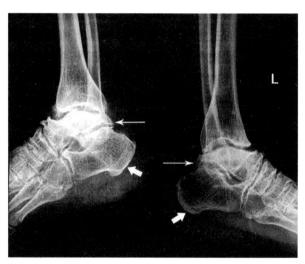

注：双踝关节侧位：踝关节间隙变窄，周围骨质密度增加，可见骨赘形成距骨变扁（细箭头），跟骨短缩（粗箭头）。

图 3-2　大骨节病影像学表现

五、鉴别诊断

1. 类风湿关节炎 该病可发生在任何年龄，身材正常，四肢与躯干比例正常，病变后期可发生关节强直与畸形，血沉增快，类风湿因子（＋）。

2. 软骨发育不良的侏儒症 本病在出生时症状就比较明显，头大、前额突出、鼻梁凹陷、手指等长。X 线片显示四肢长骨粗短，股骨与肱骨远端呈"V 形"扩大和凹陷。

3. 佝偻病 重症者影响骨骼生长发育，多见于婴幼儿；具有佝偻病特有的囟门关闭迟、方颅、鸡胸、肋骨串珠等表现，这些和大骨节病明显不同。

六、治疗方案

本病尚无根治方法，重点在于预防，如勿食有真菌污染的小麦制品，应用中医药及物理治疗可缓解疼痛、改善症状，但不能阻止病情的发展。

（一）中药治疗

1. 肝肾亏虚　关节疼痛，病程缠绵，身材矮小，关节粗大、畸形，活动障碍，肌肉萎缩，腰膝酸软，神疲乏力，舌淡，苔白，脉沉细无力。治以补益肝肾，强筋健骨，方选补肾丸或虎潜丸加减。

2. 脾肾阳虚　四肢沉重疼痛，四肢发凉，神疲乏力，肌肉瘦弱，步履艰难，小便清长，舌质淡，苔薄白，脉沉迟无力。治以温补脾阳，补肾通脉，方选真武汤加减。

3. 风寒侵袭　肢体疼痛，活动不灵，遇寒加重，得温可缓，肢体酸冷，舌质淡，苔白，脉细缓。治以祛风散寒，活血止痛，强壮筋骨，方选木瓜丸、活络丹或补肾丸加减。

4. 邪毒内蕴　肢节疼痛或肿痛，活动不利，病程日久，肢体萎软，舌质暗，苔白，脉弦细。治以清热解毒，活血通络，方选银翘散合补阳还五汤加减。

（二）西药治疗

流行区 3～16 岁的儿童服用亚硒酸钠片，以补充微量元素硒。早期病例服用维生素 A，可控制病变的发展；中期病例以对症治疗和保持关节活动功能为主。用硫酸盐制剂治疗本病有一定的疗效，部分患者病情可改善。

（三）手术治疗

1. 手术适应证　对有关节游离体、严重畸形和功能障碍的晚期病例，可行手术治疗。

2. 手术方式

（1）关节镜治疗　关节镜下清理修复术具有创伤小、恢复快等优点。虽然关节镜下清理修复术不能从根本上治疗大骨节病，但可以清理关节内异常软骨和滑膜、去除增生的骨赘和游离体，从而延缓大骨节病患者关节病变的发展，改善关节功能。

（2）关节置换术　关节置换术是改善严重大骨节病骨关节炎患者身体功能和减轻疼痛的有效外科手术。本术可以纠正大骨节病患者的下肢力线，缓解膝关节疼痛，改善功能，为患者提供良好的生活质量。

七、预防调护

本病病因尚不明确，无有效治疗方案，预后不佳，还会对肾脏造成损害，影响维生素 D 的转化吸收，进而影响钙的吸收，使血钙浓度下降，从而刺激甲状旁腺激素分泌，增加骨钙吸收，促进溶骨，引起骨质疏松或骨软化。

（陈虞文　齐俊南）

第四章　骨肿瘤临床基础

【学习目标】

1. 掌握骨肿瘤的定义、临床表现、治疗原则，以及良性骨肿瘤和恶性骨肿瘤的临床鉴别。

2. 熟悉骨肿瘤的特点、分类、辅助检查、间室理念、外科分期及治疗方案。

3. 了解骨肿瘤的发展史、流行病学、致病机制、致病机制及鉴别诊断。

第一节　骨肿瘤概述

一、定义

骨肿瘤是指发生在骨内或起源于骨的各种组织成分的肿瘤，包括骨、软骨、纤维组织、脂肪组织、造血组织及神经组织等与骨骼系统相关的肿瘤，分为原发性骨肿瘤和继发性骨肿瘤两大类。本病属于中医学"骨疽""骨疸""石痈""石疽""骨瘤""石瘤""肉瘤"范畴。

二、发展史

（一）中医学对骨肿瘤的认识

中医学对于骨肿瘤早有记载，如殷墟甲骨文就有"瘤"之病名。唐代孙思邈在《千金翼方》中曰："陷脉散主二十、三十年瘿瘤及骨瘤、肉瘤、脓瘤、血瘤，或大如杯盂，十年不瘥，致有瘘溃，令人骨消肉尽，或坚或软或溃，令人惊惕寐卧不安。"宋代东轩居士在《卫济宝书·痈疽五发》中曰："癌疾初发者，却无头绪，只是肉热痛，过一七或二七，忽然紫赤微肿，渐不疼痛，迤逦软熟紫赤色，只是不破，宜下大车螯散取之，然后服排脓败毒托里内补等散，破后用麝香膏贴之，五积丸散疏风和气，次服余药。"明代薛己在《外科枢要》中曰："若伤肾气，不能荣骨而为肿者，其自骨肿起，按之坚硬，名曰骨瘤。"清代吴谦在《医宗金鉴·外科心法要诀》中曰："瘤者，随气留住，故有是名也。多外因六邪，荣卫气血凝郁，内因七情，忧恚怒气，湿痰瘀滞，山岚水气而成，皆不痛痒……骨瘤尤宜补肾散坚，行瘀利窍，调元肾气丸主之。"中医学对骨肿瘤的认识有其发展过程，且有许多宝贵的经验。

（二）西医学对骨肿瘤的认识

1804 年，约翰·阿伯内西第一次使用 Sarcoma 来命名骨肉瘤，Sarcoma 源自希腊语，是指新鲜鱼肉的意思。1805 年，亚历克西·博耶尔使用 Osteosarcoma 来命名骨肉瘤。1829 年，约瑟夫·雷凯米尔首次使用 Metastasis 来命名骨转移瘤。1867 年，赫伯特·勒伯特首次描述骨肿瘤组织学特征。1879 年，塞缪尔·格罗斯提倡早期截肢提高骨肉瘤生存率。1895 年，威廉·康拉德·伦琴发现了 X 射线，为开创医疗影像技术铺平了道路，从此，放疗开始应用于骨肉瘤的治疗。1909 年，艾默斯特·艾默里·科德曼最开始描述骨肉瘤的骨膜反应，即 Codman 三角。20 世纪 50 年代后，有学者开始对恶性骨肿瘤选择性地进行保肢治疗，这归功于亨利·贾菲对骨肿瘤病理的研究和分类。20 世纪 60 年代，随着全身骨扫描和血管造影的问世，为骨肿瘤的诊断提供了进一步的检查。20 世纪 80 年代，恶性骨肿瘤保肢率和生存率获得了显著提高，这得益于骨肉瘤新辅助化疗的开展（如阿霉素、顺铂、大剂量氨甲蝶呤和异环磷酰胺等）、Enneking 外科分期的提出及影像学检查手段的进步，极大提高了手术切除的精确性，减少了保肢手术的局部复发率。

三、流行病学

良性骨肿瘤男女发病比例为 1.5∶1，常见发病年龄为 0 ～ 40 岁，典型的良性骨肿瘤为软骨来源良性病变（骨软骨瘤）和骨样骨瘤。原发性恶性骨肿瘤的男女发病率比例约为 1.5∶1，发病年龄为 10 ～ 30 岁，骨肉瘤是骨骼系统当中常见的原发性恶性骨肿瘤，为（2 ～ 3）/100 万。软骨肉瘤的发病率略低于骨肉瘤，其次是尤因肉瘤，报道称软骨肉瘤发病率约为骨肉瘤的一半，其他所有实体肿瘤均罕见。骨转移瘤远比原发性骨肉瘤更为常见，男性发病率略高于女性。

四、致病机制

中医学将骨肿瘤的病因概括分为外因和内因。外因主要是指自然界的一切致病因素，包括外感六淫、饮食不节等；内因是指禀赋不足、正气亏损、情志失调、脏腑功能紊乱等。

（一）寒邪阻络

《太平圣惠方》曰："夫石痈者，亦是寒气客于肌肉，折于气血结聚所成。其肿结确实至牢，有根核，皮肉不甚热。"寒邪伤人无外乎外感和内伤，久居阴暗潮湿之所、涉水冒雨，或素体阳虚、体内寒凝，导致寒邪乘虚而入侵袭人体，流注经络，留滞骨骼或肌肉，使此处气血得寒而凝，而四周温胞之气血又无法到达，长此以往致使气血凝滞，积而不散，聚瘀成瘤。寒邪致病患者多疼痛剧烈，瘤体肿大坚硬，畏寒肢冷，昼轻夜重或阴雨天加重等。

（二）肾虚毒侵

《外科正宗》曰："肾主骨，恣欲伤肾，肾火郁遏，骨无荣养而为肿日骨瘤。"又曰："多骨疽者，由疮溃久不收口，气血不能运行，骨无荣养所致，细骨由毒气结聚化成，大骨由受胎时精血交错而结。"肾主骨，肾所藏之精包括先天之精和后天之精。由于先天禀赋不足，或后天劳倦过度，或久病伤肾，或房劳过度、恣意妄为，均可致肾气虚损，无以荣养、护卫骨骼，而"邪之所凑，其气必虚"，故毒邪凑骨，久则成瘤。肾虚者多素体纤瘦羸弱，疲倦不堪，肿瘤肿痛不著。

（三）气血凝滞

《医宗金鉴·外科心法要诀》曰："瘤者，随气留住，故有是名也。多外因之邪，荣卫气血凝郁；内因七情，忧悲怒气，湿痰瘀滞山岚水气而成，皆不痛痒……形色紫黑，坚硬如石，疙瘩叠起，推之不移，昂昂坚贴于骨者，名骨瘤。"外伤跌仆后，脉中气血逸出脉外，离经气血聚集于骨骼或肌肉，瘀血内停；或肝气郁结，导致此处气血凝滞，运行不畅，久则瘀滞互结，血脉痹阻，积聚成瘤。气血凝滞致病，青少年居多，多以外伤后或大力撞击后局部起初疼痛不甚，之后日益加重，逐渐肿胀明显、疼痛剧烈。

（四）热毒积聚

《外科大成》曰："生腰胯之间，肿而无头，皮色不变，坚硬如石，属少阴阳明二经积热所致。"体内痰湿、气滞郁久可化热，而毒邪常与热等邪互结，导致热毒积聚，侵骨蚀肌。热毒积聚致病，肿瘤红肿热痛，皮温高、皮色红，疼痛拒按，多大便秘结、口舌生疮、心烦口渴等。

五、致病机制

对于骨肿瘤的具体病因，目前仍不是很清楚。研究表明，骨肿瘤的发病原因归纳为物理因素、化学因素、生物因素、遗传因素、营养因素及人体免疫因素。

（张兵）

第二节　骨肿瘤诊断基础

一、临床表现

（一）疼痛

疼痛常为骨肿瘤的首发症状，判断疼痛的程度、性质及持续时间，对诊断具有重要作用，如骨样骨瘤，疼痛呈夜间持续性加重，非甾体抗炎药可有效缓解。恶性骨肿瘤患者的疼痛症状最初可表现为轻微隐痛，后期疼痛持续性加重。

（二）肿块

肿块常出现在疼痛之后，肿瘤位于骨内者肿胀不明显，突出骨皮质时可被触及。禁止用力按压肿块，以防人为因素使其转移。查体时应当重点关注肿块的部位、大小、质地、活动度、皮温、有无压痛、有无浅静脉怒张及肿块与周围组织的关系等。良性肿瘤肿块压痛常较轻，边缘光滑，活动度良好，无浅静脉怒张等；恶性肿瘤肿块压痛明显，边界不清，活动度差，局部皮温偏高，可见浅静脉怒张等。

（三）功能障碍

由于临近关节处疼痛、肿胀，可导致关节活动受限。

（四）畸形

发病年龄、部位及肿瘤性质等可引发畸形，尤其是发生于儿童骨骺处的肿瘤，常引起发育畸形。例如，儿童多发性骨软骨瘤常影响骺板生长，可致肢体弯曲、肢体不等长；发生于股骨远端的骨肉瘤，晚期可出现病理性骨折，导致畸形。

（五）病理性骨折

骨折的发生取决于病变的位置、大小和周围组织的反应类型。在负荷状态时，应力常集中于皮质骨，因而皮质骨较低负荷的松质骨更易发生骨折；大的病变容易发生骨折；不成熟骨或病变骨无明显骨膜反应者较具有厚的反应性骨包壳者更为脆弱，易发生骨折。

（六）压迫症状

不同部位的肿瘤可引发不同的压迫症状。发生于脊柱的肿瘤可压迫脊髓，导致截瘫等；发生于骨盆的肿瘤可压迫膀胱、直肠等，引起排便习惯异常或障碍；发生于胸壁的肿瘤可刺激胸膜，压迫肺脏，引发咳嗽、胸闷及呼吸困难等一系列症状。

二、辅助检查

（一）影像学检查

阅片时应重点关注以下四个方面：①肿瘤的发生部位、大小及范围：可判断肿瘤预后。如肿瘤发生于中轴骨、体积大、范围广，提示预后不佳。椎体病灶常提示转移、骨髓瘤、淋巴瘤、血管瘤及朗格汉斯细胞组织增生症；椎弓后部常为动脉瘤样骨囊肿及骨样骨瘤；生长板闭合后，发生于骨关节端的缺少硬化边的溶骨病灶，可能是骨巨细胞瘤，发生于非关节端的病灶可排除巨细胞瘤。②骨质破坏的方式：可判断肿瘤的良恶性程度。膨胀性破坏常见于良性骨肿瘤；溶骨性、浸润性及渗透性破坏常见于恶性骨肿瘤。③骨膜反应形态：良性骨膜反应常呈层状、线状；恶性常见三角形、阳光样、葱皮样骨膜反应。④软组织肿块：恶性肿瘤常伴软组织肿块。

1. X 线检查 X 线是诊断骨肿瘤不可或缺的检查方式，用于确定肿瘤的性质、部位、范围、病灶特征，但其成像具有重叠性，不能显示细节。良性骨肿瘤在 X 线片上表现为形态规则、边界清楚、边缘硬化、无骨膜反应等（图 4-1）；恶性骨肿瘤在 X 线片上表现为形态不规则，边缘模糊不清，骨皮质破坏、变薄，甚至断裂，可见骨膜反应等（图 4-2）。

不同类型骨膜反应示意图如下（图 4-3）。

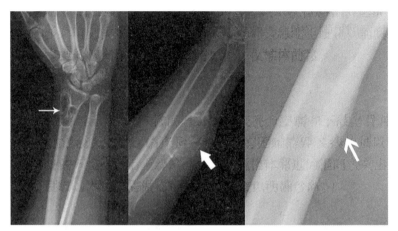

（a）腕关节正位　　　　（b）前臂正位　　　　（c）股骨正位

注：图（a）示桡骨远端良性骨肿瘤，肿瘤位于髓腔内，边界清楚，可见硬化缘（细箭头）；图（b）示桡骨中段膨胀性骨质破坏，边界清晰，呈"吹气球"样外观（粗箭头）；图（c）股骨上段良性肿瘤，可见连续、完整、清晰、层状骨膜反应（箭头）。

图 4-1　良性骨肿瘤影像学表现

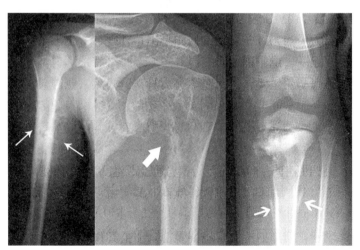

（a）肱骨正位　　　　（b）肩关节正位　　　　（c）膝关节正位

注：图（a）示肱骨上段恶性骨肿瘤，肿瘤位于髓腔内，呈浸润性破坏，边界不清楚，可见放射状骨膜反应（细箭头）；图（b）肱骨近端内侧溶骨性骨质破坏，正常骨皮质及髓腔内小梁结构消溶（粗箭头）；图（c）示胫骨干骺端恶性骨肿瘤，可见三角形骨膜反应——Codman 三角（箭头）。

图 4-2　恶性骨肿瘤影像学表现

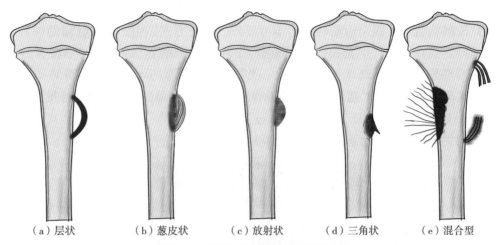

（a）层状　　　（b）葱皮状　　　（c）放射状　　　（d）三角状　　　（e）混合型

图 4-3　不同类型骨膜反应示意图

2. CT 检查　CT 可提供更清晰的骨骼解剖细节，但在骨肿瘤的诊断中缺乏敏感性。CT 与血管造影相结合，可判断肿瘤与血管神经束之间的关系。与 X 线比较，CT 可提供更多的诊断信息，如肿瘤的类型、骨质破坏的形态、有无钙化、有无髓内病变及肿瘤与周围软组织的关系（图 4-4）。

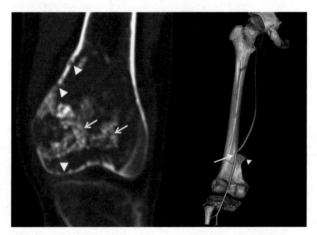

（a）CT 冠状位骨窗　　　　　（b）CT 血管造影

注：图（a）示股骨远端髓腔内病灶，侵袭邻近皮质内表面（△），瘤体内散在不定型钙化（箭头）；图（b）中显示瘤体（△）周围血管受压、推挤（箭头）。

图 4-4　骨肿瘤的 CT 检查

3. MRI 检查　MRI 以其多平面、多序列、多参数成像及软组织分辨率高的优势，在骨关节系统中已得到广泛的应用，现已作为骨骼肌肉重要的成像方法，在解剖和组织构成方面提供了丰富的信息。常规 MRI 能够准确确定肿瘤的位置、范围、内部结构、与骺板和关节的关系、邻近血管神经及软组织的受累情况，为制定手术方式和切除范围时提供精准的手术边界。但良性骨肿瘤、恶性骨肿瘤及肿瘤样病变的鉴别依然是诊断的难点，目前主要依靠病变内部信号、边缘、皮质破坏、骨膜反应、软组织肿块等征象进行鉴别，有时仅凭这些征象，部分骨肿瘤仍难以鉴别。近年来，MRI 多种新技术的发展及新扫描序列的涌现，如 MR 弥散成像（diffusion weighted imaging，DWI）、灌注成像（perfusion weighted imaging，PWI）、MR 波谱（MR Spectroscopy，MRS）等，除了能显示解剖形态和结构信息外，还可显示器官功能和代谢信息，从而在骨肿瘤的良恶性鉴别、恶性骨肿瘤的临床分期、化疗疗效评价及术后复发的评定方面提供了有价值的信息（图 4-5）。

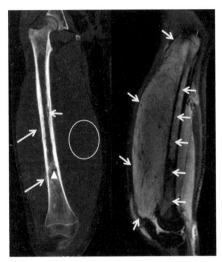

（a）CT 冠状位骨窗重建　（b）MRI 矢状位 FST2WI 序列

注：图（a）示股骨中下段髓腔及皮质内表面骨质破坏（短箭头），伴局灶性成骨、Codman 三角及葱皮状骨膜反应（长箭头），病骨周围软组织巨大肿块（○），CT 不能准确显示髓腔内病灶结构和范围；图（b）MRI 矢状位 FST$_2$WI 序列，清晰显示髓内病灶及骨间室外巨大肿块的范围和边界（箭头）。

图 4-5　股骨恶性骨肿瘤

4. 血管造影　血管造影检查可以明确肿瘤的血管分布和侧支循环，能够显示动脉旁路及静脉滞留。血管造影对 2cm 大小的富血管与肿瘤染色区即可检出，可以用于早期转移瘤的检测，并可以同时进行化学栓塞。通过显示肿瘤血管及附近血管的改变，判断肿瘤性质及其累及周围软组织的范围，还可能显示供应肿瘤的血管及其内的动静脉异常通道。

5. 骨放射性核素扫描（emission computed tomography，ECT）　用于评估单发还是多发、有无跳跃灶、肿瘤边界及转移性骨肿瘤。

6. 正电子发射计算机断层显像（positron emission computed tomography，PET）
通过检测局部葡萄糖代谢活性变化而发现肿瘤病灶，判断单发还是多发病变，评估是否存在转移病灶。因此，PET-CT 可能较灵敏显示骨髓微转移灶，早期诊断骨转移病变。PET-CT 可以同时检查全身器官、淋巴结及软组织，以全面评估肿瘤病变范围。PET-CT 诊断的灵敏度为 62%～100%，特异度为 96%～100%。PET-CT 诊断骨转移及全面评估肿瘤病情有特殊优势，但是检查费用昂贵，不推荐作为常规的检查方法。当患者以骨转移灶症状为首发原因就诊时，PET-CT 是查找原发灶最简便的方法。

7. 超声检查　骨肿瘤的超声检查常显示良性者边界清楚，呈半圆形、椭圆形或弧形光带，隆起于骨表面。瘤实质回声可均匀或不均匀，强度不等，甚至不显像。

（二）病理学检查

病理学检查是诊断骨肿瘤的金标准，在确定手术方案前，应采用活组织检查证实初步诊断和分期，可行穿刺或切开活检获取标本来明确组织性质，并结合临床表现和影像学检查做出最后的诊断结果。若在术中要明确诊断时，可行术中冰冻技术，但这种检查只能取肿瘤的软组织部分，不适合坚硬的骨组织。病理学检查可明确是否存在肿瘤、肿瘤与肿瘤样病变、良性肿瘤与恶性肿瘤、原发性肿瘤与继发性肿瘤等。

三、鉴别诊断

骨肿瘤的诊断需遵循临床、影像、病理三结合的原则（表4-1）。在鉴别诊断的过程中，需要明确三个问题：一是肿瘤还是非肿瘤；二是良性肿瘤还是恶性肿瘤；三是原发性骨肿瘤还是继发性骨肿瘤。骨肿瘤可能表现为类似感染性病灶、代谢性疾病或外伤后改变等。例如，骨肉瘤需要与骨髓炎、疲劳骨折、骨化性肌炎、软骨肉瘤、尤因肉瘤、骨巨细胞瘤和骨转移瘤等相鉴别。

表 4-1　良性骨肿瘤和恶性骨肿瘤的鉴别

区别	良性	恶性
年龄	成年常见	青少年多见
生长情况	多膨胀性生长，生长缓慢	多浸润性生长，生长迅速
症状	多无症状	疼痛固定、持续，渐进加重，夜间明显
体征	肿块无压痛，皮肤正常，无转移	压痛，皮肤发热，静脉曲张，晚期转移
X 线摄影	边界清楚，硬化缘明显，骨膜反应少见	边界不清，常有骨膜反应
实验室检查	正常	某些特殊检查异常
病理	细胞分化好，近于正常	细胞分化差，异形性，病理核分裂

（张兵　张静坤）

第三节　骨肿瘤治疗基础

一、骨肿瘤的分期

为了全面选择正确的手术方式和评定治疗的最后结果，应在手术前正确决定病变所处的阶段，并在术后予以确认。分期应尽可能反映病变的发展阶段，以及与不同治疗方案相对应的预期效果。对骨肿瘤进行必要的分期有助于正确制定手术方案，以期达到最好的手术效果。

骨肿瘤中使用比较广泛的是 Enneking 分期，可反映出肿瘤的生物学行为及侵袭强度，结合临床表现、影像学、组织学分期、解剖间室部位及有无远处转移进行分期。根据分期制定手术计划，这是骨肿瘤诊治的重要进展之一（表 4-2、表 4-3）。

表 4-2　良性骨肿瘤分期标准与相应手术方式

肿瘤分期	适合的手术方式
1 期（静止）$G_0T_0M_0$	囊内切除
2 期（活跃）$G_0T_0M_0$	边缘或囊内切除 + 有效辅助治疗
3 期（局部侵袭性）$G_0T_{1\sim2}M_{0\sim1}$	广泛或边缘切除 + 有效辅助治疗

表 4-3　恶性骨肿瘤分期标准与相应手术方式

肿瘤分期		适合的手术方式
Ⅰ 期	Ⅰ A（$G_1T_1M_0$）	广泛切除
	Ⅰ B（$G_1T_2M_0$）	广泛切除或截肢（累及关节或血管神经束时）
Ⅱ 期	Ⅱ A（$G_2T_1M_0$）	根治切除或广泛切除 + 有效辅助治疗
	Ⅱ B（$G_2T_2M_0$）	根治切除
Ⅲ 期	Ⅲ A（$G_2T_{1\sim2}M_1$）	根治切除、切除肺转移灶或姑息治疗
	Ⅲ B（$G_2T_{1\sim2}M_1$）	根治切除、切除肺转移灶或姑息治疗

注：组织学分级（G）：G_0 良性、G_1 低度恶性、G_2 高度恶性；肿瘤侵犯部位（T）：T_0 包膜内、T_1 包膜内间室内、T_2 包膜外间室外；有无转移（M）：M_0 无区域性淋巴结或远处转移、M_1 有区域性淋巴结或远处转移；A 间室内、B 间室外。

二、治疗方案

骨肿瘤的治疗主要以手术治疗为主，辅以中医治疗，以及西医化学治疗、放射治疗、靶向和免疫等，原则是以外科分期为指导选择手术界限和方法，既能切除肿瘤，又能保全肢体的最大功能，同时应整体考虑患者的病情，采取有效的综合治疗方案。

（一）中药内治

1. 温经散寒　骨痛初期，酸楚轻痛，疼痛多昼轻夜重，阴雨天加重，甚则有如针刺刀割，遇寒加重，局部肿块，皮色不变，肿块皮色无异，漫肿无头，舌多淡紫或有瘀斑瘀点，脉沉细迟。治以温经散寒，通络止痛。寒邪，多以温经散寒、止痛消痹为法，方药多用黄芪、肉桂、熟地黄、附子等以达阴阳双补之功，代表方为阳和汤。

2. 清热解毒　局部迅速灼痛，坚硬如石，逐渐加重，刺痛拒按，甚至局部焮热暗红，难溃难消，时如火烧，肢体活动障碍，转侧困难，时伴有发热，口干，大便干结，小便短赤，舌红，舌下脉络青紫，脉涩或数。治以清热解毒，凉血止痛。热毒内蕴、红肿热痛，应清热解毒，多以寒凉药物清泻内热毒，但过于苦寒恐令气血凝滞，故不宜寒凉太过，方药多以连翘、玄参、犀角等清热凉血，代表方为犀角散方（水牛角代）。

3. 行气活血　气血瘀滞，经络阻隔，蕴结日久，骨与气并，日以增大，凝结成块。

肢体肿痛，胸胁刺痛，痛有定处，局部肿块，肿块坚硬，皮色青紫，肢体活动障碍，身热口干，咳嗽，贫血，消瘦，全身衰竭，舌暗苔腻或苔少或干黑，脉沉细。治以行气活血化瘀，方选没药丸。

4. 补肾益精　先天禀赋不足，髓不养骨，或遗传，易生骨肿瘤；女子七七，任脉虚，男子八八，天癸竭，肾虚精亏，营卫失调，气血不和，肾气精血俱衰，不以荣骨，骨瘤乃发。症见头晕目眩，耳鸣，腰脊酸软，肢体无力，步履艰难，遗精阳痿或月经不调，上肢或下肢隆起包块，胀痛，纳差，四肢乏力，腰膝酸软，面色萎黄，舌淡或淡胖，苔薄白，脉细弱。治以补肾益精，方选左归丸。

（二）手术治疗

骨肿瘤的手术治疗包括两个方面：切除瘤体和功能重建。根据肿瘤切除边缘，可分为四种类型：囊内切除、边缘性切除、广泛切除及根治性切除。功能重建主要有人工假体置换、自体骨移植、异体骨移植、瘤段灭活再植、人工骨移植、关节融合术等。

（三）化学治疗

1. 定义　化学治疗是指利用化学药物阻止癌细胞增殖、浸润和转移，最终杀灭癌细胞的一种全身性治疗方案。在骨恶性肿瘤的化学治疗中，化疗药物可以通过抑制 DNA 合成、破坏 DNA 的结构与功能、抑制蛋白质的合成及改变人体激素平衡等多方面的作用，起到杀死肿瘤细胞的作用。

2. 意义　化学治疗在骨恶性肿瘤的治疗中具有重要的作用，随着新辅助化疗研究的逐渐深入，越来越多的骨肉瘤患者得以保肢。在骨肉瘤的综合治疗中，化疗是患者长期存活的基础，大多数学者采用新辅助化疗、多药联合及序贯化疗。20 世纪 70 年代以前，由于大部分患者采取单纯手术治疗，骨肉瘤的治疗效果很差，其远期生存率仅为 20% ~ 30%。1973 年，Rosen 首次对拟行保肢手术的患者术前采用长春新碱、大剂量氨甲蝶呤和四氢叶酸解救联合阿霉素方案化疗，使得保肢率由 13% 提高到了 83%，开启了新辅助化疗时代，成为骨肉瘤治疗史上的一个里程碑。有效的术前化疗可使大部分原发灶内的肿瘤细胞坏死，减少术中活肿瘤细胞扩散及种植的机会。另外，术前化疗可使肿瘤周围炎性水肿反应区和肿瘤新生血管消失、瘤体缩小，能够获得较为安全的外科切除缘。

3. 分类　不同的肿瘤应选择不同的化疗药物，主要依据肿瘤的生物学行为及对抗肿瘤药物的敏感性来选择。例如，骨肉瘤采用的化疗药物主要是以大剂量氨甲蝶呤、顺铂、阿霉素和异环磷酰胺为主，而尤因肉瘤则是以长春新碱、阿霉素、环磷酰胺、放射菌素 D 和依托泊苷为主的联合方案化疗。

4. 副作用　主要毒副作用如下：①胃肠道反应，黏膜毒性。②肝功能损害。③骨髓抑制。④心脏、肾脏毒性。⑥出血性膀胱炎。⑦脱发，皮肤发红、瘙痒或皮疹。⑧生殖系统损伤等。

（四）放射治疗

1.定义 放射治疗是指利用放射线治疗肿瘤，与手术和化疗共同为恶性肿瘤治疗的主要手段。

2.意义 一是术前放疗：用于肿瘤体积较大，位置较深，周围存在重要器官，立即手术有一定的难度；二是术中放疗：用于肿瘤周围有放射线敏感的重要器官，而肿瘤对放射线敏感性差，手术无法完全切除，可单纯应用或与术前、术后放疗联合应用；三是术后放疗：用于肿瘤未能完全切除、切缘过近（＜1cm），以及术前影像学、细胞学诊断为良性肿瘤而术后病理证实为恶性肿瘤且未能按照恶性肿瘤再次行根治性手术的患者；四是单纯放疗：适用于不适合手术的患者的姑息性治疗，晚期患者的减症治疗。

3.分类 放射治疗常用的技术包括近距离放疗、精确外照射放疗、质子治疗及重离子治疗。目前，放射治疗在骨与软组织恶性肿瘤治疗中应用较为广泛。例如，尤因肉瘤对放射治疗较为敏感，其适应证是广泛切除术后对化疗反应欠佳，术后残留，切缘过近，无法手术切除及行术前放化疗以保留肢体。放疗在骨转移瘤应用较为广泛，其主要是缓解疼痛，预防病理性骨折和脊髓压迫，改善神经功能，维持脊柱结构的完整性和稳定性。

4.副作用 主要毒副作用如下：①皮肤红肿、溃烂。②疲劳。③食欲不振。④脱发。⑤骨髓抑制。

（五）靶向和免疫治疗

靶向治疗是以肿瘤组织或细胞所具有的特异性结构分子为靶点，使用能与这些靶分子特异性结合的药物，特异性地杀伤肿瘤细胞的治疗方案。免疫治疗是通过激发或调动人体的免疫系统，增强肿瘤微环境的抗肿瘤免疫能力，以达到控制和杀灭肿瘤细胞的目的。目前用于骨肿瘤的靶向和免疫治疗药物，疗效不确定，有待进一步探索和研究。

（张兵　曹奇圣）

第五章　软骨源性肿瘤

【学习目标】

1. 掌握骨软骨瘤、内生软骨瘤、软骨肉瘤的临床表现和诊断。
2. 熟悉骨软骨瘤、内生软骨瘤、软骨肉瘤的鉴别诊断和影像学特点。
3. 了解骨软骨瘤、内生软骨瘤、软骨肉瘤的治疗和预后。

第一节　骨软骨瘤

　　骨软骨瘤又称外生骨疣，是最常见的良性骨肿瘤，具体病因尚不明确。肿瘤发生于骨表面，由软骨组织骨化形成的疣状骨性凸起，表面有软骨帽覆盖，随着骨骼的发育而生长，绝大多数在骨骺闭合后停止生长。本病分为单发型和多发型，好发于青少年，可持续增大至成年才被发现或出现症状，多见于生长最活跃的干骺端，如股骨远端、胫骨近端、肱骨近端等。多发型骨软骨瘤，可合并畸形，且有遗传倾向。

一、诊查要点

（一）肿块

　　患者往往偶然发现骨性肿块，质地坚硬，固定不移，多无疼痛，可逐渐增大。

（二）压迫症状

　　肿块可压迫周围组织，如血管、神经、肌腱等出现症状，表面滑囊合并炎症可出现疼痛。发生于椎体附件的骨软骨瘤凸入椎管压迫脊髓可出现神经症状。

（三）畸形

　　邻近骨骺的骨软骨瘤可能会影响骨骼生长，造成轴向偏差或肢体不等长。

二、辅助检查

（一）影像学检查

1.X 线检查　骨软骨瘤影像学特点为有一个细长的蒂背向临近的生长板或是无蒂的

宽基底附着于骨皮质。干骺端的骨性凸起，背离最近的骺板方向生长，呈蘑菇状、窄蒂（指状）或宽蒂，可有钙化（图 5-1）。因为软骨帽和滑囊不显影，一般比临床所见的要小。骨软骨瘤最少见的并发症是恶变为软骨肉瘤，恶变后 X 线表现为大量边界不清的云絮状或暴风雪样钙化（图 5-2）。

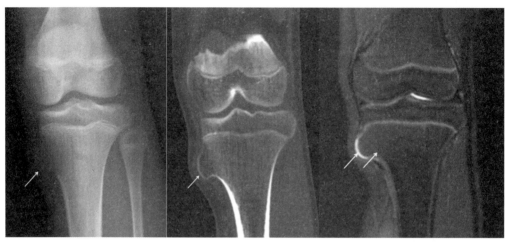

（a）膝关节正位片　　　　（b）膝关节冠状面 CT　　　　（c）膝关节冠状位 FS-T$_2$WI 序列

注：图（a）、图（b）示胫骨近端内侧缘骨软胫骨近端内侧缘骨软骨瘤，瘤体皮质及髓腔与母骨延续、背离关节生长骨性凸起，边界清晰、光滑（箭头）；图（c）示胫骨近端内侧缘骨软骨瘤表面完整、连续且厚薄均一（箭头）。

图 5-1　骨软骨瘤影像表现

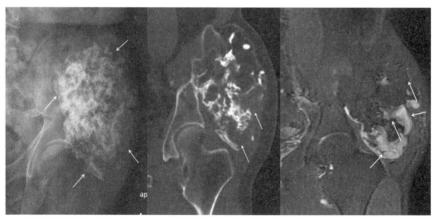

（a）骨盆正位片　　　　（b）骨盆冠状面 CT　　　　（c）冠状位 FS-T$_2$WI 序列

注：图（a）、图（b）示髂骨翼骨软骨瘤恶变（软骨肉瘤）大量边界不清的云絮状、暴风雪样钙化，肿瘤表面的钙化中断、不完整（箭头）；图（c）示高信号软骨帽状结构不完整，局部厚度明显＞1cm（箭头）。

图 5-2　骨软骨瘤恶变的影像学表现

2. CT 检查　表现为局限性骨性凸起，以蒂、宽或窄的基底与母体骨相连，发生于长管状骨者多背离关节生长。其骨皮质及骨松质均与母体骨相延续，凸起顶端略微膨大，呈菜花状或丘状隆起。表面有软骨覆盖，软骨帽边缘多光整，其内可见点状或环形钙化（图 5-1）。发生于扁骨或不规则骨的肿瘤多有较大的软骨帽，瘤体内常有多量钙化而凸起相对较小。无骨质破坏、骨膜反应及软组织肿块。恶变征象包括以下几个方面：肿瘤近期突然增大；肿瘤表面的环形钙化突然中断不连续（图5-2），局部出现软组织肿块或软骨帽明显增厚（＞10mm）；钙化模糊、密度减低；局部骨皮质破坏或出现骨膜反应；瘤体内发生象牙质样瘤骨。

3. 磁共振检查　MRI可突出显示高信号软骨帽，当瘤体出现软组织肿块或软骨帽明显增厚时，则需考虑恶变可能。

（二）病理学检查

1. 肉眼所见　肿瘤的切面由内向外可见肿瘤的基底、软骨帽和包裹在外层的纤维包膜三个部分，即外表为纤维膜，中层为软骨帽，深部为松质骨样区。

2. 镜下所见　主要为成熟的骨小梁和软骨组织。软骨膜由致密纤维组织构成，软骨帽外周软骨细胞数量较少伴有丰富的透明软骨基质，深层软骨细胞数量增多，胞浆丰富，隐约呈柱状排列。软骨帽基底部可见软骨骨化和松质骨样区相融合。肿瘤底部与宿主髓腔连续。

三、鉴别诊断

本病需与牵曳征、奇异性骨旁骨软骨瘤样增生、骨化性肌炎、骨旁骨肉瘤及软骨肉瘤等相鉴别。

四、治疗方案

骨软骨瘤无症状的患者可不予治疗，由于它恶变的概率低，也不鼓励行预防性切除。手术切除的相对适应证：①出现疼痛、慢性滑囊炎或肌腱炎、神经血管症状、功能受限或由肿瘤导致的生长发育异常。②肿瘤迅速增大，且出现疼痛，高度怀疑恶变。③肿瘤影响外观，考虑美容因素。手术要求彻底切除软骨帽，以免复发。

五、预后转归

本病经手术切除后预后良好，软骨帽一般在青春期生长板融合后停止生长，如果在青春期后，骨软骨瘤继续生长，必须仔细评估其是否恶变，但也有良性骨软骨瘤在成年生长的报道。

（曹奇圣　张静坤）

第二节　内生软骨瘤

内生软骨瘤为常见的良性的成熟透明软骨性肿瘤，分为单发型和多发型，其中以单发型最常见，少部分可超过一个骨发病或在同一骨内形成多个病变。内生软骨瘤最常见的发病部位是手部短管状骨，其次为发生于长管状骨的内生软骨瘤，再次为足部短管状骨，而骨盆等扁平骨极为罕见。内生软骨瘤是儿童骨骺板内软骨细胞的局部异常生长，到青少年或成年时才被发现。

一、诊查要点

本病生长缓慢，一般无明显症状，临床常表现为无痛性或轻度不适肿块，手指、掌骨或足趾呈梭形膨大。由于骨皮质变薄常易发生病理性骨折而出现疼痛。发生于长骨的内生软骨瘤常无明显疼痛等症状，可偶然发现。

二、辅助检查

（一）影像学检查

典型影像学特征包括爆米花样、环状或点状钙化灶；分叶状生长，常伴骨皮质内膜面薄扇贝样边缘，具体如下。

1. X 线检查 病灶呈膨胀性骨质破坏，表现为大小不等的卵圆形或不规则透光区，周围骨皮质菲薄、膨胀、边缘硬化，瘤内蜂窝状分隔，内可见钙化点。

2. CT 检查 髓腔内见小环形、点状或不规则形钙化，邻近皮质膨胀变薄，边缘光滑锐利。偏心性生长者，可见硬化缘与正常骨质相隔。

3. MRI 检查 因瘤体富含透明软骨、含水量丰富，在 FST$_2$WI 序列上病灶呈明显边界清晰高信号（图 5-3）。

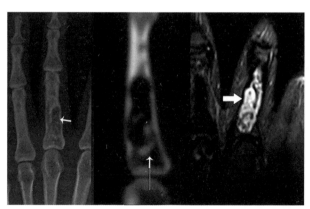

（a）手部正位 X 片　　（b）手部 CT　　　（c）FST$_2$WI 序列

注：图（a）、图（b）示近节指骨髓腔内溶骨性破坏，破坏区内见点状、结节状钙化影（箭头），邻近皮质变薄、连续性完整；图（c）示破坏区呈明显高信号、边界清晰（粗箭头）。

图 5-3　内生软骨瘤影像学表现

（二）病理学检查

1. 肉眼所见 一般为白色或淡蓝色、半透明、沙砾样组织，或呈熟米样，也可呈分叶状软骨组织，可见钙化、骨化、囊性变及黏液变性，有硬化缘。

2. 镜下所见 病变由软骨小叶组成，其形态是典型的透明软骨，钙化区为不透明白色颗粒状物。反应性骨化或软骨内成骨呈黄白色硬质环状和条纹状，分布于小叶周围和小叶之间。软骨细胞大小相当，排列疏松，有圆的小致密核，偶尔可见同源细胞群，双核细胞少见。

三、鉴别诊断

本病需与骨囊肿、骨纤维结构不良、软骨母细胞瘤、低级别中央型软骨肉瘤以及骨梗死等相鉴别。

四、治疗方案

内生软骨瘤预后良好，对于无症状且完全钙化的长骨内生软骨瘤虽不需要任何特殊治疗，但应告知患者在肿瘤出现疼痛或生长迅速时须及时就诊。对于有症状和溶骨性改变的长骨的内生软骨瘤须行手术治疗，不论患者的临床检查结果如何，肿瘤刮除后均须对整个肿瘤进行全面的组织病理学检查。生长快、体积大的软骨性肿瘤，当怀疑其恶变时，应行切除活检，依据病理结果检查采取更为积极的治疗措施。

五、预后转归

发生于手足部位的内生软骨瘤很少发生恶变，而位于长管状骨和扁骨的内生软骨瘤则更有可能恶变。内生软骨瘤虽然多数恶变为软骨肉瘤，但也可恶变为多形性未分化肉瘤、纤维肉瘤和骨肉瘤。

（曹奇圣）

第三节　软骨肉瘤

软骨肉瘤是一类细胞有向软骨分化趋向的恶性肿瘤，来源于软骨组织，特征为瘤细胞产生软骨而不产生骨。本病分为原发性和继发性两大类，原发性软骨肉瘤常发生于骨内，从一开始肿瘤就具有肉瘤特性；继发性软骨肉瘤是继发于良性软骨性来源的肿瘤，如内生软骨瘤、骨软骨瘤等。根据肿瘤发生部位分为中心型、周围型和骨膜型。更具细胞组织学的特点，可分为普通型软骨肉瘤、间叶型软骨肉瘤、透明细胞型软骨肉瘤、去分化型软骨肉瘤及黏液型软骨肉瘤等。软骨肉瘤发病年龄较大，多发于 30 ～ 70 岁，男女比例为 1.5∶1 ～ 2∶1，好发于肢体的近心端、骨盆、躯干和肩胛骨等部位。

一、诊查要点

软骨肉瘤最具特征性的初始症状是疼痛，可仅有疼痛，或伴有软组织肿物，罕见病理性骨折。体征包括软组织肿块，局部压痛。对于发生在脊柱、骶骨或骨盆的肿瘤，有时由于神经干受压可引起剧烈而难以忍受的疼痛。病变位于脊柱者，可压迫脊髓而出现瘫痪。

二、辅助检查

（一）影像学检查

1. X 线检查　表现为边界相对清楚或不清楚溶骨性骨质破坏区，逗点状、弧形、环形、结节状钙化是其特征性表现，邻近髓腔侧皮质有侵蚀，呈扇贝样改变，伴骨膜反应。

2. CT 检查　病变呈溶骨性或膨胀性骨质破坏，邻近皮质可有不同程度的膨胀、变薄或断裂，偶见骨膜反应和 Codman 三角。软组织肿块常呈分叶状、结节状，密度不均，可见坏死囊变及钙化。骨破坏区及软组织肿块内点状、环形或半环形高密度影。增强扫描可见非骨化部分明显不均匀强化。

3. MRI 检查　在 T_1WI 上表现为等信号或低信号，恶性程度高的信号强度常更低；在 T_2WI 上，低度恶性的肿瘤因含透明软骨而呈均匀的信号，高度恶性的信号强度不均匀。钙化和骨化均呈低信号。增强扫描病变呈明显不均匀强化（图 5-4）。

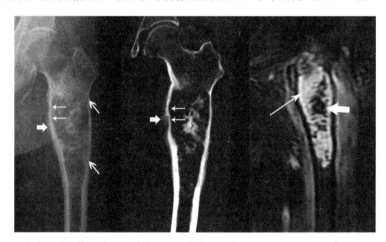

（a）股骨正位 X 片　　（b）股骨冠状位 CT 片　　（c）FST_2WI 序列

注：股骨上段髓腔内（中心型）软骨肉瘤，图（a）、图（b）示骨质破坏区边界不清，内部可见弯曲弧形、逗点状钙化（箭头），髓腔侧皮质侵蚀、变薄，呈扇贝样外观（细箭头），可见絮状骨膜反应（粗箭头）；图（c）示骨质破坏区呈高信号背景（长箭头），内部弯曲弧形、逗点状低信号钙化（粗箭头）。

图 5-4　软骨肉瘤影像学表现

（二）病理学检查

1. 肉眼所见　病灶为小叶状扁平的肿块，呈灰白色，质软，较正常软骨更为透明。常见凝胶状灰白色出血及坏死区域。肿瘤小叶周围常有点状或环状的灰黄色钙化灶，质硬，呈沙砾样。

2. 镜下所见　由肿瘤性软骨细胞和软骨基质组成。细胞与基质比率随分级不同而异，细胞核肥大，可见双核细胞。根据瘤细胞分化程度，分为 I 级、II 级、III 级。

三、鉴别诊断

本病需与内生软骨瘤、骨软骨瘤和骨肉瘤等相鉴别。

四、治疗方案

软骨肉瘤的治疗方案主要以外科手术为主，手术切除的范围取决于肿瘤的组织学分级，以及通过影像学检查提示肿瘤所侵袭的确切范围。组织学分级可通过术前行活检术（穿刺或切开活检）获得。最佳的治疗方案是行广泛切除或根治性切除术。瘤段切除后应根据骨缺损的部位，采取相应的骨重建术。若肺部出现转移灶，有切除转移灶指征时，可手术切除。普通型软骨肉瘤对化疗不敏感，不推荐常规使用。间叶型软骨肉瘤可参照尤文肉瘤的化疗方案，去分化型软骨肉瘤可参照软骨肉瘤的化疗方案治疗。无法手术切除的转移性或广泛侵犯的软骨肉瘤可考虑放疗、靶向及免疫治疗等。

五、预后转归

软骨肉瘤具有局部侵袭性，有些病例可通过血液转移至远隔器官，尤其是肺，也可转移至骨骼、肝、肾等。据报道，软骨肉瘤治疗后 10 年存活率为 30% ～ 70%，肿瘤位于脊柱或组织学分级为高度恶性者死亡率较高。软骨肉瘤的预后主要取决于两个方面：一是病灶能否广泛切除；二是肿瘤组织学分级。

（张兵　曹奇圣）

第六章 骨源性肿瘤

【学习目标】

1. 掌握骨样骨瘤、骨肉瘤的临床表现和诊断。
2. 熟悉骨样骨瘤、骨肉瘤的鉴别诊断和影像学特点。
3. 了解骨样骨瘤、骨肉瘤的治疗与预后。

第一节 骨样骨瘤

骨样骨瘤是一种少见的良性骨肿瘤，是由成骨细胞及其产生的骨样组织构成。发病原因尚不明确，可能是成骨细胞形成的骨样组织不能正常骨化所致。骨样骨瘤好发于儿童和青少年，发病率不高，约占良性骨肿瘤的 10%，占所有原发骨肿瘤的 2% ～ 3%，男性多于女性。本病通常发生于下肢的长骨干皮质内，多见于股骨、胫骨、腓骨及脊柱附件。

一、诊查要点

本病重要临床特征是疼痛，初期患者表现为局限性、间歇性轻度疼痛，休息后疼痛减轻或消失，活动后加重。晚期可出现剧烈疼痛，疼痛部位明确，夜间加重，服用水杨酸类药物（如阿司匹林）可迅速缓解疼痛。病变位于脊柱时可出现斜颈、脊柱僵硬和侧弯；病变位于关节内表现为关节压痛、肿胀、滑膜炎和关节活动受限。

二、辅助检查

（一）影像学检查

1. X 线检查 可见反应骨，表现为受累骨皮质广泛或局限性增厚，有时增厚的骨质内可见边界清楚透光区（瘤巢），其特征性表现为圆形巢状肿瘤组织，直径一般不超过 2cm，以小于 1cm 居多，但受密度分辨力影响瘤巢的显示不及 CT 明显。

2. CT 检查 可清晰显示瘤巢，表现为反应性骨硬化中心 / 偏心性类圆形低密度灶，常为单个瘤巢，偶见两个以上，半数以上巢内可见高密度成骨影，瘤巢周围软组织肿胀。

3. MRI 检查 骨骼、关节和周围软组织反应性水肿是主要表现，瘤巢因受扫描层厚及部分容积效应影响往往难以识别（图 6-1）。

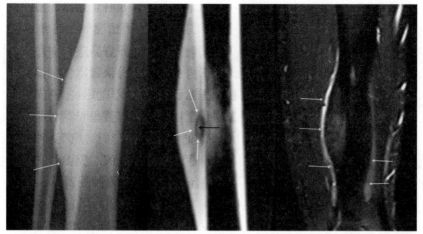

（a）小腿正位片　　　　（b）冠状位 CT　　　　（c）冠状位 FST$_2$WI 序列

注：图（a）示受累骨皮质局限性梭形增厚（箭头）、反应性硬化，但瘤巢显示不清；图（b）清晰显示瘤巢，表现为反应性骨硬化内偏心性类圆形低密度灶（白箭头），瘤巢内见条片状肿瘤骨（黑箭头），是其特征性影像表现；图（c）显示围绕瘤周的骨膜及软组织反应性水肿（箭头）。

图 6-1　骨样骨瘤影像学表现

（二）病理学检查

1. 肉眼所见　瘤巢为圆形或卵圆形淡红色小球，界限清楚，具有沙砾感，比反应骨稍质软。瘤巢中央可见钙化点。

2. 镜下所见　镜下可见杂乱、互相吻合的编织骨，周围衬覆骨母细胞和散在的破骨样巨细胞，小梁间为富含血管的疏松结缔组织。钙化中心与瘤巢的放射学高密度中心对应。周围的宿主骨表现为成熟硬化的反应骨。病变周围软组织呈慢性炎症改变。

三、鉴别诊断

本病需与 Brodie's 脓肿、疲劳骨折和骨母细胞瘤等相鉴别。

四、治疗方案

骨样骨瘤有自愈倾向，部分患者可在数年之内自愈。予以水杨酸制剂后，疼痛症状可明显缓解，如表现为持续性疼痛时需要外科手术的干预，手术方式主要是病灶刮除术，目的是切除瘤巢，不必要去除反应骨，瘤巢去除后疼痛即可缓解。目前，有学者通过 CT 引导下经皮射频、冷冻或微波消融等微创方法，灭活瘤巢，以达到治愈的目的。

五、预后转归

骨样骨瘤属于良性病变，彻底切除瘤巢后不易复发。本病预后良好，未见恶变或转移的报道。

（曹奇圣　张静坤）

第二节 骨肉瘤

骨肉瘤是一种由产生类骨质和不成熟骨质的间充质细胞组成的恶性肿瘤，绝大多数发生于骨髓腔内，少数情况下可起源于骨表面。骨肉瘤是最常见的骨原发恶性肿瘤，年发病率为（2～3）/100 万，占恶性肿瘤的 0.2%。本病好发于青少年，婴幼儿和老年人也可发生，男女发病率比例约为 1.4∶1。本病好发于长管状骨，如股骨远端、胫骨近端、肱骨近端、股骨近端和骨盆等。

一、诊查要点

本病首发症状多为局部疼痛，疼痛可发生在肿块之前，起初为间断性疼痛，渐转为持续性剧烈疼痛，尤以夜间为甚。随着病情的发展，局部可出现肿块，在肢体疼痛部位触及肿块，伴明显的压痛。肿块表面皮温增高和浅静脉怒张，肿块增大可造成关节活动障碍，经受轻微暴力，可出现病理性骨折。全身症状可表现为发热、体重下降、贫血及各脏器衰竭。

二、辅助检查

（一）影像学检查

1. X 线检查　骨质呈侵袭性、溶骨性和渗透性破坏，破坏区内部可见肿瘤骨产生。骨质破坏特征为不规则透亮区，边界不清楚，很快就会破坏、溶解皮质骨，进入软组织，但较少会跨越骨骺板和骨骺，进入关节腔。皮质增厚，内膜呈扇贝样。骨内缓慢生长的病损可侵蚀骨皮质，同时可刺激骨膜增生、产生新骨，骨膜新生骨迅速破坏形成"袖口样"或"三角形"，即 Codman 三角（图 6-2）。

2. CT 检查　CT 扫描可用于明确髓内和软组织肿块的范围，在髓腔内 CT 值的增高一般提示已有肿瘤的浸润，并能及时发现髓腔内的跳跃灶。

3. MRI 检查　在 T_1WI 上呈不均匀低信号或混杂信号，T_2WI 上呈不均匀高信号，肿瘤周围可见片状长 T_1 长 T_2 信号的水肿。增强扫描显示肿瘤早期边缘强化，晚期可显示肿瘤组织不均匀强化，与周围组织分界更清楚。肿瘤若侵犯到关节可见到关节囊的积液征象。

4. 全身骨扫描　ECT 可以明确骨肉瘤侵犯的范围，并可以筛查转移灶或跳跃灶。

5. PET-CT　通过化疗前后的高标准化摄取值（SUV）评估疗效及预后。肿瘤坏死表现为低浓聚 SUV。

（二）病理学检查

1. 肉眼所见　大体上骨肉瘤的肿瘤细胞区质韧，伴少量基质，成纤维细胞区质地坚韧，有胶原纤维，成骨区则质地坚硬，成软骨区呈软骨黏液样，常可见出血、坏死和囊性变。典型的特征是病变沿瘤体边缘包绕并破坏骨小梁，并沿髓腔不断侵袭，骨皮质也可被侵袭并被破坏，此时可相应出现骨内和骨膜旁反应骨。

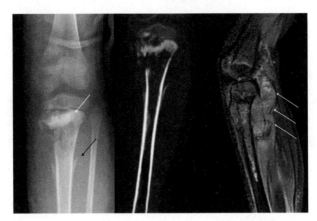

（a）胫骨近端 X 线　　（b）冠状位 CT　　（c）FST₂WI 序列

注：图（a）、图（b）示表现为患骨溶骨性破坏，边界不清，但未跨越骨骺板和骨骺。破坏区内部见片状高密度肿瘤骨产生（白箭头）。邻近骨膜反应破坏形成"袖口样"或"三角形"，即 Codman 三角（黑箭头）；图（c）清楚地显示肿瘤的范围、间室外软组织肿块范围（白箭头）及骨骺侵犯（黑箭头）。

图 6-2　胫骨近端骨肉瘤影像学表现

2. 镜下所见　诊断骨肉瘤镜下必须见到肉瘤细胞和肉瘤细胞成骨。与肿瘤内类骨质及骨化明显的区域相比，成骨活动不活跃的区域（通常是周围）呈高度细胞化，有明显的高级别恶性肿瘤特征。细胞体积大、异型性明显、色素沉着、核仁明显且多见非典型有丝分裂象。肿瘤骨基质呈细长类骨样花边状接缝至岛状或密实的编织骨片状等。骨肉瘤细胞可生成不规则的骨小梁。骨肉瘤内明显硬化区细胞体积小且数目稀少，无有丝分裂。免疫组化显示碱性磷酸酶强阳性。

三、鉴别诊断

本病需与化脓性骨髓炎、尤因肉瘤、软骨肉瘤及骨转移瘤等相鉴别。

四、治疗方案

（一）中药治疗

肾主骨、生髓，若肾精亏损，骨髓空虚，复感邪毒，毒邪乘虚入侵，毒攻于内，伏骨而生，腐骨蚀络，聚结成瘤，或隐隐作痛，或剧烈疼痛。本病还与脾肾虚弱有关，脾主四肢，主运化，为气血生化之源，气血充足，则四肢经络得以充养，若脾虚失健，气血生化无源，则无从生精化髓，致骨弱易断、乏力、纳呆等。辩证为脾肾不足、气血亏虚，治以健脾补肾，益气养血，方选益气补肾方合八珍汤加减。

（二）手术治疗

1.手术适应证　预计手术可以到达安全的外科边界，化疗有效的肿瘤、重要血管及神经束未受累、软组织覆盖完好、预计保留肢体功能优于义肢。远处转移不是保肢的禁忌证，对于Ⅲ期肿瘤也可以进行保肢治疗，甚至可以行姑息性保肢治疗。

2.手术方式　根据外科分期原则，选择不同的手术方式，手术治疗包括截肢术和保肢术。由于保肢术不仅在功能上，而且在外观上使患者保留了明显的整体性，因此在临床运用较多，发生在所有骨和四肢的软组织肉瘤患者中 70% ～ 95% 可进行保肢手术。保肢术的主要方式有人工假体、异体骨关节移植、人工假体 – 异体骨复合体、游离的带血管蒂腓骨或髂骨移植、瘤段灭活再植、可延长式人工假体、骨搬运及下肢旋转成形术等。

（三）化疗

不同组织和机构的骨肉瘤化疗方案不尽相同，但是对于骨肉瘤化疗需要采用足够强度的多药联合化疗达成共识。骨肉瘤的化疗疗效还和剂量密切相关。目前最有效的化疗药物为阿霉素（adriamycin，ADM）、异环磷酰胺、大剂量氨甲蝶呤和顺铂。骨肉瘤单药化疗有效率不高，各临床研究均采用了不同的多药联合化疗方案。

五、预后转归

局部侵袭性生长和快速血液系统播散是普通型骨肉瘤临床病程的特征。肺转移较为常见，其次是骨转移。对骨肉瘤预后有影响的因素包括患者年龄、性别、肿瘤大小、部位、外科切缘和分期。预后危险因素包括肿瘤位于中轴骨、体积大、诊断时转移和化疗敏感性差。

（张兵　曹奇圣）

第七章　富含破骨性巨细胞的肿瘤

【学习目标】

1. 掌握动脉瘤样骨囊肿、非骨化性纤维瘤、骨巨细胞瘤的临床表现和诊断。
2. 熟悉动脉瘤样骨囊肿、非骨化性纤维瘤、骨巨细胞瘤的鉴别诊断和影像学特点。
3. 了解动脉瘤样骨囊肿、非骨化性纤维瘤、骨巨细胞瘤的治疗与预后。

第一节　动脉瘤样骨囊肿

动脉瘤样骨囊肿是一种发生于骨的由反应性出血组织构成的膨胀性侵袭性病变，因类似动脉瘤样膨胀而得名。它是一种良性病变，但是生物学行为较为活跃，侵袭性和破坏性比较强。本病好发于 30 岁以下的年轻人，男女发病率无明显差异，可发生于任何骨，但最常见的部位是长管状骨的干骺端和脊柱。

一、诊查要点

本病临床表现取决于病变部位。病变发生于长管状骨的主要症状为局部疼痛、肿胀和功能障碍；病变发生于脊柱的疼痛症状较为明显，椎体及附件破坏严重者可出现脊柱畸形，并压迫脊髓出现相应神经症状；病变发生于颅骨可伴发中、重度头痛。管状骨和脊柱的动脉瘤样骨囊肿可引起病理性骨折。

二、辅助检查

（一）影像学检查

1. X 线检查　动脉瘤样骨囊肿的影像学特征为骨偏心性多囊性膨胀，骨膜反应形成薄骨壳。骨干骺区偏心分布，扩张透明的多房囊腔。病变边缘呈骨硬化，可有残留的皮质骨或骨膜化骨新生骨组成。病变呈气球样囊性扩张改变，直径超过骺板宽度，可侵及周边软组织。病变可跨越骺线，甚至关节，累及邻近正常骨组织。

2. CT 检查　表现为囊状膨胀性骨质破坏，骨壳薄，内面凹凸不平，见较多骨嵴。病变与正常骨交界区可见硬化，病变内可见多个含液囊腔。囊腔间隔为软组织密度，并可见钙化或骨化。

3. MRI 检查　表现为囊状膨胀性骨破坏，骨壳菲薄，病变与正常骨交界区可见低信号硬化环，病变内可见多个含液囊腔，并可见液 - 液平面。囊腔间隔为软组织信号，并可见钙化和骨化。增强扫描间隔强化（图 7-1）。

（二）病理学检查

1. 肉眼所见　骨皮质扩张明显，边界清楚，多房囊性包块。囊腔间为骨性或纤维性分隔。充盈血液或棕红色肉芽样组织。

2. 镜下所见　病变边界清楚，有纤维间隔。多孔间隔内充满血液组织。间隔及病变的实性部分由中等细胞密度成分构成，包括肥胖一致的成纤维细胞，可见核分裂，散在的多核巨细胞和围绕骨母细胞的编织骨成分。

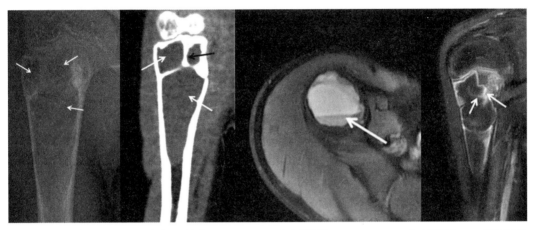

（a）X 片　　　　　（b）CT 骨窗　　　　　（c）横断位 FST₂WI　　　　（d）冠状位 MRI 增强扫描

注：图（a）示 X 线表现为干骺区膨胀性骨破坏，破坏区呈大小、形态不一的多房囊腔样结构（箭头）；图（b）表现为囊状膨胀性骨质破坏，破坏区内可见骨嵴（黑箭头）结构将病灶分隔呈多个大小不等、形态不一的液性密度囊腔（白箭头）；图（c）显示囊腔内液 - 液平面；图（d）显示明显强化的囊壁及囊间分隔（白箭头）。

图 7-1　肱骨近端动脉瘤样骨囊肿影像学表现

三、鉴别诊断

本病需与毛细血管扩张型骨肉瘤、单纯性骨囊肿、骨巨细胞瘤及血友病性假瘤等相鉴别。

四、治疗方案

动脉瘤样骨囊肿治疗方案选择取决于病变的部位和侵袭强度，大多数以手术治疗为主，手术方式可选择病灶彻底刮除，辅以高速磨钻打磨、苯酚、无水酒精和冷冻等方法，以降低复发率。行刮除术后的复发率报道不一，为 20% ～ 70%，复发多发生在术后两年内，边缘切除或广泛切除可明显降低复发率。对于病变巨大或结构复杂得难以手术切除的动脉瘤样骨囊肿，如骨盆、脊柱等部位，可考虑行介入栓塞或放射治疗，以减少术中出血的风险。放疗能有效地诱导动脉瘤样骨囊肿骨化，但放疗会增加肉瘤样变的风险，并且会对儿童的生长骺板造成损害，应尽量避免使用。

五、预后转归

本病生长快，骨破坏明显，并向周围软组织扩张，尽管有病灶自发性消退或单纯活检后消退的报道，但这种病变消退是一种罕见现象。当病变位于骨盆或脊柱等难以完全手术切除的部位时，常容易复发，彻底切除病灶是防止术后复发的关键因素。

（曹奇圣　张静坤）

第二节　非骨化性纤维瘤

非骨化性纤维瘤主要由组织成纤维细胞构成，最常发生于骨骼未成熟个体的长骨干骺端，呈偏心性分布。本病好发于青少年，常见于 10 ～ 20 岁，男性多于女性。本病好发于四肢长骨干骺端，尤以胫骨、股骨和腓骨多见，随着年龄增长病灶逐渐移向骨干。

一、诊查要点

本病常无明显症状，患者通常在体检或创伤时的影像学检查偶然发现，可表现为持续性钝痛，有时可放射至关节。少数情况下，在较大的病变处（超过 1/2 ～ 2/3 的骨横截面）可有病理性骨折发生。

二、辅助检查

（一）影像学检查

1. X 线检查　病灶紧贴一侧皮质病向髓腔内明显偏心膨胀，呈泡沫状，髓腔可见完整硬化缘，边界清楚（图 7-2）。

2. CT 检查　呈圆形或椭圆形低密度区，突向髓腔，内可见骨嵴，肿瘤髓腔侧可见半弧状硬化，瘤周皮质可膨胀变薄或中断，无骨膜反应及软组织肿块。

3. MRI 检查　病变 T_1WI 呈低信号，T_2WI 信号强度取决于肿瘤组织成分的含量，可为低信号、稍高信号或不均匀高信号，肿瘤髓腔侧可见半弧状更低信号硬化边，瘤周皮质可膨胀变薄或中断，无骨膜反应及软组织肿块。

（二）病理学检查

组织致密、质韧，呈茶褐色，有时含黄色（泡沫细胞）或暗色（含铁血黄素）区域。饱满的梭形细胞呈明显的席纹状排列，交织成致密的网状结构，也可见明显的散在多核巨细胞，常见载脂泡沫细胞及细胞质内外的含铁血黄素，也可见有丝分裂象、肿瘤周围反应性成骨及骨小梁间浸润。非骨化性纤维瘤最主要的特征就是肿瘤内没有新生的骨组织。

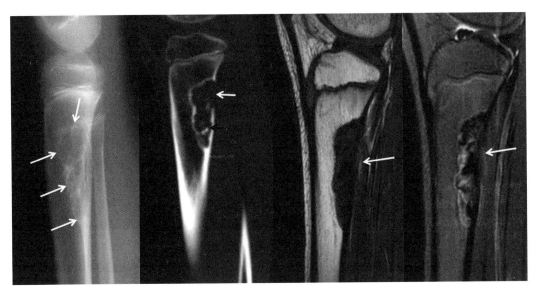

（a）X 片　　　　　（b）CT 片　　　　　（c）矢状位 T₁WI　　　　（d）矢状位 T₂WI

注：图（a）显示病骨紧贴一侧皮质病向髓腔内明显偏心膨胀骨破坏，边界清楚，可见完整硬化缘（箭头）；图（b）显示病灶区域内见骨嵴（黑箭头），髓腔侧可见完整硬化缘，瘤周皮质中断（白箭头）；图（c）病灶内部呈低信号；图（d）病灶内部呈低信号为主混杂信号，无骨膜反应及软组织肿块。

图 7-2　胫骨上段非骨化性纤维瘤影像表现

三、鉴别诊断

本病需与骨纤维结构不良和骨巨细胞瘤等相鉴别。

四、治疗方案

对于大多数患者而言，除非有持续性的疼痛或合并病理性骨折，外科治疗不是必需的。最有效的外科治疗是局部刮除植骨术，必要时可给予内固定。

五、预后转归

非骨化性纤维瘤为良性肿瘤，多数患者无明显症状或症状轻微，病程长、发展慢。对此病例，诊断明确后，如病灶小，可予以随诊观察，有的可自愈。

（张兵　张静坤）

第三节　骨巨细胞瘤

骨巨细胞瘤是一种介于良性、恶性之间的中间型肿瘤，以基质细胞和多核巨细胞为主要成分的侵袭性骨肿瘤，占原发性骨肿瘤的 4% ~ 5%，好发于青壮年，20 ~ 40 岁多见，女性略多见于男性。本病好发于长骨骨端，半数以上的骨巨细胞瘤发生于膝关节周围，其次为桡骨远端、股骨近端、肱骨近端及腓骨近端等。

一、诊查要点

骨巨细胞瘤主要症状是患处疼痛、肿胀和关节活动受限，疼痛通常是最早出现的症状，可伴局部压痛，病变早期可表现为轻微疼痛，活动后加重，休息时可缓解。可出现患肢功能活动障碍，局部皮温升高，浅静脉怒张，甚至病理性骨折。当肿瘤发生于脊柱或骶骨时，可出现脊神经或脊髓的压迫症状，甚至发生截瘫。

二、辅助检查

（一）影像学检查

1. X 线检查 骨巨细胞瘤的典型的影像学特征为溶骨性骨质破坏，无死骨、钙化，无骨膜反应，紧邻但不破坏关节面。肿瘤呈膨胀性生长，皮质骨变薄，可穿破皮质侵入软组织。病灶呈囊性分房或肥皂泡样改变，可合并病理性骨折。

2. CT 检查 表现为囊性膨胀性偏心性骨破坏，病变与正常骨小梁间分界清楚，大多无硬化缘，骨包壳基本完整，可见骨嵴。破坏区内为软组织密度，无钙化和骨化影。增强扫描肿瘤组织明显强化，而坏死囊变区无强化。

3. MRI 检查 在 T_1WI 呈均匀的低或中等信号，高信号区提示亚急性。在 T_2WI 信号不均匀，呈混杂信号，瘤组织信号较高，陈旧出血呈高信号，而含铁血黄素沉积呈低信号，出血和坏死液化区可出现液 – 液平面。增强扫描肿瘤组织可见明显强化，而坏死囊变区无强化（图 7-3）。

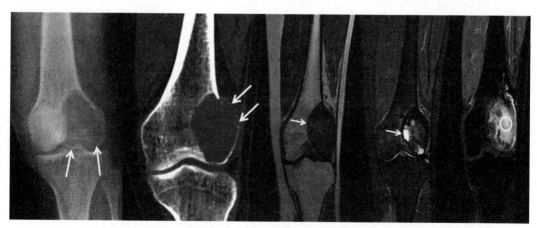

　　（a）X 线　　　　　　　（b）CT　　　　　　（c）冠状位 T_1WI　（d）FST_2WI 序列　（e）增强序列
注：图（a）显示骨端偏心性、溶骨性破坏，骨皮质变薄，累及关节面（白箭头），未见钙化及骨膜反应；图（b）可清晰显示侵袭征象——皮质中断外侵（白箭头）；图（c）瘤体在 T_1WI 呈均匀的低或中等信号，边缘高信号区提示亚急性（细箭头）；图（d）在 T_2WI 信号不均匀，液化坏死及囊变区呈高信号（白箭头），而含铁血黄素沉积呈低信号（黑箭头）；图（e）增强扫描肿瘤组织可见明显强化（〇），而坏死囊变区无强化。

图 7-3　股骨远端骨巨细胞瘤影像学表现

（二）病理学检查

1. 肉眼所见　表现为紫红色的肉样组织，有时混有黄色软组织和囊性区域（动脉瘤样骨囊肿样结构）。

2. 镜下所见　病变由一层卵圆形单核细胞（非肿瘤性，单核细胞系，RANK+）和卵圆形至梭形的基质细胞（肿瘤性，RANKL+）组成，其间或多或少均匀分布着许多反应性多核巨细胞（50 ～ 100 个细胞核）。单核细胞核和多核细胞核典型，伴有丝分裂，但没有非典型性有丝分裂和细胞异型性。可见无炎性反应的坏死性"梗死样"区域，常见泡沫细胞聚集，有时可见富含梭形细胞的纤维组织细胞形态。可见反应骨形成，偶有血管浸润。

三、鉴别诊断

本病需与动脉瘤样骨囊肿、软骨母细胞瘤、棕色瘤及毛细血管扩张型骨肉瘤等相鉴别。

四、治疗方案

目前，对于骨巨细胞瘤的治疗以手术为主。手术主要根据肿瘤的部位、影像学分级及患者年龄采取不同的手术方案，有刮除灭活骨水泥填充术、刮除灭活植骨术、瘤段切除关节重建术及冷冻治疗等方式对手术困难者，可考虑放射治疗，但放疗后有发生肉瘤变的可能性。化疗对该疾病无效，但是靶向药物抗 RANKL 抗体和双膦酸盐等药物治疗可用于控制疾病进展。

五、预后转归

骨巨细胞瘤侵袭性较强，局部复发率偏高，肿瘤复发与否主要与能否彻底切除肿瘤密切相关。本病罕见恶变，伴转移，远处转移的典型部位为肺部，也可发生于纵隔淋巴结其他区域。当疼痛剧烈、肿块迅速增大时，提示着疾病恶变可能。

（张兵　曹奇圣）

第八章　骨的其他间叶性肿瘤

【学习目标】
1. 掌握单纯性骨囊肿、骨纤维异常增殖症、骨转移瘤的临床表现和诊断。
2. 熟悉单纯性骨囊肿、骨纤维异常增殖症、骨转移瘤的鉴别诊断和影像学特点。
3. 了解单纯性骨囊肿、骨纤维异常增殖症、骨转移瘤的治疗与预后。

第一节　单纯性骨囊肿

单纯性骨囊肿又称孤立性骨囊肿，主要发生于四肢长骨的干骺端，是一种具有自限性的骨组织良性瘤样病变，常见于儿童及青少年，好发年龄为 8 ～ 14 岁。在骨肿瘤中，单纯性骨囊肿约占 3%，男女性别比例为 2∶1 ～ 4∶1。肱骨和股骨近端的单纯性骨囊肿约占总数的 2/3，其次为股骨远端、腓骨近端、骨盆等。

一、诊查要点

单纯性骨囊肿起病比较隐匿，80% 的患者无任何症状，常因轻微暴力导致病理骨折就诊，或体检时偶然发现，合并病理性骨折可出现疼痛，查体可见局部肿胀、压痛，严重者可出现皮下瘀斑、畸形、肢体功能障碍等。

二、辅助检查

（一）影像学检查

1. X 线检查　X 线片表现常为边界清晰、密度均匀的圆形或卵圆形透亮区，病灶边缘骨质硬化，偶有多房性影像，毗邻骨骺生长板，膨胀无骨膜反应。当合并病理性骨折时，病变内（即骨髓腔）出现高密度的骨皮质结构或游离的骨碎片，又称为"碎片陷落征"。

2. CT 检查　CT 呈圆形或卵圆形低密度影，轻度膨胀，边界清楚，骨皮质不规则变薄，增强后病灶不强化。

3. MRI 检查　囊肿在 T_1WI 像多为均匀的低到中等信号，T_2WI 像为均匀高信号，增强后囊壁呈线样强化，囊内不强化。

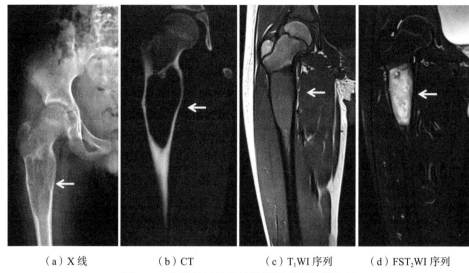

（a）X线　　　　　（b）CT　　　　（c）T₁WI 序列　　　（d）FST₂WI 序列

图 8-1　左股骨近端单纯性骨囊肿影像学表现

（二）病理学检查

大体病理为单房的、空腔内充满血清样或略呈血红色的液体。组织学上，空腔壁是由骨小梁构成，后者是由骨膜形成的未成熟骨。空腔壁上的膜由疏松的血管结缔组织构成，存在散在的破骨巨细胞以及新近形成的不成熟骨或骨样小梁。

三、鉴别诊断

本病需与动脉瘤样骨囊肿、骨巨细胞瘤、棕色瘤、软骨母细胞瘤等相鉴别。

四、治疗方案

本病有自愈倾向，尤其在发生病理骨折后。对于无症状、囊腔体积较小的患者，可采用激素注射治疗。病灶范围大、骨折风险高的患者，可采用手术治疗，常见的手术方式有病灶清除植骨术、弹性髓内钉内固定术、内镜下病灶清除术等，目的在于消除病灶，消灭囊腔，防止发生骨折和畸形。

五、预后转归

单纯性骨囊肿治疗后复发率为 10%～20%，复发率受不同因素影响，包括病灶累及的骨、距离生长板的远近、年龄、病变范围等。

（易春智）

第二节　骨纤维异常增殖症

骨纤维异常增殖症是以纤维组织大量增生取代正常骨组织为特征的良性骨肿瘤样病变。本病可分为单骨型、多骨型、McCune-Albright 综合征，其中以单骨型多见。单骨型好发于股骨颈、胫骨、肋骨和颅底，多发生于 11～25 岁；多骨型表现为单侧肢体发病，多在 10 岁前发病；McCune-Albright 综合征，即多发骨病变合并出现内分泌紊乱（性早熟、肢端肥大症、甲状腺功能亢进症等）和皮肤色素沉着（牛奶咖啡斑），几乎发生于女性，多在 3 岁前发病。本病男女比例无明显差异。

一、诊查要点

本病症状轻微，病程较长，多数疼痛不严重，仅表现为轻微的疼痛和不适感，病变后期可出现肢体畸形、活动受限，甚至病理性骨折。若病变位于股骨近端，可出现髋内翻畸形（牧羊人拐畸形）；病变在颌面骨者，可出现颌骨的膨隆甚至变形，形成半个面部畸形、不规则。

二、辅助检查

（一）影像学检查

1. X 线检查　可出现囊状膨胀、磨玻璃样、丝瓜络样及虫蚀样等改变，X 片上改变常多种类型共存，并可相互转化。病变部位若位于股骨颈可出现髋内翻畸形，呈"牧羊拐"改变（图 8-2）。

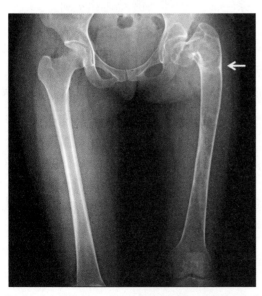

注：32 岁女性患者，X 线示左股骨近端成"牧羊拐"畸形

图 8-2　左股骨骨纤维异常增殖症影像学表现

2. CT 检查　可准确显示复杂部位病变范围和程度，病灶表现为囊状透亮区，骨皮质变薄，骨干膨胀，囊内可见磨玻璃样改变，或表现为囊内密度不均匀增高，并出现散在颗粒状透亮区。

3. MRI 检查　T_1WI 像呈低信号，T_2WI 像呈低信号或不均匀混杂信号或高信号，增强扫描可有不同程度强化。MRI 信号强度取决于病变内纤维、骨小梁、囊性变、出血量及程度。

（二）病理学表现

骨正常结构消失，病变的边界较清楚，由骨性和纤维性成分构成，在不同区域两者的比例不同。骨性部分为散在的不成熟编织骨形成的弯肋骨小梁，这种骨小梁的排列不规则，与骨的应力方向无关；纤维部分为大量增生的纤维母细胞，这些细胞的核分裂象少见，呈交叉、漩涡状分布。单骨型或多骨型的病理改变完全一致。

三、鉴别诊断

单骨型需与骨囊肿、骨化性纤维瘤、非骨化性纤维瘤、内生软骨瘤等鉴别。多骨型需与多发性内生软骨瘤、佝偻病等相鉴别。

四、治疗方案

无症状的病损无须外科手术，注意观察。有畸形、骨折危险的负重骨病变，可考虑手术，手术治疗的目的是矫正引起功能障碍的畸形和预防病理性骨折。此外，双膦酸盐类药物在缓解疼痛、改善症状方面有一定的效果。

五、预后转归

本病单发型预后良好，但多发型预后较差，少有恶变发生，恶变类型多为纤维肉瘤、骨肉瘤等。

（蓝鳌）

第三节　骨转移瘤

骨转移瘤是指原发于某器官的恶性肿瘤，通过血液循环或淋巴系统转移到骨骼所产生的继发性肿瘤，大部分为癌，少数为肉瘤。在癌症患者中，不同癌的骨转移率各不相同，常出现骨转移的癌有乳腺癌、肺癌、前列腺癌、鼻咽癌、甲状腺癌、肾癌等。转移部位多见于脊椎、肋骨、骨盆、颅骨、肢体近端等红骨髓留存区，转移到膝、肘以下骨骼较少。骨转移瘤好发于中老年，40～60岁居多，既往有或无癌症病史，部分患者原发病灶常在骨转移瘤被诊断以后查出，或有早年肿瘤手术切除病史。

一、诊查要点

（一）症状

1.疼痛　常见症状，可以是局限性或弥漫性。疼痛的特点常有变化，疼痛性质可表现为刺痛、牵扯痛、胀痛、夜间痛、静息痛，制动无效。

2.压迫症状　脊柱转移瘤可伴有脊髓马尾或神经根的压迫症状，出现根性神经痛，感觉减退，肌力减弱，或伴括约肌功能障碍，甚至瘫痪；位于肢体者也可引起血管和神经干的压迫，出现肢体远端感觉麻木等症状。

3.全身症状　可出现进行性消耗症状，如贫血貌、消瘦、低热、乏力、食欲减退等。

（二）体征

病理性骨折：当病变位于负重骨，突然出现严重的疼痛，应当考虑到病理性骨折的可能。

二、辅助检查

（一）实验室检查

可出现红蛋白降低，红细胞计数减少，白细胞计数增高，血沉增快，碱性磷酸酶升高，血清钙、磷浓度正常。肿瘤标记物检查，对骨转移瘤的原发病灶筛查有一定意义，如前列腺癌骨转移常出现总前列腺抗原和游离前列腺抗原升高；肝癌骨转移可出现甲胎蛋白升高；肺癌骨转移可出现癌胚抗原、鳞状细胞特异性抗原、神经元特异性烯醇化酶等指标升高。

（二）影像学检查

1. X 线检查 可分为溶骨型、成骨型、混合型三种类型，以溶骨型多见。

2. CT 检查 溶骨型转移表现为松质骨或皮质骨的低密度缺损区，边界欠清楚，无硬化，可伴有局限性软组织肿块（图 8-3）；成骨型表现为松质骨内斑点状、片状、结节状、棉团状边缘模糊的高密度灶，一般无软组织肿块（图 8-4）；混合型者兼有上述两种病灶表现。

3. MRI 检查 MRI 能检出 X 片及 CT 不易发现的转移灶，溶骨型破坏 T_1WI 呈低信号，T_2WI 呈高信号（图 8-3）；成骨型破坏 T_1WI 呈低信号，T_2WI 呈低或高信号（图 8-4）；混合型转移 T_1WI 呈不均匀低信号，T_2WI 呈不均匀高信号。

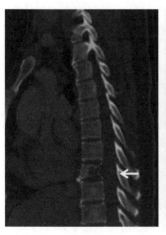 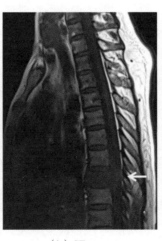 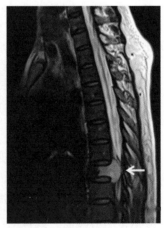

（a）X 线 　　　　　　（b）CT 　　　　　　（c）T_2WI 序列

注：图（a）示 T_8 椎体变扁，椎体密度不均匀增高；图（b）、图（c）示 T_8 椎体溶骨性破坏，软组织肿块向后突出，压迫椎管。

图 8-3　乳腺癌骨转移患者（溶骨性破坏）影像学表现

4. 骨扫描 骨扫描常用于寻找、发现多发病灶，发现潜在骨的病灶较 X 片早 3 ～ 6 个月。

5. PET–CT 在 PET–CT 上，原发灶和转移灶可显示出糖代谢增高，利于对肿瘤进行分期。同时寻找肿瘤原发灶和其他器官转移灶，可用于指导和确认治疗方案。

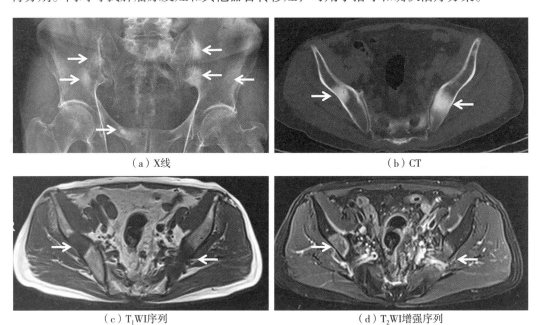

（a）X线 （b）CT

（c）T_1WI序列 （d）T_2WI增强序列

注：图（a）、图（b）示骨盆多发密度增高影；图（c）示病灶 T_1WI 呈低信号；图（d）示病灶呈稍高信号。

图 8–4 前列腺癌骨转移患者（成骨性破坏）影像学表现

（三）病理学检查

怀疑骨转移瘤的患者必须行术前病理活检，如确诊为转移瘤，应在病理结果的指导下寻找原发肿瘤。基因检测可找出关键基因，选择合适的肿瘤靶向药物、化疗及肿瘤免疫治疗方案。

三、鉴别诊断

本病需与多发性骨髓瘤、甲状旁腺功能亢进症、骨淋巴瘤等相鉴别。

四、治疗方案

治疗骨转移瘤的目的是延长生命、缓解症状、提高生存质量、预防或处理病理性骨折、解除神经压迫。对骨转移瘤应采用综合性治疗，包括手术、放疗、双膦酸盐类药物治疗、对原发病的系统治疗（全身化疗和分子靶向治疗）、疼痛治疗、营养支持治疗等。

（一）中药治疗

1. 中药内治 中医治疗转移瘤，是在中医整体观念和辨证论治精神指导下，结合肿瘤的病因、发病特点而定制的。历代医家治疗骨转移瘤包括"坚者消之、结者散之、留者攻之、损者益之"四法。常用的治疗法则有扶正培本、活血化瘀、清热解毒、化痰软坚、理气降逆、以毒攻毒等。

（1）肾阳亏虚，寒凝阻滞　症见腰膝冷痛，畏寒肢冷，神疲倦怠，面色㿠白，便溏纳差，疼痛以夜间为甚、遇按则舒，舌质淡，苔白滑，脉沉细。治以温补肾阳，散寒行滞，方选阳和汤加减。

（2）肝肾阴虚，火毒内蕴　症见腰膝酸软，头晕眼花，耳鸣耳聋，目涩而干，五心烦热，夜尿频繁，咽干喉燥，舌红苔少，脉沉细数。治以滋养肝肾，降火解毒，方选知柏地黄汤加减。

（3）气血不足，阴阳俱虚　症见腰膝酸痛，气短心悸，面色苍白，食欲不振，头晕自汗，四肢不温，体倦乏力，女性月经不调、闭经等，舌质淡，苔少，脉沉细或数。治以益气补血，阴阳双补，方选十全大补汤加减。

（4）气血凝滞，毒热蕴结　症见腰背或肢体疼痛，局部发热、红肿，按之痛甚或兼有头痛，胸胁痛，痛处有大小不等肿块，或有齿衄、鼻衄，面色晦暗，舌淡紫，边有瘀斑、瘀点，脉沉涩。治以活血祛瘀，解毒散结，方选身痛逐瘀汤加减。

2. 中药外治　可采用中药外用熏洗疗法，常可选用透骨草、杨树枝、桑枝、五加皮、石菖蒲、川芎、鸡血藤、丝瓜络、白芷、伸筋草、红花等，每日 1～2 次，每次 3～5 分钟。亦可采用局部或穴位敷贴疗法，可选伤湿止痛膏、蟾酥膏、消肿祛痛膏外敷患处。

（二）西药治疗

双膦酸盐类药物具有非常强的抗骨质吸收活性，已临床应用多年，用于治疗骨转移瘤导致的骨破坏和高钙血症，减少骨相关事件的发生。其对肿瘤细胞和破骨细胞均有促进凋亡、抑制增殖的作用，同时，还可以刺激 T 细胞在免疫系统中产生抗肿瘤作用。对乳腺癌、前列腺癌等骨转移瘤，以及多发性骨髓瘤，双膦酸盐均能在多数患者中起到减轻骨痛、预防病理骨折、延长生存期的作用。

（三）针灸治疗

一般采用平补平泻，另外根据疼痛部位或循经加减取穴，选取三阴交、足三里、肾俞、命门、气海、内关，如头痛取百会、上肢疼痛取肩井、下肢疼痛取环跳等。

（四）放射治疗

放疗是对骨转移瘤进行姑息性治疗的有效方法，对于 70% 以上的患者具有明显的止痛效果，40%～60% 的患者能够完全缓解疼痛，患者接受放疗后最快 48 小时即可改善症状。放疗作用机制是用放射线抑制或杀伤肿瘤细胞，阻止对骨的侵袭破坏，提高成骨细胞的活性，增加胶原蛋白合成形成新骨。放疗常需配合手术等。

（五）手术治疗

对于发生病理性骨折患者，只要情况允许，有一定预期寿命者都可以考虑进行手术治疗。手术治疗的目的是使患肢迅速得到坚强的固定，使患者能够在术后早期负重，从而提高生活质量。具体到对每一个患者，需要在遵循基本原则的基础上采取个体化的治疗措施，以达到最佳的治疗效果。

五、预后转归

一般情况下，肾癌、甲状腺癌、前列腺癌等发展较为缓慢，骨转移经积极治疗预后相对较好，而肝癌、肺癌等骨转移发展较快，预后相对较差。

（方斌）

第九章 骨的造血系统肿瘤

【学习目标】

1. 掌握骨的原发性恶性淋巴瘤、朗格汉斯组织细胞增生症的临床表现和诊断。

2. 熟悉骨的原发性恶性淋巴瘤、朗格汉斯组织细胞增生症的鉴别诊断和影像学特点。

3. 了解骨的原发性恶性淋巴瘤、朗格汉斯组织细胞增生症的治疗与预后。

第一节 骨的原发性恶性淋巴瘤

骨的原发性恶性淋巴瘤是一种由恶性淋巴样细胞组成，对骨组织发生损害的肿瘤，绝大多数是非霍奇金淋巴瘤。本病发病好发于中老年，30～50岁多见，男性发病率稍高于女性。淋巴瘤主要侵袭红骨髓，好发于长管状骨、扁平骨和脊柱。

一、诊查要点

大多数骨的原发性恶性淋巴瘤患者伴有骨痛症状，部分患者可触到肿块，脊椎骨的淋巴瘤通常表现出神经症状。在部分骨的原发性恶性淋巴瘤患者中可有全身症状，如发热或盗汗，偶尔会出现血钙过高的相关症状，如便秘、乏力和嗜睡。

二、辅助检查

（一）影像学检查

1. X线检查 多表现为溶骨性低密度病变，很少有骨膜反应，部分病例表现为病理性骨折。

2. CT检查 主要表现为片状、虫蚀样骨质溶解。若肿瘤起于髓腔，可见骨松质广泛溶骨或筛孔样浸润破坏，骨皮质受累破坏轻，周围可出现巨大软组织肿块将病骨包绕。

3. MRI检查 病变大体特征显示较为清晰，T_1WI呈低信号、T_2WI呈不均匀高信号，常伴有大块软组织肿物，软组织肿物大于骨组织破坏范围，且信号相对均匀，增强扫描病灶呈明显强化，较少出现坏死（图9-1）。

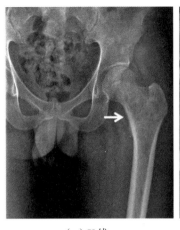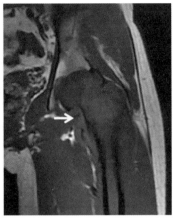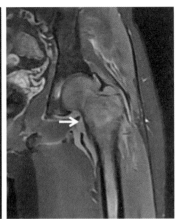

（a）X 线　　　　　　　　（b）T₁WI 序列　　　　　　　（c）FST₂WI 序列

图 9-1　弥漫大 B 淋巴细胞瘤影像学表现

（二）病理学检查

大部分骨的恶性淋巴瘤表现出扩散增长的模式。骨小梁可能正常、变粗或不规则，甚至呈佩吉特病样结构。分化好的淋巴瘤，其肿瘤细胞与正常成熟淋巴细胞相似，具有小而致密深染的核。其胞浆适量，边界清晰，核分裂象正常。镜下呈嗜碱性染色细胞丰富的组织，缺乏基质。典型的 Reed-Stemberg 细胞具有嗜碱性染色的多叶状核并且核深染，可见于霍奇金淋巴瘤。

三、鉴别诊断

本病需与转移性骨肿瘤、骨肉瘤、尤因肉瘤相鉴别。

四、治疗方案

本病对化疗敏感，化疗方案多选择阿霉素、长春新碱、醋酸泼尼松、环磷酰胺等药物。其他治疗方案有放疗、手术和造血干细胞移植、骨保护辅助治疗等手段，手术多用于治疗病理性骨折或切除局部病灶。

五、预后转归

原发性骨的恶性淋巴瘤是一种少见但预后较好的恶性肿瘤，关键在于早诊断、早治疗。

（方斌）

第二节　朗格汉斯组织细胞增生症

朗格汉斯组织细胞增生症是一组以朗格汉斯细胞肿瘤样增生和播散为特征的疾病，是儿童组织细胞增生症中最常见的一种。临床上根据病变累及的部位，可分为单系统型和多系统型。单系统有骨骼、皮肤、淋巴结、肺、下丘脑、垂体，甚至中枢神经系统或甲状腺、胸腺等受累，其中侵犯骨骼者称为骨的嗜酸性细胞肉芽肿。本病发病年龄范围广，多见于儿童和青少年，5～10岁是发病的高峰年龄，男性多于女性，男女比例约为2:1。

一、诊查要点

当朗格汉斯组织细胞侵犯其他不同系统或器官，会出现不同症状，如皮肤受累可出现红色斑丘疹、出血性或表面水疱；淋巴系统病变可出现淋巴结肿大、脾大；垂体受累可出现尿崩症；肺侵犯可有间质性肺炎、胸腔积液；还有发热、贫血、突眼、牙齿松动脱落、慢性中耳炎等。

骨的嗜酸性肉芽肿是朗格汉斯组织细胞组织增生症的一种发病形式，可单发或多发，以单骨单发较多见，临床症状轻微，多无明显全身症状，常偶然发现，局部表现可有疼痛、肿块、炎性表现。颅骨发病时可扪及肿块伴波动感，椎体发病时可引起椎体压缩性骨折，导致背痛、脊柱侧弯或后凸畸形，少数患者因脊髓受压出现神经受压症状，严重者引起瘫痪。

二、辅助检查

（一）实验室检查

血沉加快，外周血嗜酸性粒细胞计数增高。

（二）影像学检查

1. X线检查　长骨病变为单囊或多囊状破坏，可穿破骨皮质形成较厚反应骨。颅骨病变呈圆形穿凿样骨质缺损，边缘锐利，伴有硬化。椎体病变可单发、多发，早期为溶骨性破坏，边缘不规则，椎间隙正常，后期椎体压缩变薄，呈楔形或高度致密的铜板状改变，称为"扁平椎"。

2. CT检查　可见病灶呈单个或多个类圆形软组织密度骨质缺损，病灶边缘清楚或模糊，可有高密度硬化边缘和伸向破坏区内的骨嵴，相邻骨皮质轻度变薄或中断。

3. MRI检查　MRI上显示病灶通常 T_1WI 低信号，T_2WI 略高信号，活动期病灶周围髓腔内显示水肿所致的广泛长 T_2 信号，增强扫描可见病灶不均匀强化。

（三）病理学检查

对本病的病理诊断主要依靠对朗格汉斯细胞的识别，细胞大小10～12μm，排列松散，胞浆嗜酸性，核呈圆形、不规则或分叶状，有典型核沟。电镜下见朗格汉斯细胞核的核沟，有 1～2 个核仁，胞浆内数量不等的球拍小体 Birbeck 颗粒为本病特征。

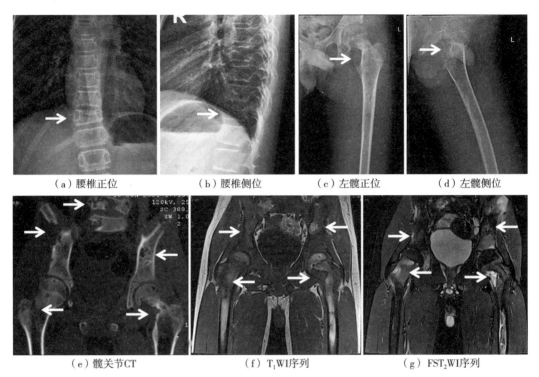

（a）腰椎正位　　　（b）腰椎侧位　　　（c）左髋正位　　　（d）左髋侧位

（e）髋关节CT　　　　（f）T_1WI序列　　　　（g）FST_2WI序列

注：12 岁男性患者，图（a）、图（b）示 T_{11} 椎体病理性骨折，呈"扁平椎"；图（c）、图（d）示左股骨颈病灶；图（e）～图（g）可见脊柱、双侧髂骨、双侧股骨颈多发病灶。

图 9-2　朗格汉斯组织细胞增生症影像学表现

三、鉴别诊断

本病需与急性骨髓炎、慢性骨髓炎、尤因肉瘤、骨结核等相鉴别。

四、治疗方案

骨的嗜酸性肉芽肿为自限性疾病，有自愈倾向。当病灶部位存在骨折风险时有脊髓压迫症状，脊柱严重畸形者可考虑行手术治疗。手术治疗目的是维持脊柱稳定性，恢复椎体高度，维持椎体发育潜能。对于多系统朗格汉斯组织细胞增生症患者，治疗以全身化疗为主，辅以中医药治疗。

五、预后转归

朗格汉斯组织细胞增生症的预后与患者发病年龄、受累器官数量、器官功能损害及初期治疗反应等密切相关，多数轻症患者能获得长期生存，预后较好。对于重症患者，特别是治疗 6 周后反应欠佳的患者，预后比较差，患者的死亡率也较高。

（易春智）

第十章　其他骨肿瘤

【学习目标】

1. 掌握脊索瘤、尤因肉瘤的临床表现和诊断。

2. 熟悉脊索瘤、尤因肉瘤的鉴别诊断和影像学特点。

3. 了解脊索瘤、尤因肉瘤的治疗与预后。

第一节　脊索瘤

脊索瘤来源于胚胎发育过程中残留的脊索组织，是一种低度恶性骨肿瘤，好发于中轴骨，依次为骶尾骨、蝶枕骨或蝶鼻骨、颈段和胸腰段，常见于 40～80 岁的中老年人，偶见于儿童及青少年，男女比例为 2∶1。

一、诊查要点

骶尾部脊索瘤起病隐匿，压迫症状出现较晚，典型症状为慢性骶尾部疼痛或腰腿痛，持续性加重，缓慢生长的肿瘤肿块多向前方膨胀生长，临床不易发现，较大者下腹部可触及肿块。肿块可向前挤压膀胱、输尿管引起小便癃闭，挤压直肠可导致里急后重、排便习惯改变等，肛门指检可尽早发现骶骨肿瘤。起源于颈段、胸段和腰段的脊索瘤常产生神经根或脊髓压迫相关的症状。

二、辅助检查

（一）影像学检查

1. X 线检查　较大软组织肿块与骨质破坏不成比例，病灶明显膨胀，呈磨玻璃样阴影，可穿破骨皮质向臀部及盆腔内扩展，形成边缘清楚的软组织肿块，中间可有局灶增高的钙化点。病灶明显膨胀，呈磨玻璃样阴影，可穿破骨皮质向臀部及盆腔内扩展，形成边缘清楚的软组织肿块，中间可有局灶增高的钙化点。

2. CT 检查　病灶呈膨胀性及溶骨性破坏，内见囊变、坏死，可见点状、片状高密度影，边缘可硬化。肿瘤可向周围解剖结构钻缝样生长，增强后呈不均匀轻中度强化。

3. MRI 检查　T_1WI 呈均匀或混杂的低或等信号影，肿瘤内有出血者 T_1WI 内可见片状高信号；T_2WI 呈不均匀明显高信号（图 10-1）。

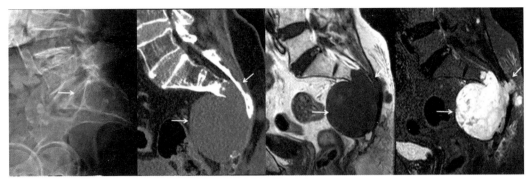

|（a）X 线|（b）CT|（c）T₁WI 序列|（d）FST₂WI 序列|

注：78 岁女性患者，骶 3～5 及部分尾椎椎体骨质破坏版软组织肿块形成。图（a）可见溶骨性破坏，骨皮质膨胀变薄，局部形成软组织肿块；图（b）可见溶骨性破坏，局部形成软组织肿块向前方凸起，挤压直肠；图（c）磁共振 T_1WI 呈低信号；图（d）T_2WI 压脂呈高信号，肿瘤呈分叶状，侵犯皮下组织，皮下可见广泛水肿。

图 10-1　脊索瘤患者影像学表现

（二）病理学表现

肿瘤质软，易碎，呈胶冻状或黏液样，常伴有出血、坏死及囊性变。镜下可见肿瘤组织呈分叶状，由星型细胞、液滴状细胞组成。瘤细胞排列成条索状、梁状、铺砖状或散在。

三、鉴别诊断

本病需与骨巨细胞瘤、骨转移瘤、软骨肉瘤、多发性骨髓瘤相鉴别。

四、治疗方案

脊索瘤对化疗不敏感，放疗和靶向治疗多用于术后辅助治疗或难以切除的、复发病例的姑息治疗，手术彻底切除仍是目前脊索瘤治疗的主要手段。

五、预后转归

脊索瘤总体复发率较高，5 年生存率约为 70%，远处转移发生率为 10%～43%，常见的转移部位为肺、骨等。

（方斌）

第二节　尤因肉瘤

尤因肉瘤是起源于神经外胚层的骨或软组织小圆细胞恶性肿瘤，是儿童、青少年第二常见的恶性骨肿瘤，约占恶性骨肿瘤的 9%。本病好发于 5～25 岁，男女比例为 1.3∶1～1.5∶1。尤因肉瘤最常见发病部位是股骨，其次是胫骨和腓骨，扁骨为另一个高发区域，依次为骨盆、肋骨、肩胛骨。

一、诊查要点

局部疼痛是最常见的临床症状，肿瘤生长迅速，短时间内即可出现局部软组织肿胀或触及肿块。全身检查时经常发现发热、贫血、白细胞增多和血沉增快等类炎症或类白血病反应，早期可出现广泛转移，累及全身骨骼、内脏、淋巴结，中晚期患者出现疲劳、体重减轻、继发性贫血等。发生在长管状骨的进行性骨破坏可导致病理性骨折，发生于脊柱形成软组织肿块可因机械压迫引起神经症状。

二、辅助检查

（一）影像学检查

1. X 线检查　主要以骨质破坏为主，可见边界不清的筛孔状、虫蚀状溶骨性骨质破坏，可伴有葱皮样、针状骨膜反应、Codman 三角，周围软组织肿块形成，骨质硬化少见，可侵及邻近骨质、跨越椎间盘侵犯邻近椎体。

2. CT 检查　CT 主要用于观察肿瘤邻近骨质细微的破坏、骨膜反应、观察软组织钙化的情况，也可以清晰地显示早期的骨皮质断裂或侵蚀。

3. MRI 检查　MRI 可以很好地显示肿瘤的发生部位、大小、病灶边缘、内部组织结构，主要表现为 T_1WI 多为等信号，肿瘤信号略比肌肉信号低，T_2WI 呈高信号，脂肪抑制 T_2WI 呈明显高信号，有时可见分隔，强化扫描呈明显均匀或不均匀强化，偶见软组织肿块对邻近骨质的侵犯。

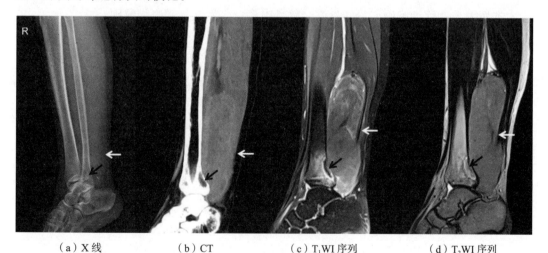

　　（a）X 线　　　　　　（b）CT　　　　　　（c）T_1WI 序列　　　　　（d）T_2WI 序列

注：19 岁女性患者，图（a）示右胫骨下端外缘皮质毛糙，局部见软组织肿块；图（b）右小腿下段后侧见软组织肿块影，邻近右胫骨后内下缘见少许骨质侵蚀破坏；图（c）、图（d）右小腿下段后侧可见软组织肿块影，呈等 T_1 混杂不均匀稍长 T_2 信号，部分向内侧皮下延伸，突出皮肤，邻近右胫骨后内下缘见少许骨质侵蚀破坏，右胫骨远端见片状长 T_1 长 T_2 信号，增强扫描呈轻度强化。

图 10-2　尤因肉瘤患者影像学表现

（二）病理学表现

肿瘤组织柔软，呈灰白色，松脆易变形。镜下可见细胞丰富的组织，其间无骨小梁。高倍镜下肿瘤细胞呈圆形，细胞形态大小一致，胞浆少且细胞边界模糊。胞核充满嗜碱性染色质并呈泡状，核分裂少见。细胞排列紧密，其间无间质。

三、鉴别诊断

本病需与骨肉瘤、应力性骨折、急性化脓性骨髓炎相鉴别。

四、治疗方案

（一）化学治疗

本病对化疗敏感，长春新碱、阿霉素、环磷酰胺与异环磷酰胺、依托泊苷交替使用是局灶性患者的首选治疗方案。建议在手术前进行至少 9 周的多药化疗，以降低肿瘤的分期，增加完整切除的可能性，无论手术切缘如何，术后 28 ～ 49 周的化疗可改善大多数患者的总生存率。

（二）手术治疗

手术治疗包括截肢术和保肢术。在运用化疗前，截肢术是本病主要的治疗方案，随着治疗方式的不断涌现，保肢术越来越受到重视。远处转移不是保肢的禁忌证，对于有转移的肿瘤也可以进行保肢治疗，甚至可以进行姑息保肢治疗。保肢术的主要方式有人工假体、异体骨关节移植、人工假体 - 异体骨复合体、游离的带血管蒂腓骨或髂骨移植、瘤段灭活再植、可延长式人工假体、骨搬运及下肢旋转成形术等。

（三）放射治疗

尤因肉瘤对放疗敏感，可在术前和术后进行放射治疗。对不能手术、手术切缘阳性或对化疗耐药的患者，可辅助放疗。

五、预后转归

预后良好的重要指标包括原发病部位远离躯干、肿瘤体积较小、发病时乳酸脱氢酶处于正常水平及无转移灶。与其他原发部位的尤因肉瘤相比，脊柱和骶骨的尤因肉瘤预后和结局明显更差。转移患者，非常见部位（如脑、肝、脾）转移预后较差；无转移患者，在完整切除后实施化疗，组织学或影像学评估发现病灶对化疗不敏感被认为是不良的预后因素。

（方斌）

中篇　躯干部损伤

躯干部损伤包括躯干部骨折、脱位、筋伤等。中医学认为躯干病损与外伤、劳损及风寒侵袭等所致的气滞血瘀、肝肾亏虚、风寒湿痹等相关。《难经·二十八难》曰："督脉者，起于下极之俞，并于脊里，上至风府，入络于脑。"其指出脊柱部位为督脉循行线路，提示治从督脉。《诸病源候论·腰脚疼痛候》曰："肾气不足，受风邪之所为也，劳伤则肾虚，虚则受于冷风，冷风于正气交争，故腰脚痛。"

对于躯干痹证的处理，不同流派有不同的方法。旴江骨伤名医危亦林最早创立"悬吊复位法"，并在《世医得效方》中做了具体的描述："凡剉脊骨，不可用手整顿，须用软绳从脚吊起，坠下身直，其骨使自归窠。未直则未归窠，须要坠下，待其骨直归窠。然后用大桑皮一片，放在背皮上，杉树皮两三片，放在桑皮上，用软物缠夹定，莫令屈，用药治之。"其原理就是利用患者自身的重力，使脊椎自然复位。在欧洲，直到1927年才由英国著名医师达维斯提出这一相同的方法，比危亦林晚了600年。上海的石氏伤科"以气为主、以血为先"为其重要思想，所以从气血论治躯干伤痛。北京的清宫正骨流派主张患者和医师一起导引，以林如高为代表的南少林骨伤流派，擅长药物与手法结合治疗躯干部损伤。

本篇将详细介绍躯干部分的系统诊治，以躯干部分的解剖形态、生物力学及常用的整脊手法，脊髓的损伤及康复为基础，分节段详细论述颈椎、胸廓周围、腰骶部的常见疾病，内容包括骨折、筋伤、脱位、骨病及内伤等不同类型，分层次多维度地阐述躯干部疾病的致病机制。

（廖宁罡）

第十一章　躯干部临床基础

【学习目标】

1. 掌握脊柱、胸廓、脊髓解剖特点和正常影像学表现，躯干四诊和特殊检查方法。

2. 熟悉脊髓损伤的特征和处理方法，躯干常用中医整脊法，脊柱体表投影方法。

3. 了解躯干脊柱生物力学特点、躯干功能康复方法。

第一节　躯干部临床解剖学

躯干骨属于中轴骨的一部分，成年人躯干骨包括 24 块椎骨、1 块骶骨、1 块尾骨、1 块胸骨和 12 对肋，共计 51 块，借助骨连接构成年人体躯干的基本轮廓（脊柱和胸廓）。

一、胸廓

胸部由胸壁和胸腔组成。其中，胸壁由骨性胸廓、肋间结构（肋间肌、肋间血管神经、肋间动脉环）和被覆软组织三部分构成。胸腔由胸壁、膈肌围成，包括容纳肺和胸膜的左部、右部及被纵隔占据的中部。胸廓由 12 块胸椎，12 对肋和 1 块胸骨借韧带、肋椎关节及软骨连结而组成，是胸腔壁的骨性基础和支架（图 11-1）。

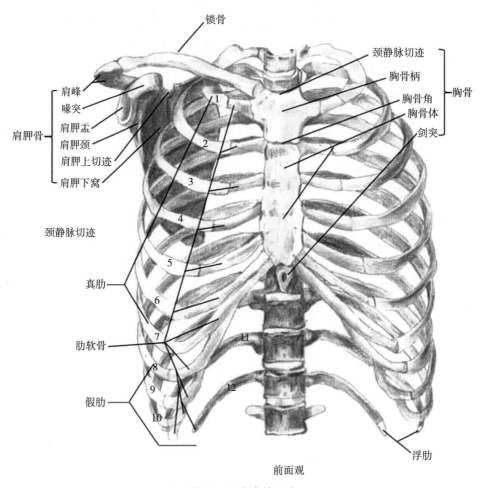

前面观

图 11-1　胸廓的组成

（一）骨性结构

胸廓的骨性结构包括胸骨、胸椎及肋骨，胸椎结构将于后文阐述。

1.肋骨结构及连接 肋骨共有 12 对，呈弓形，左右对称排列，与胸椎和胸骨相连构成胸廓，对胸部脏器起保护作用（图 11-2）。肋骨后端稍膨大，称为肋头，有关节面与胸椎体的肋凹形成关节，从肋头向后外变细，称为肋颈，再向外变扁成肋体，颈与体结合处的后面凸起称为肋结节，有关节面与胸椎横突肋凹相关节。肋体向外转为向前的转弯处称为肋角，肋体下缘内面有容纳神经血管经过的肋沟。肋体前端粗糙，接肋软骨，肋软骨为透明软骨，与胸骨侧缘相关节。

第 1 肋短小而弯曲，头和颈稍低于体，肋体扁，可分为上下两面和内外两缘。上面内缘处有前斜角肌附着形成的前斜角肌结节，结节的前后方各有浅沟，是锁骨下静脉和锁骨下动脉的压迹。下面无肋沟，前端借肋软骨直接与胸骨相结合。第 2 肋稍长于第 1 肋，近似于一般肋骨。第 1～3 肋骨较短，且受锁骨、肩胛骨及上臂的保护，而浮肋弹性较大，故均不易骨折；若发生骨折，说明致伤暴力巨大，需要明确是否合并锁骨、肩胛骨，以及颈部、腋部血管神经损伤。第 4～9 肋较长且固定，在外力的作用下较易发生骨折。第 11～12 肋骨前端游离，称为浮肋，其肋软骨终身不骨化，骨性结构无肋结节、肋颈及肋角，体直而短，末端钝圆，弹性较大，故均不易骨折。

2.胸骨结构及其连接 胸骨位于胸前壁正中，前凸后凹，可分为胸骨柄、胸骨体和剑突三部分。胸骨上宽下窄，上缘中部为颈静脉切迹，两侧有锁切迹与锁骨相连。胸骨柄外侧缘上部接第 1 肋。胸骨柄与胸骨体连接处微向前突，称为胸骨角，可在体表扪及，两侧平对第 2 肋，是计数肋的重要标志。胸骨角向后平对第 4 胸椎体下缘。胸骨体呈长方形，外侧缘接第 2～7 肋软骨。剑突扁而薄，形状变化较大，下端游离（图 11-3 ）。

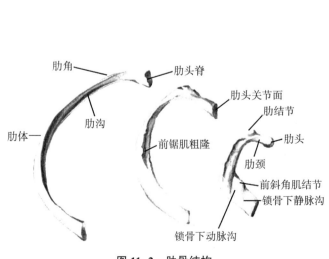

图 11-2 肋骨结构

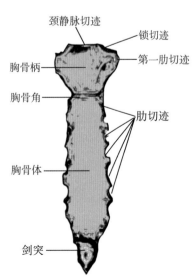

图 11-3 胸骨结构

（二）胸廓的连接

胸廓的连接包括肋椎关节和胸肋关节。

1.肋椎关节 肋椎关节是位于肋骨头、肋骨结节、胸椎椎体及横突之间的滑膜关节。肋椎关节包括肋头和椎体的连结（称为肋头关节），以及肋结节和横突的连结（称为肋横突关节）。这两个关节在功能上是联合关节，运动时肋骨沿肋头至肋结节的轴线旋转，使其上升或下降，以增加或缩小胸廓的前后径和横径，从而改变胸腔的容积有助于呼吸。

（1）肋头关节 由肋头的关节面与相邻胸椎椎体边缘的肋凹（常称半关节面）构成，属于微动关节且有肋头辐状韧带和关节内韧带加强。

（2）肋横突关节 由肋结节关节面与相应椎骨的横突肋凹构成，也属于微动关节。肋横突关节由肋横突韧带、囊韧带、肋横突上韧带和肋横突外侧韧带等加强。

2.胸肋关节 由第2～7肋软骨与胸骨相应的肋切迹构成，属于微动关节。第1肋与胸骨柄之间的连结是一种特殊的不动关节，第8～10肋软骨的前端不直接与胸骨相连，而依次与上位肋软骨形成软骨连结。因此，在两侧各形成一个肋弓，第11～12肋的前端游离于腹壁肌肉之中（图11-4）。

3.胸锁关节 胸锁关节像一个球窝关节，可在各个方向的运动包括旋转。锁骨及胸锁关节在正常的肩关节活动中可30°～35°的上举动、35°的前后活动、45°～50°的旋转活动。几乎所有的上肢运动都要传导至胸锁关节。胸锁关节参与上肢的所有运动，但是由于强大的韧带结构保护使其较少发生脱位（图11-5）。

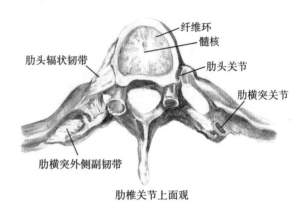

图 11-4 胸肋关节

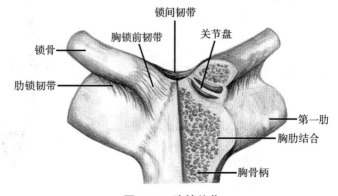

图 11-5 胸锁关节

二、脊柱

脊柱上承颅骨，中附肋骨，下联骨盆，并作为胸廓、腹腔和盆腔的后壁，具有支持躯干、保护内脏、保护脊髓和进行运动的功能。成年人脊柱由 26 块椎骨（颈椎 7 块、胸椎 12 块、腰椎 5 块、骶骨 1 块、尾椎 1 块）借韧带、关节及椎间盘连接而成，内部自上而下形成一条纵行的脊管，内有脊髓。新生儿由于 5 块骶椎和尾椎尚未融合，因此有 32 ～ 33 块椎骨。

（一）脊柱的外形

脊柱冠状面上体表投影位于人体中心，总体上呈一条直线，部分人群会出现轻微的侧弯，但尚属正常范围内。脊柱有四个弯曲的类似弹簧作用的生理弧度，即颈曲前凸、胸曲后凸、腰曲前凸、骶曲后凸，借椎间盘和生理弧度，以缓冲外力对脊柱的冲击和震荡。胸曲、骶曲被称为脊柱的原始弯曲，在胎儿发育过程中就已形成；脊柱继发弯曲形成于婴儿时期，包括颈曲和腰曲。颈曲形成于婴儿学习保持头部直立的过程中，腰曲形成于婴儿学习直立坐位和行走的过程中（图 11-8）。

（二）椎骨的形态

颈椎椎骨结构变化较多，按照其形态可分为上颈椎（$C_1 \sim C_2$）、下颈椎（$C_3 \sim C_7$）。除上颈椎段外，其余椎骨可分为椎体、椎弓、关节突、棘突和横突四部分。

1. 椎体　椎体在前方，是椎骨的负重部分。椎体后面与椎弓根和椎板共同围成椎孔，各椎骨的椎孔相连形成椎管，其中有脊髓和马尾神经通过。相邻的椎弓根上下切迹组成椎间孔，是脊神经的通路。

2. 关节突　自第 2 颈椎到第 1 骶椎，相邻的上位椎骨的下关节突与下位椎骨的上关节突构成成对的关节面结构，称为关节突关节或脊柱小关节。关节突关节是可动的平面关节，表面覆盖有关节软骨，周围有坚强的关节囊，属于微动关节。脊柱各段的关节突关节的形状及排列方向，因其活动度和方向而不同。

3. 椎弓　每个椎骨的椎弓根都是较为坚强的解剖结构，凡从脊柱后部传递至椎体地力都经过该部，犹如联系椎体与椎板的两个拱形桥墩，因此又被称为椎骨的"力核中心"。

4. 横突　横突厚薄不一，以腰 3 横突最为宽大。横突根部后下方为上下关节突之间的峡部，此处易因应力作用而引起断裂。

5. 棘突　人体脊椎骨后侧突出的骨性结构，略下斜突向后方，侧方观呈长方形，尾部有一向下之钩状凸起。

（三）脊柱的连接

脊柱各骨之间借韧带、软骨、滑膜关节和骨性结合相连，分为锥体间连接和椎弓间连接。脊柱韧带根据解剖分类，可分为纵向韧带（跨越脊柱全长，如前纵韧带和后纵韧带）和节段韧带（跨越 2 个椎骨，如黄韧带），也可以按照功能分类分为稳定椎间盘的韧带和稳定椎弓的韧带。

1. 锥体间的连接　相邻各锥体借前纵韧带、后纵韧带及椎间盘相连。

（1）前纵韧带　前纵韧带是沿着椎体和椎间盘前面走行的宽大的束状韧带，从枕骨、枕骨大孔前方向下延伸到骶骨。前纵韧带由多层纤维束组成，最深层跨越 1 个椎间节段，而最浅层延伸数个节段。前纵韧带中间部分最厚，向下延伸的过程中逐渐变宽。前纵韧带与椎体骨膜紧密贴合，而在椎间盘表面是松弛的。前纵韧带限制脊柱的伸展及髓核向前突出。

（2）后纵韧带　后纵韧带比前纵韧带细薄，从 C_2 延伸到骶骨，向下走行过程中逐渐变窄，位于椎体和椎间盘的后侧表面，其主要功能是限制脊柱前屈。后纵韧带有锯齿状的边缘与椎间盘紧密贴合，在椎间盘中央部最宽。因此，椎间盘向正后方突出不常见，特别是在胸椎和腰椎，通常突出发生在后纵韧带附着部位之外，向后外侧凸出。后纵韧带还与椎体的上下缘紧密相贴，但在椎体中间部分被椎体静脉系统分隔开。由于后纵韧带位于椎管内，韧带肥厚或钙化可能会导致椎管狭窄。

（3）椎间盘　椎间盘能够连接相邻两个椎体，为脊柱活动的枢纽。椎间盘总的高度占脊柱长度的 20% ～ 25%。

1）椎间盘的组成：每个椎间盘由纤维环、髓核、软骨板三部分组成。

纤维环：主要由胶原纤维组成，形态类似洋葱状，与髓核之间没有明确的界膜，含有约 20 层的同心圆层或薄层。每层胶原纤维与椎体表面呈约 50° 的倾斜角度平行排列，每一层纤维的倾斜方向与前一层相反，这种排列方式可以对承重过程中髓核向外的应力提供更大的稳定性和抵抗力。前部紧密地附着于坚强的前纵切带，后部及后外角处最薄弱，较疏松的附着于薄弱的后纵韧带。

髓核：为椎间盘中央凝胶样的部分，主要由蛋白聚糖和水组成，还包括很少细小的胶原纤维，类似疏松结缔组织的组成成分。水分是椎间盘内最主要的物质，占整个体积的 70% ～ 90%，主要是由蛋白聚糖的亲水性决定的。随着年龄的增长，水分逐渐减少，纤维细胞、软骨细胞和无定型物质逐渐增加，以后髓核变成颗粒状和薄弱易碎的退行性组织。

软骨板：软骨板位于椎体的上下面，为透明软骨所构成，其平均厚度为 1mm，在中心区更薄并呈半透明状。软骨板具有承受压力、保护椎体、控制椎间盘营养渗透等功能。只要软骨终板保存完整，椎体一般不会因压力而产生骨质吸收现象。

2）椎间盘的功能：椎间盘的功能是吸收震荡，提供脊柱柔韧性，尤其是在颈椎和腰椎。一方面，椎间盘既可以保证椎间的相对稳定性，从而保持神经管的完整；另一方面，每个椎间盘的有限运动综合起来，可使脊柱作为一个整体具有独特的多向运动性。髓核类似黏滞的液体，与周围的纤维环一起，使椎间盘发挥减震器的作用。垂直的负荷使髓核产生环状方向的均匀形变，继而引起纤维环外壳的形变，增加纤维环内胶原纤维的张力。

2. 椎弓间的连接　包括椎弓板之间和各凸起之间的连接。

（1）黄韧带 由于含有大量的弹性纤维故呈鲜黄色，由于其具有弹性，有助于脊柱从屈曲位伸展，并能避免韧带松弛时在椎管内重叠及呈波纹状。其参与构成椎管后壁，并辅助限制脊柱屈曲，维持脊柱的正常弯曲。黄韧带肥厚可以对椎间孔处的神经根造成压迫。

（2）横突间韧带 位于相邻椎骨横突间的纤维索，沿脊柱长轴连接相邻的横突，限制脊柱侧屈，结构相对薄弱。

（3）棘间韧带 连接相邻棘突间薄层纤维，也比较薄弱。

（4）棘上韧带和项韧带 由粗厚、强大的胶原纤维束组成，连接相邻棘突的顶端。在头侧，棘上韧带与项韧带融合。棘间韧带和棘上韧带均限制脊柱屈曲。项韧带常被认为与棘上韧带和颈椎棘突间韧带同源，从枕骨隆突外侧延伸到颈椎棘突的纤维弹性组织，形成了颈部肌肉附着的中线。

（5）关节突关节 由相邻的椎骨上下关节突的关节面构成，属于平面关节，可做轻微滑动。

3. 寰枕关节和寰枢关节

（1）寰枕关节 为两侧枕骨髁与寰椎侧块的上关节凹构成的联合关节。两侧同时运动，可使头做俯仰和侧屈运动。

（2）寰枢关节 包括2个寰枢外侧关节和1个寰枢正中关节。

寰枢外侧关节：由寰枢下关节凹和枢椎上关节突构成。关节囊的后部及内侧均有韧带加强。

寰枢正中关节：由枢椎齿突与寰椎前弓后面的关节面和枢椎横韧带构成。

（四）脊柱的肌肉

脊柱相关肌肉包括颈肌、背肌、胸肌、膈肌、腹肌和会阴肌。其中，颈肌和背肌对脊柱运动关系较大，在此重点阐述。

1. 颈肌 颈肌中的胸锁乳突肌、颈深肌群对颈椎功能影响较大。

（1）胸锁乳突肌 在颈部两侧皮下，大部分由颈阔肌所覆盖，是一种强有力的肌肉，在颈部形成明显的标志，起自胸骨柄前面和锁骨的胸骨端，二头会合斜向后上方，止于颞骨的乳突。胸锁乳突肌作用：一侧肌收缩使头向同侧倾斜，脸转向对侧；两侧收缩可使头后仰，当仰卧时，双侧肌肉收缩可抬头。该肌最主要的作用是维持头的正常端正姿势，以及使头在水平方向上从一侧向另一侧的观察事物运动。一侧病变使肌挛缩时，可引起斜颈。

（2）颈深肌群 颈深肌可分为外侧群和内侧群。

1）外侧群：位于脊柱颈段的两侧，有前斜角肌、中斜角肌和后斜角肌。各肌均起自颈椎横突，其中前斜角肌、中斜角肌止于第1肋，后斜角肌止于第2肋，前斜角肌、中斜角肌与第1肋之间的为斜角肌间隙，有锁骨下动脉和臂丛通过。前斜角肌肥厚或痉挛可压迫这些结构，产生相应症状，称为前斜角肌综合征。外侧群作用：一侧肌收缩，使颈侧屈；两侧肌同时收缩可上提第1～2肋助深吸气。如肋骨固定，则可使颈前屈。

2）内侧群：内侧群在脊柱颈段的前方，有头长肌和颈长肌等，合称椎前肌。椎前肌能屈头、屈颈。

2.背肌　背肌分为背浅肌和背深肌。背浅肌包括斜方肌、背阔肌、肩胛提肌、菱形肌，背深肌包括竖脊肌、夹肌。

（1）斜方肌　位于项部和背上部的浅层，为三角形的阔肌，左右两侧合在一起呈斜方形，故而得名。该肌起自上项线、枕外隆凸、项韧带、第7颈椎和全部胸椎的棘突，上部的肌束斜向外下方，中部的平行向外，下部的斜向外上方，止于锁骨的外侧1/3部分、肩峰和肩胛冈。该肌最主要的作用是使肩胛骨向脊柱靠拢，上部肌束可上提肩胛骨，下部肌束使肩胛骨下降。如果肩胛骨固定，一侧肌收缩使颈向同侧屈、脸转向对侧，两侧同时收缩可使头后仰。该肌瘫痪时，容易产生"塌肩"。

（2）背阔肌　为全身最大的扁肌，位于背的下半部及胸的后外侧，以腱膜起自下6个胸椎的棘突、全部腰椎的棘突、骶正中峰及髂峰后部等处，肌束向外上方集中，以扁腱止于肱骨小结节峰。该肌最主要的作用是使肱骨内收、旋内和后伸，使高举的上臂向臂内侧移动，如自由泳时的划水动作。当上肢上举固定时，可引体向上。

（3）肩胛提肌　位于项部两侧、斜方肌的深面，起自上4个颈椎的横突，止于肩胛骨的上角。该肌最主要的作用是上提肩胛骨，并使肩胛骨下角转向内，如肩胛骨固定，可使颈向同侧屈曲。

（4）菱形肌　位于斜方肌的深面，为菱形的扁肌，起自第6～7颈椎和第1～4胸椎的棘突，纤维行向下外，止于肩胛骨的内侧缘。该肌最主要的作用是牵引肩胛骨向内上并向脊柱靠拢。

（5）竖脊肌　竖脊肌为脊柱后方的长肌，下起骶骨背面，上达枕骨后方，填于棘突与肋角之间的沟内，又称骶棘肌。它以总腱起自骶骨背面、腰椎棘突、髂后部和胸腰筋膜，向上分为三部分：外侧为髂肋肌（分为腰髂肋肌、背髂肋肌、项髂肋肌）：中部为最长肌（分为腰背最长肌、颈最长肌头最长肌）：内侧为棘肌（分为胸棘肌、颈棘肌、头棘肌）。竖脊肌两侧同时收缩可使脊柱后伸，是维持人体直立姿势的重要结构，故又称竖躯干肌。一侧竖脊肌收缩，可使躯干向同侧侧屈。竖脊肌受全部脊神经后支支配。

（6）横突棘肌　横突棘肌位于横突和棘突间椎板后的凹中，肌纤维起于横突，向内上止于棘突，根据纤维长短和止点远近又分为3组。纤维向上跨4～6个椎骨止于棘突的称为半棘肌；跨2～4个椎骨止于棘突者的称多裂肌；止于1～2个椎骨棘突者的称为回旋肌，但三者之间并无明确界限（图11-6）。腰部仅有多裂肌及回旋肌。双侧多裂肌、半棘肌和回旋肌收缩使脊柱伸展，而单侧收缩使脊柱向对侧侧屈及旋转。

（7）夹肌　夹肌起自项韧带下部和上位胸椎棘突，肌纤维斜向外上方，分为两部：头夹肌在胸锁乳突肌上端的深面，止于乳突下部和上项线的外侧部；颈夹肌在头夹肌的外侧和下方，止于上位三个椎的横突。该肌最主要的作用是如单侧收缩使头转向同侧，两侧收缩使头后仰。

（五）脊柱的体表投影

无论是针刀、整脊、针灸等中医特色治疗，还是体格检查，都应对患者脊柱定位有准确的判断，应熟练掌握脊柱的体表投影，这也是脊柱部位"手摸心会"的基础。脊柱矢状位上各椎体在人体矢状位的体表投影：①颈椎位置稍居中，在颈部的后 1/3。②胸段位置比较靠后，在胸腔的后 1/4。③腰段位于躯干中段中心，其他部位正常人体脊柱体表投影如下（图 11-7、表 11-1）。

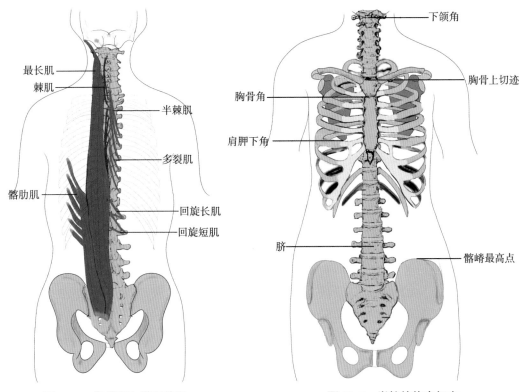

图 11-6　竖脊肌和横突棘肌　　　　　　　图 11-7　脊柱的体表标志

表 11-1　脊柱的体表投影

体表标志	解剖部位
下颌角平齐	第 2 颈椎体
舌骨	第 3 颈椎椎体
甲状软骨上缘	第 4 颈椎椎体
当低头时，在项部下方正中线上最突出的隆起	第 7 颈椎棘突
肩胛骨上角	第 2 胸椎棘突
胸骨角两侧平齐	第 2 肋间隙
肩胛冈内侧端	第 3 胸椎棘突

续表

体表标志	解剖部位
肩胛骨下角	第 7 胸椎棘突
剑突平齐	第 9 胸椎椎体
脊肋角	第 12 肋
脐平齐	第 3、4 腰椎间隙
两侧髂嵴最高点平齐	第 4、5 腰椎棘突之间
髂后上棘平齐	第 2 骶椎棘突
髂后下棘平齐	第 3 骶椎棘突
俯卧位，臀沟的后上方	尾骨尖

三、脊髓

脊髓位于椎管内，共发出 31 对脊神经，包括颈神经 8 对、胸神经 12 对、腰神经 5 对、骶神经 5 对、尾神经 1 对。

（一）一般解剖

每一对脊神经所对应的脊髓是一个节段，在人体发育过程中，脊髓的生长速度落后于椎管，脊髓逐渐上移，至成年脊髓末端则对着第 1 腰椎下端或第 2 腰椎上端，故脊髓节段与其相应的椎骨平面并不一致，它们之间的差别越往下越大。在下颈部和上胸部，脊髓节段比其相应的椎骨高 1 个或 2 个椎体，在下胸部和上腰部高出 2 个或 3 个椎体，在下腰部和上骶部则高出 4 个或 5 个椎体。

脊髓有 3 个功能区，颈膨大（$C_4 \sim T_1$）为臂丛神经发出区，支配上肢的运动和感觉；胸段脊髓周径大致相同；腰骶膨大（$L_1 \sim S_3$）为腰骶丛发出区，支配下肢的运动和感觉及膀胱自主排尿功能；起自腰膨大的神经根纵行向下，围绕终丝成为马尾神经，位于第 2 腰椎以下的椎管内，并悬浮在脑脊液中（图 11-8）。

（二）脊髓的血供

脊髓动脉血供的三个主要来源：椎动脉 – 锁骨下动脉、胸腹主动脉、髂内动脉。上述血管在胚胎期共发出 31 对根动脉，沿神经根穿过椎间孔进入椎管移形为根动脉主干，分为前根动脉和后根动脉（图 11-9）。前根动脉发出脊髓前动脉，后根动脉发出脊髓后动脉。

1. 脊髓前动脉　是脊髓前部和中央部主要的供应血管，由两侧椎动脉在脑干部发出两条分支汇合而成。供给脊髓的前根动脉为纵行单个脊柱前动脉，供给脊髓前 2/3 实质。脊髓前动脉常于矢状面分为两叉，分为很多支中央动脉至脊髓中央，终止为由外至内、离心状毛细血管床，在灰质中密度为白质中的 5 倍。在腰骶部最密集，其次为颈部和胸部。

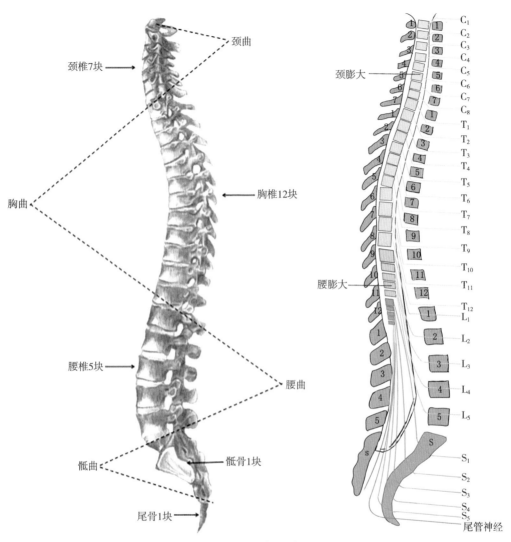

图 11-8　脊柱及脊髓

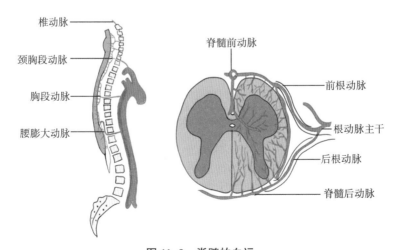

图 11-9　脊髓的血运

2. 脊髓后动脉　由小脑下后动脉发出的两条脊髓后动脉，对中央灰质的血供很少，破坏后引起脊髓缺血的效应很小。脊髓后动脉以向心状供给脊髓实质。脊髓后动脉侧支循环良好，极少闭塞，或症状较轻、恢复较快。

四、其他结构

与躯干部骨伤病相关的其他结构，主要包括颞下颌关节、胸廓出口，在此进行分别论述。

(一) 颞下颌关节

颞下颌关节，又称颞颌关节或下颌关节，由下颌骨的下颌头、颞骨的下颌窝和关节结节组成。内有纤维软骨构成的关节盘，呈椭圆形，上面如鞍状，前凹后凸，与关节结节和下颌窝的形状相对应。关节盘的周缘与关节囊相连，将关节腔分为上下两部分。颞下颌关节囊上壁附于关节结节和关节窝的周缘，下壁附于髁状突下方，侧壁有韧带加强，而前壁较松弛薄弱。

正常情况，闭口时颞颌关节的髁状突位于下颌窝内；正常张口，髁状突向前滑到关节结节下方；大开口时，翼外肌收缩把髁突过度地向前拉过关节结节，同时闭颌肌群发生反射性挛缩，使髁突脱位于关节结节的前上方，而且不能自行复位（图 11-10）。

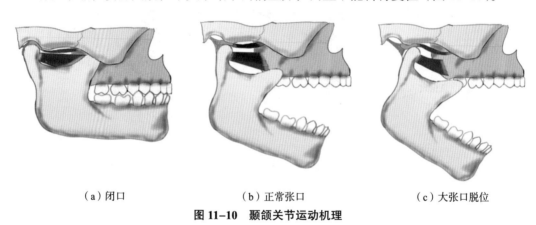

(a) 闭口　　　　　　　　(b) 正常张口　　　　　　　　(c) 大张口脱位

图 11-10　颞颌关节运动机理

(二) 胸廓出口

胸廓出口是指从颈椎及纵隔上缘延伸至胸小肌外侧缘，由第 1 肋骨、前方胸骨上段、后方第 1 胸椎组成，其内有臂丛、锁骨下动、静脉。锁骨下静脉位于前斜角肌的前方与锁骨下肌之间，锁骨下动脉及臂丛神经则位于前斜角肌后方与中斜角肌之间，臂丛血管神经经肋锁间隙到达腋窝三角底部（图 11-11）。

最内侧部分是斜角肌间隙，由后方的中斜角肌、前方的前斜角肌和下方的第一肋围成，其内有锁骨下动脉及臂丛神经穿过，锁骨下静脉位于前斜角肌前方，不在斜角肌的间隙。再向外，肋锁间隙由前方的锁骨下肌肉、上方的锁骨及下方的第一肋骨围成，该肋锁间隙包含整个神经血管束。最外侧部分是位于锁骨下方的锁骨下胸小肌间隙，该间隙中神经血管束沿着胸小肌腱后方，肋骨、肋间肌及肩胛下肌前方走行。

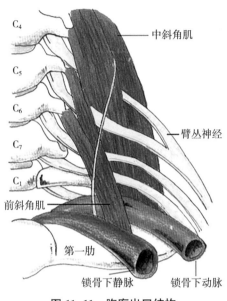

图 11-11　胸廓出口结构

（郭列飞　杨文龙）

第二节　正常躯干部结构的影像学评价

躯干部由脊柱和胸廓及其附属结构连接而成，常用的影像学检查方法有 X 线、CT 及 MRI，根据不同的疾病，特异性地选择相应影像检查技术。X 线是检查脊柱及胸廓常用且基本的方法；CT 能够清晰地显示病变的内部结构，发现骨质的细小病变，其图像后处理技术对于外伤所致的复合伤的诊断具有意义；MRI 能够更加清晰地显示脊髓、椎间盘、关节软骨及周围软组织情况。影像学检查技术的联合应用，对病变的细节、范围、分期较单一检查技术更准确和全面，有助于明确诊断和进一步治疗。

一、X 线检查

X 线检查费用相对较低，能较好地显示脊柱及胸廓的整体结构，空间分辨力高，可以做动力位检查，是一般性脊柱病变及术后检查的首选。病变未造成骨质改变时，用常规 X 线较难发现。此外，X 线检查为二维图像，人体不同的组织产生重叠，进而掩盖部分小病灶。当检查不能满足诊断要求时，应结合 CT 及 MRI 检查。

（一）颈椎

颈椎 X 线常规摄影体位有颈椎正侧位、张口位、双斜位及动力位（过伸过屈位）（图 11-12）。

1. 颈椎正侧位　最基本投照体位，适用于一般颈椎增生、退变、脱位、结核等。

2. 颈椎张口位　有助于观察寰枢关节情况，如寰枢关节失稳、脱位及骨折等。

3. 颈椎双斜位　用于观察椎间孔情况，从而推断出神经根压迫情况。

4. 颈椎过伸过屈位　可评估颈椎各椎体屈伸过程中动态稳定性，属于颈椎动力位。

（二）胸廓

胸廓 X 线常规拍摄体位有胸椎正侧位（胸部正侧位）、肋骨斜位、胸骨侧位及锁骨正位。胸椎正侧位较胸部正侧位对于骨结构显露更为清晰，主要应用于评估胸廓外伤、畸形及骨病。对于锁骨骨折及胸锁关节脱位，拍摄胸部正位；对于胸骨病变，取正位会与脊柱产生重叠，取摄斜位及侧位；对于肋骨骨折，取正位及患侧斜位，如右侧肋骨损伤拍摄右侧肋骨正位及右斜位。

1. 骨性胸廓　胸廓前有胸骨、锁骨，后有胸椎、肩胛骨，肋骨围绕其间（图 11-13）。

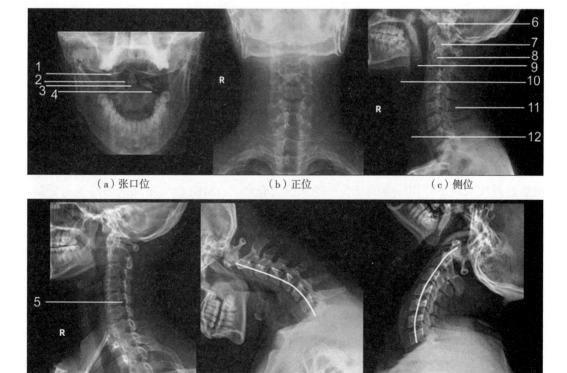

（a）张口位　　　　（b）正位　　　　（c）侧位

（d）斜位　　　　（e）过屈位　　　　（f）过伸位

注：1. 寰枕关节；2. 寰齿关节；3. 齿状突；4. 寰枢关节；5. 椎间孔；6. 下颌骨髁突；
7. 寰椎；8. 枢椎；9. 下颌角；10. 舌骨；11. 第 5 颈椎棘突；12. 气管。

图 11-12　正常颈椎 X 线表现

（1）肋骨 共 12 对，每根肋骨分为前肋、腋段、后肋三段。肋骨起于胸椎两侧，后段呈水平向外，并于腋段斜向前下方走行。第 1～10 肋骨前端有肋软骨与胸骨相连，软骨未钙化时不显影，故 X 线片上肋骨与前端状似游离。25 岁以后肋软骨开始钙化，表现为不规则的条带状致密影。

（2）锁骨 重叠于两肺上部，与第一前肋相交，内侧端与胸骨柄形成胸锁关节。

（3）胸骨 胸骨由胸骨柄、胸骨体和剑突组成。在胸部正位片上，胸骨与脊柱重叠，几乎不显影。

（4）肩胛骨 在标准胸部正位片上，肩胛骨投影于肺野之外。

（5）胸椎 正位片可显示 1～12 胸椎，侧位片由于肩部的重叠只可显示 3～12 胸椎。

2. 胸壁软组织

（1）胸锁乳突肌 两肺尖内侧自胸骨柄向上的带状阴影，边缘较清晰且密度均匀。

（2）胸大肌 两肺中野外侧斜向腋窝的扇形密度稍高影。

（3）女性乳房及乳头 正位片上女性乳房影像重叠于两肺下野，呈下缘清楚、上缘模糊的半圆形致密影。乳头相当于第 5～6 前肋间隙处，为小圆形致密影。

（三）腰椎

腰椎 X 线摄影体位有正侧位、双斜位及过伸过屈位。腰椎正侧位适用于评估腰椎增生、退变、炎症、滑脱及骨折等，强直性脊柱炎、腰椎骶化、骶椎腰化及致密性骨炎患者拍摄腰椎正侧位时，视野需包含骶髂关节。腰椎双斜位适用于评估腰椎椎弓峡部裂；腰椎过伸过屈位适用于评估腰椎运动时关节的稳定性（图 11-14）。

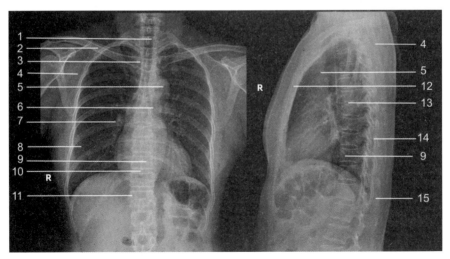

（a）正位　　　　　　　　　　　　（b）侧位

注：1. 第 1 胸椎；2. 锁骨；3. 胸锁关节；4. 肩胛骨；5. 主动脉弓；6. 左主支气管；7. 第 8 后肋；8. 第 6 前肋；9. 第 10 胸椎；10. 第 10 胸椎棘突；11. 第 12 胸椎椎弓根；13. 第 6～7 胸椎间隙；14. 第 9 后肋；15. 棘突。

图 11-13　正常胸廓 X 线表现

1. 腰椎正位　脊柱呈长方形，从上向下依次增大。椎体周围为高密度地骨皮质，其内为密度稍低的骨松质。椎体两侧可见横突，内侧为椎弓根，椎弓根上下方为上下关节突，椎弓根向后延续为椎板，在中线处融合为棘突，呈三角形环状致密影。

2. 腰椎侧位　椎体居前方，椎弓位于后方，上下椎弓根切迹围城椎间孔。椎管显示为纵行半透明影。椎体之间为低密度的椎间隙。

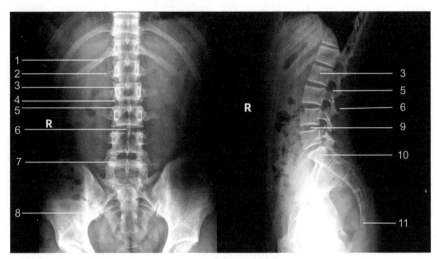

（a）正位　　　　　　　　　　　（b）侧位

注：1. 第 12 肋骨；2. 第 1 腰椎横突；3. 第 2 腰椎；4. 第 2 腰椎下关节突；5. 第 3 腰椎上关节突；6. 第 3 腰椎棘突；7. 第 5 腰椎椎弓根；8. 右侧骶髂关节；9. 第 4 ～ 5 腰椎间隙；10. 第 1 骶椎；11. 第 1 节尾骨。

图 11-14　正常腰椎正侧位 X 线表现

3. 腰椎斜位　腰椎后前斜位片椎体在前，其他部分在后，可以清楚地显示邻近腰椎椎体及附件，如上下关节突、关节突关节、椎弓根和椎弓峡部，构成如"苏格兰狗"特征性的形状，是脊柱峡部裂的主要透照体位（图 11-15）。

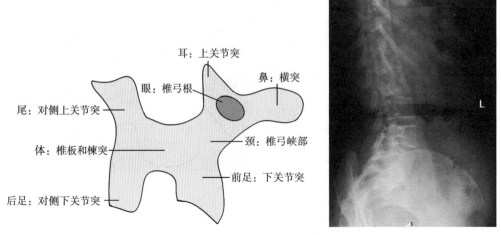

图 11-15　正常腰椎斜位 X 线表现

（四）骶尾椎

骶尾椎区 X 线常规拍摄骶尾椎正侧位。诊断脊柱裂可拍摄骶椎正位片（含下段腰椎），尾骨骨折可拍摄尾椎正侧位。

（五）脊柱全长片

脊柱全长片有正侧位及脊柱弯曲正位，可在重力位的情况下观察脊柱的整体情况及脊柱的功能，脊柱侧弯者常需拍摄此体位（图 11-16）。

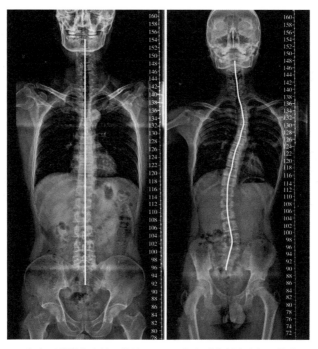

（a）正常脊柱全长正位片　　　（b）脊柱侧弯全长正位片

图 11-16　脊柱全长正位 X 线片

（六）脊髓造影

X 线片无法显示脊髓病变，观察脊髓病变需采用脊髓造影检查。随着 CT 及 MRI 的应用，已基本不开展此项检查。

二、CT 检查

CT 检查主要适用于细小及复杂骨折、脊柱区域软组织病变、脊髓病变及椎间盘突出等，其优点为密度分辨力高，螺旋扫描模式结合图像后处理技术能重组出矢状面及冠状面，对细小及复杂骨折显示好且检查费用不高，是脊柱常用的影像学检查方法之一。

（一）CT 平扫

1. 椎体 CT 螺旋扫描 对于椎体病变如结核、骨折、滑脱等可采用椎体 CT 螺旋扫描（图 11-17），可进行矢状面、冠状面及任意斜面的图像重组，从不同的角度观察病变及整体解剖结构。

椎体表现为外围密度较高的骨皮质包绕海绵状松质骨。椎体后缘、椎弓根、椎弓板围成椎管，椎管中央有硬膜囊，其内结构由外向内有硬脊膜、硬膜下腔、蛛网膜、蛛网膜下腔、软脊膜、脊髓灰白质及神经根、血管等，表现为均匀的低密度。硬膜囊外间隙主要为脂肪构成，内有血管、神经及淋巴管等，称为硬膜囊外间隙。

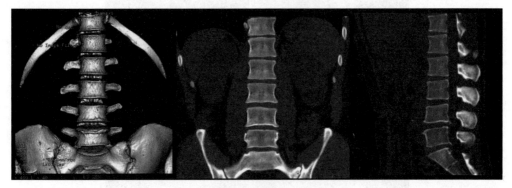

（a）腰椎 CT VR 图　　　（b）腰椎 CT 冠状面 MPR 图　　　（c）腰椎 CT 矢状面 MPR 图

图 11-17　腰椎 CT 重组图像

2. 椎间盘 CT 非螺旋扫描 椎间盘突出等可采用椎间盘 CT 扫描（图 11-18），获取平行于对应椎间隙的横断面椎间盘图像，能评判椎间盘与脊髓的关系。椎间盘表现为均匀的软组织密度影，形态大小与相邻椎体一致，上下椎体终板不显示。颈椎间盘突出的好发部位是颈 3～颈 7 椎间隙，腰椎间盘突出的好发部位是腰 3～骶 1 椎间隙。

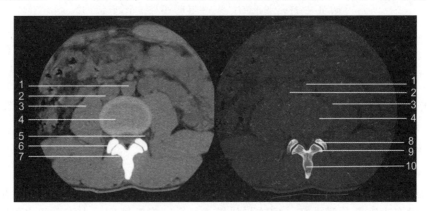

（a）软组织窗　　　　　　　（b）骨窗

注：1. 腹主动脉；2. 下腔静脉；3. 腰大肌；4. 腰椎间盘；5. 神经根；6. 上关节突；
7. 椎板；8. 关节突间隙；9. 下关节突；10. 棘突。

图 11-18　腰椎间盘的 CT 横断面

3.胸部CT螺旋扫描 纵隔窗可显示胸壁肌肉、脂肪、乳房等；骨窗可观察胸骨、肋骨、锁骨、肩胛骨及胸椎等；CT多平面重组及三维重组技术可以多角度更加直观地显示骨性细微结构及病理改变，有助于显示细微骨折及脊柱全貌（图11-19）。

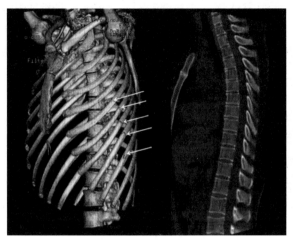

（a）胸部CT VR图　　（b）胸椎CT正中矢状面MPR图
注：箭头示左侧第5、6、7、8、9肋骨骨折。

图11-19　胸部CT重组图

（二）CT增强扫描

CT增强扫描通过注入碘对比剂后对人体进行成像，可明确病变的血供，以及病变与血管的关系，还可确定病变的性质及分级，对于肿瘤、占位及血管性疾病具有诊断意义。

三、MRI检查

MRI有极高的软组织分辨力，在临床的应用越来越广，已经成为脊柱疾病的主要选择，无电离辐射，但是检查费用相对较高。MRI对气体、软组织中的骨化和钙化辨识能力不及CT，因此MRI和CT在诊断骨骼系统疾病中相互补充。

MRI可以直接显示滑膜、纤维软骨（如半月板、椎间盘等）、肌腱及韧带的异常，可评价软骨疾病，包括外伤、炎症及退行性病。此外，对于脊柱区肌肉疾病，如肌肉炎症、创伤、肿瘤等，MRI也是较佳的成像方法。对于脊柱的隐匿性骨折（骨挫伤）及没有发生移位的显性骨折，应用X线及CT诊断困难时，可采用MRI进一步检查。

（一）平扫

对于脊柱及胸廓的常规疾病，应用MRI平扫的多序列（如T_1WI、T_2WI、PDWI）、多方位（横断面、矢状面、冠状面及任意斜面）及脂肪抑制技术即可诊断。

1.脊柱 骨皮质呈低信号，骨髓呈等信号或高信号（图11-20）。椎间盘在T_1WI像上呈低信号，在T_2WI像上纤维环呈低信号、髓核呈高信号。脊髓在T_1WI像上呈高信号，在 T_2WI 像上呈低信号，并能区分脊髓的灰白质。前后纵韧带、黄韧带均呈低信号。

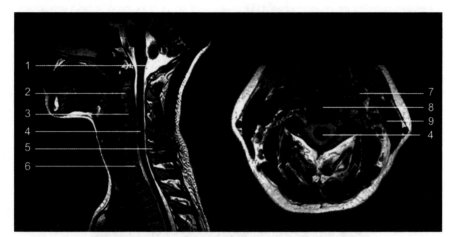

（a）颈椎矢状位 T_2WI 序列　　　　　　　（b）颈椎横断位 T_2WI 序列

注：1. 小脑延髓池；2. 枢椎；3. 第 3～4 颈椎间隙；4. 脊髓；5. 棘突；6. 第 7 颈椎；7. 颈总动脉；8. 颈椎间盘；9. 胸锁乳突肌。

图 11-20　正常颈椎 MRI

2. 胸部

（1）胸廓　胸壁肌肉 T_1WI 及 T_2WI 均呈较低信号，显示为黑色或灰黑色。肌腱、韧带、筋膜 T_1WI 像及 T_2WI 像均呈低信号（图 11-21）。脂肪组织在 T_1WI 像上呈高信号，在 T_2WI 像上为较高信号。骨性结构的骨皮质均为低信号显示，骨松质腔隙内富含骨髓，在 T_1WI 和 T_2WI 均呈中等偏高信号。肋软骨信号高于骨皮质信号，但低于骨松质信号。

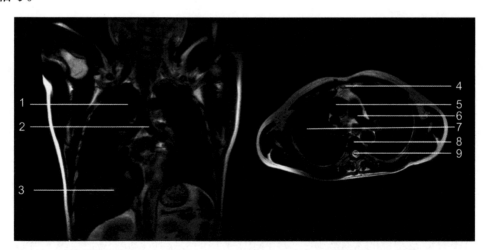

（a）胸部冠状位 T_2WI 序列　　　　　　　（b）胸部横断位 T_2WI 序列

注：1. 右肺上叶；2. 左主支气管；3. 肝脏；4. 胸骨；5. 升主动脉；6. 肺动脉；7. 右肺；8. 胸椎；9. 脊髓。

图 11-21　正常胸部 MRI

（2）纵隔　MRI 在观测纵隔结构和诊断疾病方面极具优势。气管和主支气管在 MRI 上表现为无信号；大血管因流空效应呈无信号，刚好与纵隔内高信号的脂肪呈鲜明对比，血管壁很薄，在 MRI 图像上通常难以分辨；纵隔内淋巴结在 T_1WI 像和 T_2WI 像上均表现为中等信号的小圆形或椭圆形结构，其大小一般不超过 10mm。

（3）肺　正常肺野基本无信号，呈黑色，近肺门处可见少数由大血管壁及支气管壁形成的分支状结构。

（二）增强扫描

诊断占位性病变采用 MRI 增强扫描，不仅可明确病变的性质，对病变的分级也有帮助。MRI 增强扫描常用的对比剂为 Gd–DTPA，扫描序列常为矢状位、冠状位、横断位三方位的 T_1WI，且需配合使用脂肪抑制技术（图 11–22）。

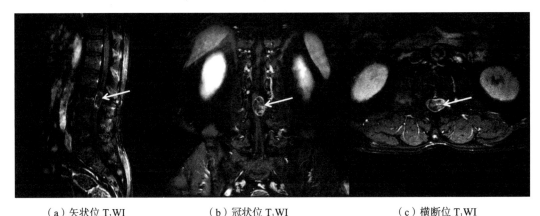

（a）矢状位 T_1WI　　　　　（b）冠状位 T_1WI　　　　　（c）横断位 T_1WI
注：图（a）、图（b）、图（c）示椎管内神经鞘瘤，病灶区 T_1WI 增强序列边缘强化明显。

图 11–22　腰椎磁共振 MRI 增强

（三）磁共振脊髓造影

磁共振脊髓造影（MRM）可以显示椎管与神经根鞘内的脑脊液形态，对于椎管梗阻的范围、硬膜囊受压的程度和脊髓膨出有一定的诊断价值。

（四）磁共振神经成像

随着磁共振神经成像（MRN）的迅速发展，外周神经的 MRI 成像技术日趋成熟，配合其特殊成像序列，MRN 技术能直接、有效地显示外周神经及其病变。MRN 有以下优点：①使正常神经显示为稍高信号，能清晰辨认神经内神经纤维束等结构。②准确判断神经损伤部位和程度。③可准确评估病变是位于神经内还是神经外，这对于判断肿瘤是否浸润神经及选择相应的治疗方案有重要意义。MRN 在躯干部的主要应用有臂丛及腰骶丛神经成像。

四、脊柱常用测量方法及临床意义

（一）Cobb 角

国际脊柱侧凸研究学会（SRS）定义：应用 Cobb 法测量站立脊柱全长正位 X 线像的脊柱侧方弯曲，如角度大于 10° 则为脊柱侧弯。测量方法为首先应明确端椎，端椎即上下端椎，是指侧弯中向脊柱侧弯凹侧倾斜度最大的椎体。在上端椎体上缘画一横线，同样在下端椎体下缘画一横线，并对此两横线各做一条垂线，垂线交角即为 Cobb 角。该角度的大小可说明脊柱侧凸畸形的严重程度。在全脊柱的左右侧曲位 X 线片上，用以上 Cobb 法测量侧凸角度的变化并观察侧弯的矫正情况，可以预测手术的矫正效果，同时观察代偿弯是否被完全矫正。

（二）寰枢椎常用测量指标及意义

寰枢椎常用测量指标包括寰齿间距、寰枢椎管储备间隙、寰枢椎不稳定指数（图11-23）。

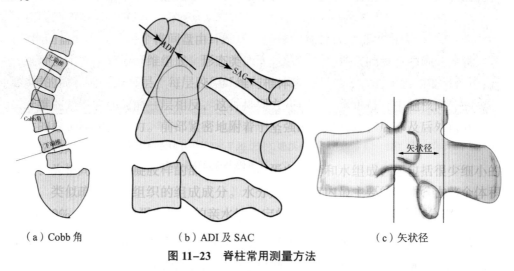

（a）Cobb 角　　　　　　（b）ADI 及 SAC　　　　　　（c）矢状径

图 11-23　脊柱常用测量方法

1. 寰齿间距（ADI） 颈椎侧位 X 片表现为寰椎前结节后缘与齿突前缘，即寰齿间距为一个恒定的数值，成年人约为 3mm，儿童约为 4mm。若成年人 ADI 超过 3mm，儿童 ADI 超过 4mm，常提示合并横韧带撕脱伤；ADI 超过 7mm 可能伴有翼状韧带、齿尖韧带及副韧带断裂。

2. 寰枢椎管储备间隙（SAC） 颈椎侧位 X 片测量枢椎齿状突之后缘与寰椎后弓前缘的距离，即寰枢椎管储备间隙，用于评估寰枢椎脱位后脊髓受压的测量指标。若成年人 SAC 低于 14mm 则会发生脊髓受压症状，15 ~ 17mm 有脊髓受压可能，超过 18mm 者不产生脊髓受压症状。

3. 寰枢椎不稳定指数（II） SAC 伸屈的变化率，是判断寰枢椎不稳定的较准确指标。测量方法是颈椎过屈侧位测量枢椎椎体后缘至寰椎后弓前缘的距离为最小径 B，颈椎过伸侧位片测量上述距离最大径为 A，$II=（A-B）/A\times100\%$。II 大于 30% 有脊髓压迫症状，大于 40% 有手术指征。

（三）椎管前后径

侧位平片测量椎管前后径对骨性椎管狭窄有诊断意义。一般颈椎管前后径正常大于 12mm，10mm ～ 12mm 为相对狭窄，低于 10mm 为绝对狭窄。腰椎管前后径正常为 18mm，15mm ～ 18mm 为相对狭窄，低于 15mm 为绝对狭窄。

（张期　张静坤）

第三节　脊柱生物力学特点

脊柱具有传递载荷，保护脊髓、神经及血管免受外力损伤，提供三维生理活动等功能。人类能够直立行走，脊柱及其稳定性起着主要的作用。这就需要脊柱结构有维持其自身生理平衡的能力。制约运动节段稳定性的因素可分为外源性稳定结构和内源性稳定结构两种。前者主要是指肌肉系统，包括椎旁肌及腹壁肌、两侧臀肌及股后肌群；后者是指腰椎的骨性结构及附属结构，包括椎体及附件、椎间盘及韧带等。

这些稳定结构又分为 4 种运动节段稳定器来研究脊柱的稳定性：①结构性稳定器：包括椎体的形状、大小，关节面的形状、大小、方向。②动力性稳定器：包括韧带、纤维环、关节面软骨。③随意性稳定器：包括运动肌如腰方肌、骶棘肌，位置肌如脊间肌、横突间肌。④流体力学稳定器：是指髓核的膨胀度，而流体力学稳定器在诸稳定器中对于维持运动节段的稳定性具有第 1 位的作用。含水能力强的髓核有良好预负荷状态，这种预负荷状态使椎间盘有足够大的内压力，即良好的弹性是维持生理状态下力学功能的先决条件。脊柱某一结构的破坏会导致脊柱强度的减少，但并不一定导致脊柱稳定性的丧失。研究脊柱部分结构损伤及其重建对脊柱稳定性的影响，可为临床诊治脊柱疾病提供新的思路。

一、椎骨

椎体是脊柱的主要负载成分，在承受压缩负荷方面起着重要的作用。椎体主要承受压缩载荷，椎体的力学性能与解剖形状及骨量相关。随着椎体负重负荷由上而下的增加，椎体形态也自上而下地变大，如腰椎体的形态比胸椎和颈椎的又厚又宽，承受较大的负荷。当椎体因压缩而破坏时，终板首先被破坏。终板及其附近骨松质的骨折可影响其通透性，从而破坏椎间盘髓核的营养供给，即使骨折愈合后其通透性仍然受到妨碍，从而导致椎间盘的退变。这一薄弱区域也可能被髓核穿过向椎体内凸入，形成许莫氏结节。

关节突关节的生物力学功能主要是承受压缩、拉伸、剪切、扭转等不同类型的负荷，并在此基础上提供一定范围的生理活动。颈椎关节突的关节面与椎体呈 40° ～ 45°，颈椎前屈时，上颈椎的下关节突在下颈椎的上关节突上向前滑动，虽然利于屈伸运动，但稳定性较差。胸椎关节突呈冠状位，下关节突位于上关节突的背侧，与椎体呈60°～70°，棘突彼此叠掩，又有胸肋、肋椎关节加强，故稳定性良好。腰椎的关节突关节逐渐变为矢状位，当腰椎承受剪切负荷时，关节突关节大约承受了总负荷的1/3，其余2/3则由椎间盘承受（图11-24）。但由于椎间盘的黏弹性受压后发生蠕变和松弛，这样几乎所有的剪切负荷均由关节突关节承受，而附着于椎弓后方的肌肉收缩使上下关节突相互靠拢，又在关节面上产生了较大的作用力。腰椎关节突关节的轴向旋转范围很小，限制腰椎的轴向旋转活动是腰椎关节突关节的主要功能。

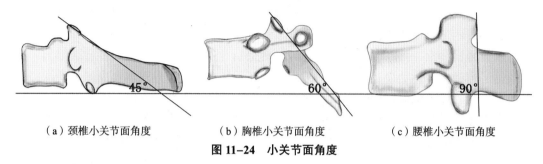

（a）颈椎小关节面角度　　　　（b）胸椎小关节面角度　　　　（c）腰椎小关节面角度

图 11-24　小关节面角度

二、椎间盘

椎间盘在椎体间起缓冲垫的作用，能吸收、缓冲载荷，并使载荷均匀分布。外层纤维与椎体连接，内层纤维则止于软骨板，将髓核严密包容。人体站立时椎间盘所承受的压力远大于身体上部的重量。椎间盘也承受其他形式的载荷和应力，在脊柱屈伸和侧屈的生理活动中，椎间盘的某些部分会产生伸展应力；与骨盆相对的躯干轴向旋转在椎间盘上可产生剪切载荷；弯曲和旋转是相互关联的，所以椎间盘上的压力是伸展、压缩和剪切的复合应力（图11-25）。

腰椎活动节段在压缩负荷作用下所得到的负荷－变形曲线呈"S"形，这提示椎间盘在低负荷时主要提供脊柱的柔韧性，并随负荷的增加而加大刚度，当高负荷时则提供脊柱的稳定性。当椎间盘承受压缩负荷时纤维环将产生张应力。一般来说，纤维环的前方和后方的抗拉强度最高，而侧方相对较低，纤维环的中央部分纤维与髓核的抗拉能力最弱。

椎间盘还具有黏弹特性，主要表现为蠕变和松弛。所谓蠕变是指在一段时间内在负荷持续的作用下所导致的持续变形，也就是变形程度因时间而变化。而应力松弛或负荷松弛是指材料受压后变形达到一定程度时，应力或负荷随时间而减低。椎间盘的黏弹性使其自身能够有效地缓冲和传递负荷。负荷量越大，所产生的变形就越大，蠕变率也就越高。

椎间盘的黏弹性还表现为具有滞后特性。滞后是指黏弹性材料在加压与卸压过程中的能量丢失现象：卸压后负荷－变形曲线如低于加压时，则表示有滞后现象的出现。通过滞后这一个过程，椎间盘可有效地吸收能量而使人体免受伤害。当一个人跳起或落下时，冲击能量通过脚，由椎间盘和椎体以滞后的方式吸收，这是一种保护机制。椎间盘的滞后过程还与年龄、负荷量及节段有关。载荷越大，滞后越大；年轻人的滞后大，中年之后的滞后小；下腰椎椎间盘比上腰椎椎间盘的滞后大。同一椎间盘在第二次加载后的滞后比第一次加载时下降，此现象表明反复的冲击载荷对椎间盘有损害。

对椎间盘的应力分析表明，纤维环的切应力由内向外逐渐增大，而压应力以髓核为最大，向外逐渐减小并转为拉应力。尽管纤维环在轴向压缩负荷下一般不会发生破裂，但长期持续的负荷可造成纤维环后侧的损伤从而使其结构相对薄弱，此时即使是相对较小的负荷也可能导致纤维环的撕裂。

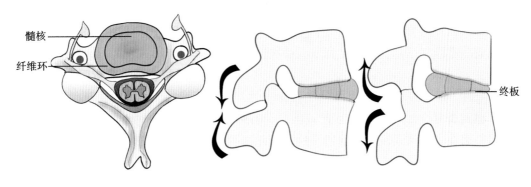

髓核
纤维环
终板

（a）椎间盘结构　　（b）脊柱后伸时椎间盘向前膨出　（c）脊柱前屈时椎间盘向后侧膨出

图 11-25　椎间盘结构与负荷

三、韧带

脊柱韧带的主要成分为胶原纤维和弹性纤维，胶原纤维使韧带具有一定的强度和刚度，弹性纤维则赋予韧带在负荷作用下延伸的能力。脊柱韧带的功能主要是为相邻脊椎提供恰当的生理活动，同时也可产生所谓"预应力"以维持脊柱的稳定。

（一）脊柱韧带功能

脊柱韧带有不同的功能和限制作用：一是脊柱韧带可以限制脊柱终末活动范围，这对保护脊髓和神经根免受压缩和拉伸应力尤其重要；二是松弛的脊柱韧带拉紧时，必须在不侵犯神经结构的情况下提供充分的脊柱活动；三是脊柱韧带可提供椎骨间固定的位置，减少持续性的肌肉收缩；四是如果发生高能量、高速度创伤，韧带可保护和稳定周围的结构。

（二）脊柱周围韧带生物力学性能

韧带的大多数纤维排列近乎平行，故其功能多较为专一，往往只承受一个方向的负荷。脊柱离体标本在牵拉负荷作用下仍保持一定的椎间盘内压，这种预应力在相当程度上来源于韧带的张力，以黄韧带最为突出。黄韧带的椎板间部分弹性纤维为头尾走向纵行排列，关节囊部分在颈段并无弹性纤维，而在胸段和腰段弹性纤维均为斜向排列。黄韧带中弹性纤维的比例高达 60% ～ 80%，几乎完全呈现出弹性特性。黄韧带产生的预张力可防止韧带本身在脊柱后伸时产生皱褶而凸入椎管，从而使脊髓、马尾及神经根在脊柱的充分屈伸活动中得到保护。当黄韧带发生退行性改变后，弹性纤维含量明显减少，而胶原纤维含量则相应增加，甚至成为黄韧带的主要成分，由此可导致黄韧带弹性的明显降低，容易出现皱裙或折叠而凸入椎管。

四、肌肉

脊柱的运动及不同姿势的维持需要肌肉的外源支持。神经与肌肉的共同协同不仅提供了脊柱的生理活动，而且能维持脊柱稳定。主动肌引发并进行活动，而拮抗肌控制和调节脊柱的活动。腰椎的前凸程度尚受到骨盆倾斜度的影响，骨盆前倾时骶骨角增大，故腰椎前凸亦随之增加，进而使背肌活动加强。

（一）周围肌肉功能

1. 稳定脊柱　尽管在终末活动范围时，有强大的韧带和其他组织结构稳定脊柱节段，但肌肉在中间活动范围内稳定脊柱。因此，肌肉可在任何姿势下等长收缩，增加脊柱的刚度，使其保持某一特定姿势。肌肉是唯一可以在各种姿势下提供这种动态稳定性的结构。

2. 产生活动　肌肉可以产生脊柱和躯干的活动，包括屈曲、伸展、侧屈和旋转。

3. 产生力，传递负荷　脊柱和躯干承受的负荷大小各异，取决于内在因素（姿势）和外在因素（创伤中遭受的外部负荷或应力）。

（二）脊柱运动功能

脊柱的前屈通常可分解为两个部分，开始的 60° 活动主要源于腰椎活动节段的前屈，随后的 25° 由髋关节屈曲即骨盆的前倾提供（图 11-26）。随着力矩的加大，骶棘

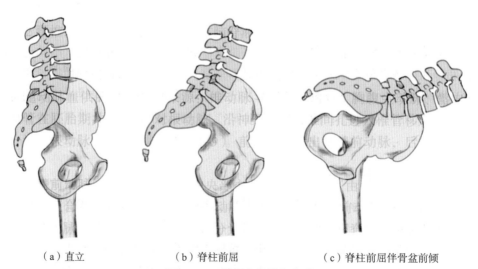

（a）直立　　　　　（b）脊柱前屈　　　　　（c）脊柱前屈伴骨盆前倾

图 11-26　椎间盘结构与负荷

肌的活动也逐渐增强，以使脊柱的前屈得到控制。但当脊柱充分前屈时，骶棘肌被完全拉直而变得不起作用。由前屈转为直立则呈现为一个逆顺序，即以骨盆后倾开始，然后是脊柱后伸。开始时背肌产生活动，随后由腹肌的活动来控制和调节。但当腰椎极度后伸时，背肌的活动又将重新开始。腰椎侧屈时，背肌和腹肌均产生活动，即由一侧肌肉收缩引发侧屈活动，而由对侧肌肉收缩加以调节和控制。在腰椎完成轴向旋转活动时两侧背肌和腹肌均产生活动，同侧和对侧肌肉产生协同作用。

（郭列飞　杨文龙）

第四节　躯干四诊与特殊检查

一、四诊检查

（一）望诊

1. 步态　①脊髓型颈椎病步态：躯干有束缚感，双下肢麻木、僵直，行走时脚底有踩棉感，容易摔倒。②椎动脉型颈椎病步态：经常眩晕，颈部旋转时加重，甚至视物黑蒙，行走时易摔倒。③急性腰扭伤步态：腰部有明确外伤史，活动后疼痛，活动后疼痛剧烈。

2. 畸形　颈椎最常见的畸形为斜颈，即头部转向患侧，下颌斜向健侧。骨伤病造成斜颈的原因分为肌性斜颈和骨性斜颈，具体表现：①肌性斜颈：大多是由于胸锁乳突肌损伤所致，如婴儿期产伤或痉挛造成的肌性斜颈。②骨性斜颈：由于颈椎骨骼畸形导致。③强直性脊柱炎：是全脊柱强直，颈椎固定性前倾，脊柱后凸，胸廓常固定在呼气状态，腰椎生理弯曲消失，侧视必须转动全身。

3. 运动　嘱患者脱去上衣，固定双肩及躯干，防止其在颈椎运动时发生代偿运动，做主动运动和被动运动检查。颈椎正常的运动方式及活动范围是以中立位为标准。前屈35°～45°，左右侧屈各45°，左右旋转各60°～80°。

（二）问诊

1. 病史　询问暴力外伤史的详细情况，包括急性或慢性外伤史起病原因、致伤机制及伤后改变。

2. 疼痛　中青年颈部不适或酸痛，提示颈椎已经发生退变，多伴有上下关节突关节松动不稳，常见于长期低头伏案人群；颈部刺痛或钝痛，疼痛伴随上肢放射痛（麻木或蚁行感），为神经根性疼痛。一侧上肢痛、无力，提重物时加重，提示为胸廓出口狭窄症。

（三）触诊

检查者用拇指从枕骨远端沿颈椎棘突中线向下，注意各棘突凸起是否居中，并寻找压痛点。如果各棘突不居中，提示侧弯或小关节紊乱。局限性压痛常常提示颈椎病。检查者用中指从颈旁触诊椎体的侧方，检查有无包块和压痛，并向前检查胸锁乳突肌有无痉挛、周围淋巴结有无肿大。继续触诊锁骨上窝，特别注意有无凸起的颈肋及其局部压痛。

二、神经系统检查

神经系统检查由于脊神经支配的肢体运动与感觉具有节段性分布的特点，因此可根据外伤后运动及感觉受累区域来推断脊髓损伤的平面。检查内容包括四肢及躯干的深浅感觉、深浅反射、肌力、肌张力、肌容积、病理反射和自主神经检查等（表 11-2）。

表 11-2　神经根平面支配区域

神经根平面	支配肌肉	周围神经支配	运动	感觉	反射
C_5	三角肌	腋神经	肩外展	上臂桡侧	肱二头肌反射
	冈上肌	肩胛上神经			
	肱肌	肌皮神经	屈肘		
	肱二头肌		前臂旋后、屈肘、屈肩		
C_6	桡侧腕长伸肌	桡神经	腕背伸	前臂外侧、拇指、食指以及中指的桡侧半	肱桡肌反射
	桡侧腕短伸肌				
C_7	尺侧腕伸肌			中指	肱三头肌反射
	桡侧腕屈肌	正中神经	屈腕		
	肱三头肌	桡神经	伸肘		
	指总伸肌、食指固有伸肌、小指伸肌		伸指		
C_8	尺侧腕屈肌	尺神经		小指、无名指、前臂尺侧	
	屈指浅	正中神经	屈指		
	屈指深桡侧 1/2				
	屈指深尺侧 1/2	尺神经			
	蚓状肌	正中/尺神经	屈掌指关节		
T_1	骨间掌/背侧肌	尺神经	指外展及内收	上臂尺侧	
	小指外展肌	尺神经			
	桡侧两块蚓状肌	正中神经			
	尺侧两块蚓状肌	尺神经			

续表

神经根平面	支配肌肉	周围神经支配	运动	感觉	反射
T_2	T_1神经节受伤会影响肘屈曲动作，感觉异常区域为手臂水平区；若是在T_1及T_2受伤，则肩胛骨在胸廓上的前后动作会有影响			上臂内侧到肘内侧、胸肌和肩胛骨中间区	腹壁反射
$T_3 \sim T_{12}$	常见关节症状、硬膜症状和神经根痛，神经根症状的表皮感觉异常现象较少，而且区域定位模糊，检测不出无力现象			胸肌和肩胛骨中间区$T_5 \sim T_7$；$T_8 \sim T_{12}$，腹部和腰椎区	
L_1	髂腰肌	股神经	伸膝	腹股沟以下上1/3斜形带	提睾反射
L_2	股四头肌、髂腰肌、股内收肌群			中1/3斜形带	膝反射（主要由L_4支配）
L_3	股四头肌、髂腰肌、股内收肌群			膝关节以上斜形带	
L_4	股四头肌、伸拇指肌、胫前肌、股内收肌群	腓深神经	足内翻	小腿内侧及足内侧	
L_5	伸拇指肌、腓骨肌、臀中肌、腘旁肌		伸趾	小腿外侧及足背内侧	
$S_1 \sim S_2$	腓肠肌和腘旁肌、臀肌、腓骨肌、足跖屈肌	腓浅神经	足外翻	臀部、大腿、小腿后侧、足背外侧	跟腱反射（主要由S_1支配）、跖反射
$S_3 \sim S_5$	无	无	无	会阴、生殖器	肛门反射

（一）浅感觉

浅感觉包括皮肤黏膜的温度觉、痛觉及触觉。检查的顺序为感觉缺失区→减退区→正常区→过敏区。检查过程中应当与健侧对比，注意神经节段分布如下图所示（图11-27）。

（二）深感觉

深感觉包括关节位置觉及震动觉，深感觉障碍说明脊髓后索损伤。

（三）肌张力

肌张力是指在静息状态下肌肉的紧张度。脊髓损伤时，肌张力增高多呈痉挛性的"折刀征"。在脊髓损伤早期或马尾神经损伤时，表现为肌张力降低。

（四）浅反射

浅反射是指刺激体表感受器（如皮肤、黏膜等）引起的反射。浅反射减弱或消失表示病变位于上神经元。常用的浅反射有上腹壁反射（$T_7 \sim T_8$）、中腹壁反射（$T_9 \sim T_{10}$）、下腹壁反射（$T_{11} \sim T_{12}$）、提睾反射（$L_1 \sim L_2$）、跖反射（$S_1 \sim S_2$）及肛门反射

（S$_4$ ～ S$_5$）。

（五）深反射

深反射是刺激肌肉、肌腱、骨膜和关节的本体感受器而引起的反射。深反射减弱或消失表示反射弧中断或抑制，亢进则表示上运动神经元病变。双侧不对称性改变（一侧增强、减弱或消失）是神经系统损害的重要体征，临床常用深反射包括肱二头肌反射、肱桡肌腱反射、肱三头肌腱反射、膝腱反射、踝腱反射。

（六）病理反射

病理反射是中枢神经系统损害，主要是锥体束受损，对脊髓的抑制作用丧失而出现的异常反射。锥体束包括皮质脊髓束（支配骨骼肌的随意运动）和皮质核束（支配骨骼肌的脑神经运动核）。病理反射双侧明显不对称或过于强烈时，结合深反射亢进，浅反射减弱或消失，提示脊髓锥体束损害的上运动神经元病变。常用的病理反射有霍夫曼征、巴宾斯基征及踝阵挛等。

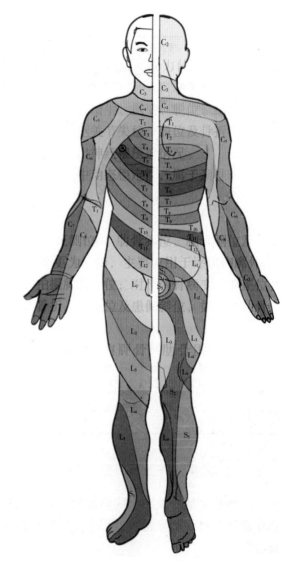

图 11-27 脊髓节段性感觉支配

三、躯干主要肌肉肌力检查

1. 胸锁乳突肌 患者头向一侧倾斜，脸转向对侧，检查者对此动作给予阻力；或平卧位嘱患者抬头，检查者给予阻力。

2. 斜方肌 嘱患者耸肩，检查者对此给予阻力；或俯卧位嘱患者头颈后伸，检查者给予阻力。

3. 胸大肌、胸小肌 嘱患者肘关节稍屈曲，上肢外展，然后内收上臂，检查者给予阻力。

4. 肩胛提肌 嘱患者做提肩动作，并给予阻力。

5. 菱形肌 嘱患者俯卧，两肘向后用力，检查者对其肘部给予阻力。

6. 前锯肌 嘱患者面对墙壁，上肢伸直，做推墙动作，检查者用手触摸前锯肌的收缩，并观察肩胛骨有无离开胸廓而凸起。

7. 背阔肌　嘱患者上臂外展至 90° 后做内收动作，检查者一手抵住患者肘部并给予阻力，一手触摸肩胛下角肌肉的收缩。

8. 骶棘肌　患者俯卧位，躯干向后背伸，检查者触摸该肌肉的收缩。

9. 腹外斜肌、腹内斜肌　患者仰卧位，嘱其向对侧旋转躯干，在此基础上做仰卧起坐动作，检查者触摸该侧腹肌。

10. 腹直肌　患者仰卧位，做仰卧起坐动作，检查者对此动作给予阻力，并触摸该肌肉的收缩。

四、特殊检查

（一）颈部特殊检查

1. 椎间孔挤压试验　患者坐位，检查者双手指相扣，以手掌面压于患者头顶部，同时向左右或前后屈伸颈椎，若出现颈部或上肢放射痛加重，即为阳性。椎间孔挤压试验多见于诊断神经根型颈椎病或颈椎间盘突出症。该试验能使椎间孔变窄，从而加重对颈神经根的刺激，出现疼痛或放射痛。

2. 椎间孔分离试验　检查者一手托住患者下颌部，另一手托住枕部，然后逐渐向上牵引头部，如患者感到颈部和上肢的疼痛减轻，即为阳性。椎间孔分离试验多见于神经根型颈椎病。该试验可以牵拉开狭窄的椎间孔，缓解肌肉痉挛，减少对神经根的挤压和刺激，从而减轻疼痛（图 11-28）。

3. 臂丛神经牵拉试验　患者坐位，头微屈，检查者立于患者被检查侧，一手推头部向对侧，同时另一手握该侧腕部做相对牵引，此时臂丛神经受到牵拉，若患肢出现放射痛、麻木，则为阳性。臂丛神经牵拉试验多见于神经根型颈椎病患者（图 11-29）。

4. 前屈旋颈试验　先令患者头颈部前屈，之后嘱其向左右旋转活动，如颈椎处出现疼痛即为阳性。前屈旋颈试验提示颈椎骨关节病，表明颈椎小关节多有退行性变。

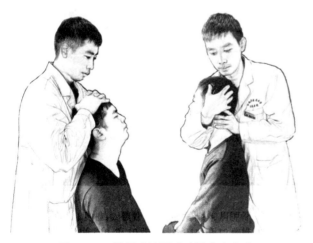

图 11-28　椎间孔挤压试验及分离实验

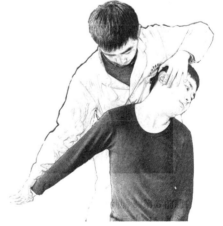

图 11-29　臂丛神经牵拉试验

（二）胸部特殊检查

1. 艾德森氏试验（Adson 试验） 患者坐位，用手指触摸患者的桡动脉，同时将其上肢外展后伸并外旋，然后嘱患者深吸气并把头部下颌向患侧旋转，若出现桡动脉搏动减弱或消失并出现颈、肩、背疼为阳性。艾德森氏试验常见于颈肋、前斜角肌综合征及胸廓出口综合征，也见于颈椎病、颈髓肿瘤及颈部肿瘤引起的臂丛神经受压（图 11-30）。

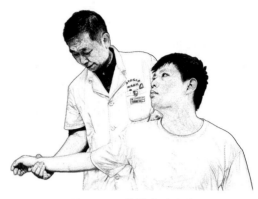

图 11-30　艾德森氏试验

2. 超外展试验（Wright 试验） 患者取站立位或坐位，将患肢被动从侧方外展高举过肩过头，若桡动脉搏动减弱或消失，即为阳性。超外展试验用于检查锁骨下动脉是否被喙突及胸小肌压迫，即超外展综合征（图 11-31）。

3. 上臂缺血试验（Roos 试验） 患者站立并挺胸，双臂外展 90°，外旋位屈肘 90°，掌心对耳，双手握拳，然后五指全部伸直为 1 次动作，每秒 1 次，一直到手臂发酸不能坚持时记下时间，正常人可持续 1 分钟以上，否则则为阳性。上臂缺血试验可被认为是活动的 Wright 试验，提示胸廓出口压迫综合征。

4. 锁骨上叩击试验（Morley 试验） 压迫斜角肌三角区出现肩部压痛和放射痛，即为阳性。锁骨上叩击试验主要用于检查有无颈肋和前斜角肌综合征。

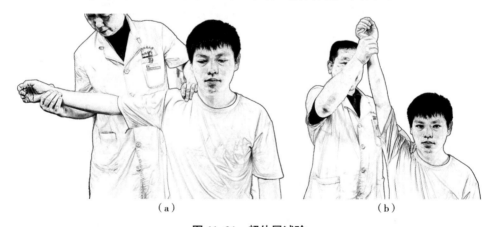

（a）　　　　　　　　　　　　　　（b）

图 11-31　超外展试验

5. 胸廓挤压试验 用于诊断肋骨骨折，检查分两步：先进行前后挤压，检查者一手扶住后背部，另一手从前面推压胸骨部，使之产生前后挤压力，如有肋骨骨折时，则骨折处有明显的疼痛感或骨擦音；再行侧方挤压，用两手分别放置胸廓两侧，向中间用力挤压，如有骨折则在损伤处出现疼痛反应（图 11-32）。

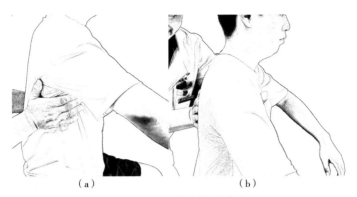

（a）　　　　　　　　（b）

图 11-32　胸廓挤压试验

（三）腰部特殊检查

1. 屈颈试验　患者仰卧，也可端坐或者直立位，检查者一手置于患者的胸部前方，另一手置于枕后，缓慢、用力地上抬其头部，使颈前屈，若下肢出现放射痛，则为阳性。屈颈试验用于诊断腰椎间盘突出症。其主要机制是屈颈时，硬脊膜上移，脊神经根被动牵扯，加重了突出的椎间盘对神经根的压迫，因而出现下肢的放射痛。

2. 直腿抬高试验　患者仰卧位，两下肢伸直靠拢，检查者用一手握患者踝部，一手扶膝保持下肢伸直，逐渐抬高患者下肢，正常者可以抬高 70°～90° 而无任何不适感觉；若小于以上角度可感觉该下肢有放射性疼痛或麻木者为阳性（图 11-33）。直腿抬高试验用于诊断坐骨神经痛和腰椎间盘突出症。

3. 直腿抬高踝背伸试验（加强试验）　检查者用一手固定此下肢保持膝伸直，另一手背伸患者踝关节，将患者下肢直腿抬高到开始产生疼痛的高度，再将下肢降低 5° 左右使足背伸，可引起大腿后侧剧痛，常为腰椎间盘突出症。放射痛加重者为直腿抬高踝背伸试验，亦称直腿抬高加强试验阳性（图 11-33）。直腿抬高加强试验用于鉴别是神经受压还是下肢肌肉等原因引起的抬腿疼痛。

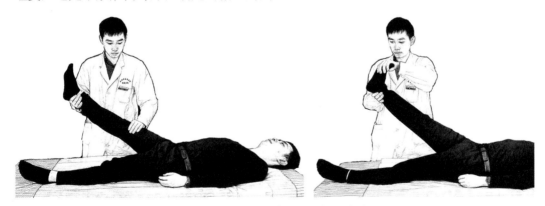

图 11-33　直腿抬高试验及加强试验

4. 仰卧挺腹试验　通过增加椎管内压力，刺激神经根产生疼痛，以诊断椎间盘突出症，具体操作分为 4 个步骤。

第1步：患者仰卧，双手放在腹部或身体两侧，以头枕部和双足跟为着力点，将腹部及骨盆用力向上挺起，若患者感觉腰痛及患侧放射性腿痛即为阳性；若放射性腿痛不明显，则进行下一步检查。

第2步：患者保持挺腹姿势，先深吸气后停止呼吸，用力鼓气，直至脸面潮红约30秒钟，若有放射性腿痛即为阳性。

第3步：在仰卧挺腹姿势下，用力咳嗽，若有放射性腿痛即为阳性。

第4步：在仰卧挺腹姿势下，检查者用手轻压双侧颈内静脉，若出现患侧放射性腿痛即为阳性。

5. 股神经牵拉试验 患者仰卧、屈膝，检查者将其小腿上提或尽力屈膝，出现大腿前侧放射性疼痛者为阳性。股神经牵拉试验用于诊断股神经受压，提示腰3～腰4为椎间盘突出症。

6. 屈髋伸膝试验 患者取仰卧位，检查者使患者下肢尽量屈髋屈膝，然后逐渐伸直膝关节。若再伸膝时出现下肢放射痛则为阳性。屈髋伸膝试验用以判断神经根或坐骨神经受压。

7. 拾物试验 让儿童站立，嘱其拾起地上物品。正常儿童可以两膝微屈，弯腰拾物；若腰部有病变，可见腰部挺直、双髋和膝关节尽量屈曲的姿势去拾地上的物品，此为该试验阳性。拾物试验常用于检查儿童脊柱前屈功能有无障碍，如腰椎结核等疾病（图11-34）。

8. 背伸试验 患者站立位，让患者腰部尽量背伸，如有后背疼痛为阳性。背伸试验说明患者腰肌、关节突关节、椎板、黄韧带、棘突、棘上或棘间韧带有病变，或有腰椎椎管狭窄症（图11-35）。

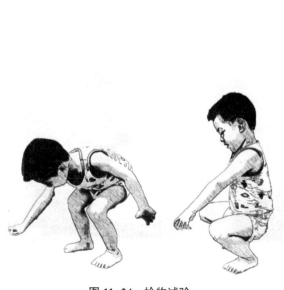

图11-34 拾物试验

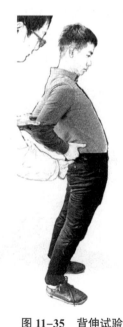

图11-35 背伸试验

（邱全河　杨文龙）

第五节　整脊法

整脊法，主要是针对不同的脊椎后关节的微细错动改变，即有偏歪、增高凸起、棘间隙改变和有压痛的棘突运用相应手法进行矫正复位，故又称"正脊骨法"。以下介绍颈椎、胸椎、腰椎常用整脊手法。

一、颈椎整脊手法

颈椎整脊手法包括旋转调整法、斜扳法、侧扳法、颈椎定位旋转扳法，适用于寰枢关节失稳、小关节紊乱等；施用整脊手法前应用放松手法（推、揉、拿），放松紧张痉挛的颈肩部肌肉，以获得更好疗效。

（一）旋转调整法

1. 体位　患者坐位，颈项部放松，头稍微前倾，术者站在其后侧方（图 11-36）。

2. 操作　首先术者用单拇指触诊法摸清偏歪的颈椎棘突，并用拇指顶住错位颈椎棘突对侧；另一侧肘部托住患侧下颌支下缘。双手先向上提托牵引，然后引导患者向患侧旋转 10° 左右，待患者颈部肌肉放松，双手协同，然后瞬间用力，突然小幅度（3° ~ 5°）加大颈部旋转，拇指同时向上、向外推挤关节突，一般可听到关节复位的弹响声，表示手法成功。

3. 作用　矫正寰枢关节失稳。

4. 注意事项　①切忌暴力旋转，超过颈部正常旋转范围的旋转，应视为暴力旋转。②旋转到位即可，不可盲目追求复位声响。③颈椎手术后或有先天性畸形者禁用。④旋转到极限时，停留的时间不宜过长，以免由于颈部过度扭转使脑部缺血。⑤颈椎移位时，整脊手法应用后 2 ~ 3 天内，不宜做颈部过度旋转和后伸活动，以免颈复位后再移位。

（二）颈椎侧扳法

1. 体位　患者坐位，颈项部放松，头稍微前倾，术者站在其后侧。

2. 操作　以患者头向左侧侧屈受限为例，术者以左肘压患者的左肩，左手从患者头后钩住患者的颈根部，右手置于患者侧头部（右耳上方）。先使患者头左侧屈到最大限度，然后瞬间用力，加大侧屈 5° ~ 10°，随即松手（图 11-37）。一般可听到关节复位的弹响声，表示手法成功。

3. 作用　主要用于落枕、颈椎病、颈椎小关节错缝。

4. 注意事项　与颈部斜扳法相同。

（三）颈椎定位旋转扳法

1. 体位　患者坐位，颈项部放松，头稍微前倾，术者站在患者后侧方（以患者棘突向左偏歪为例）。

2. 操作　首先术者用单拇指触诊法摸清偏歪的颈椎棘突，右手拇指的桡侧面顶住偏歪棘突的左侧，让患者头颈部前屈 35°，再向左侧偏 45°，术者左手掌托扶患者左面颊及颏部。施手法时左手掌向上用力使头颈沿矢状轴上旋 45°；与此同时右手拇指向右前外水平方向顶推偏歪棘突，一般可听到关节复位的弹响声，同时觉指下棘突向右轻移，表明整复成功（图 11-38）。

3. 作用　此手法的特点是定位准确，可用于上颈段、中颈段、下颈段，主要用于颈椎病、颈椎后关节错位。

4. 注意事项　与旋转调整法相同。

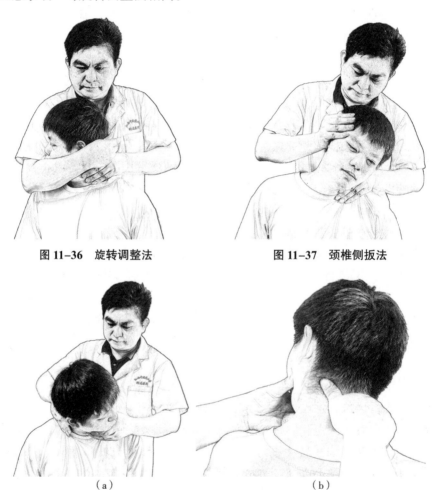

图 11-36　旋转调整法　　　　　　　　图 11-37　颈椎侧扳法

（a）　　　　　　　　　　（b）

图 11-38　颈椎定位旋转扳法

（四）颈椎仰卧位扳法

1. 体位　患者仰卧位，术者位于患者头前，双手置于患者颈后（图 11-39）。

2. 操作　以颈椎棘突向右偏歪为例。以一手食指、中指按于偏歪的棘突上，然后使患者颈部前屈，至要扳动的颈椎棘突开始活动时，再使患者的颈部向右旋转，当旋转到最大限度时，做一个有控制的、稍增大幅度的、瞬间的旋转扳动，听到弹响声即表明复位。

3. 作用　与颈部斜扳法相同。

4. 注意事项　与颈部斜扳法相同。

二、胸椎整脊手法

胸椎矫正手法包括扩胸扳法、仰卧压肘胸椎整复法、胸椎按压复位法、拉压胸椎法等。

（一）扩胸扳法

1. 体位　患者坐位，两手十指交叉扣住抱于枕后部，术者站在其身后。

2. 操作　术者用一侧膝关节抵住患者背部病变处，两手分别握扶住患者两肘部。让患者做主动前屈后伸运动并深呼吸，嘱患者前屈时呼气，后伸时吸气，如此活动数遍。当患者后伸到最大限度时，术者双手用力将患者两肘部做突然地向后拉动，同时膝部也向前做顶抵，一般可听到关节复位的弹响声，表示手法成功。

3. 作用　主要用于胸闷、背部板滞酸痛、胸椎小关节紊乱、强直性脊柱炎尚未骨性强化、胸部压榨感等。

4. 注意事项　①在患者做前俯运动时，术者应将其两肘部尽量朝前推，使其内收。在患者做后仰运动时，术者应将其两肘部尽量向后拉，使其外展。②膝顶力量不宜过大，以免加重损伤。

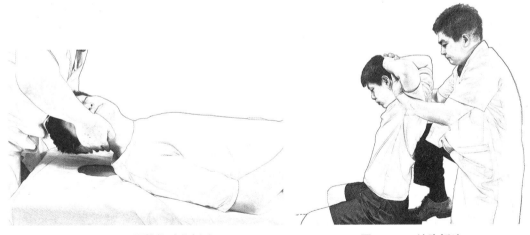

图 11-39　颈椎仰卧位扳法　　　　　　　图 11-40　扩胸扳法

（二）压肘胸椎整复法

1. 体位　患者仰卧位，双手交叉分别抱住对侧肩部，全身自然放松，术者站在其侧面（图 11–41）。

2. 操作　术者一手握拳，拳心向上，将拳垫在患者背后患椎处，使胸椎小关节因胸椎过伸而处于松弛状态；另一手按住患者两肘，或用胸部抵住患者两肘部，并缓缓用力下压。然后，让患者深呼气，当呼气将尽未尽时，突然做一个向前下方的按压。此时，一般可听到关节复位的弹响声，表示手法成功。

3. 作用　主要用于胸椎小关节紊乱。

4. 注意事项　在施术过程中，术者切忌用大力。

（三）胸椎按压复位法

1. 体位　患者俯卧位，胸前垫高枕使其成驼背状，全身放松，术者站在其左侧（图 11–42）。

2. 操作　术者双手掌交叉重叠，以掌根部置于其错位的棘突处，在患者呼气末的一瞬间，术者用有限度的冲击力向患者的前上方按压，可重复按压 2 ～ 3 次，一般可听到关节复位的弹响声，表示手法成功。

3. 作用　主要用于胸椎小关节紊乱。

4. 注意事项　在施术过程中，术者切忌用大力。

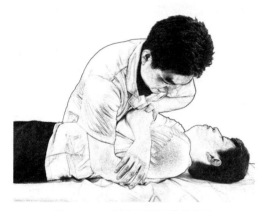

图 11–41　仰卧压肘胸椎整复法

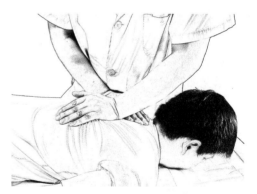

图 11–42　胸椎按压复位法

（四）拉压胸椎法

1. 体位　患者俯卧位。

2. 操作　患者胸部下方垫一薄枕。助手坐于患者头前，双手握住患者的两腋窝部，将患者身体固定；另一个助手站在患者双足前，手握住患者两踝部，轻轻提起并向下持续性牵引，使患者下肢离开床面。术者双手掌重叠，用双手掌根按压在患者胸椎棘突处。助手用力将下肢做突然的拔伸牵引，术者同时将患者胸椎棘突向下按压，此时常可感觉局部有滑动，可听到弹响声，表示复位成功。

3. 作用　胸椎小关节紊乱。

4. 注意事项　术者发力要突然，用力可稍大。

三、腰椎整脊法

腰椎整脊法包括腰部后伸扳法、俯卧位摇腰法、腰部斜板法、腰部旋转复位扳法等。

（一）腰椎后伸扳法

1.体位 患者俯卧位，两手放在下颏下方或头前，双下肢并拢，自然伸直，术者站在其侧面（图 11-43）。

2.操作 术者以一手掌按住患者腰部，另一手托住其双侧或单侧膝关节近端，缓缓上抬其下肢，使其腰部后伸，当后伸到最大限度时，两手同时用力做相反方向的扳动，可听到弹响声，表示复位成功。

3.作用 可调整腰椎后关节紊乱、滑利关节，主要用于腰椎间盘突出症、腰椎后关节紊乱、急性腰肌损、慢性腰肌劳损、腰部板滞和活动不利等。

4.注意事项 腰椎间盘突出症伴有腰曲后凸或腰椎前滑脱者，禁用本法。

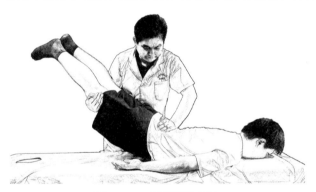

图 11-43 腰椎后伸扳法

（二）俯卧位摇腰法

1.体位 患者俯卧位，下肢伸直。术者站在其身旁。

2.操作 术者用一手掌按压住患者腰部，另一手前臂托于患者双下肢膝关节近端，将双下肢缓慢抬起，然后做顺时针和逆时针方向的缓慢摇动。

3.作用 可调整腰椎后关节紊乱、滑利关节。

4.注意事项 在施术过程中，术者切忌用大力。

（三）腰椎斜板法

1.体位 患者侧卧位，患肢在上，屈膝屈髋；健肢在下，自然伸直，腰部放松。术者面对患者站立（图 11-44）。

2.操作 术者一手按住患者肩前部，另一手用肘部抵住患者臀部，双手协同做相反方向的用力，即手掌将肩部向前推，肘部将髋臀部向后按，使患者腰部做被动扭转。当有明显阻力时，做一个增大幅度的突然扳动，可听到弹响声，表示复位成功。

3. 作用　主要用于腰椎间盘突出症、腰椎后关节紊乱、急性腰肌损伤、慢性腰肌劳损等。

4. 注意事项　①施术时患者腰部肌肉要充分放松。②患者腰椎手术后禁用。③腰椎弓裂、腰椎椎体滑脱者禁用。④术者两手推扳力的交叉点应落在患椎上。⑤避免暴力推扳。

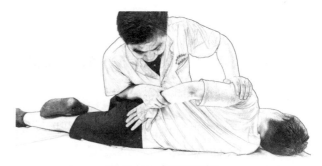

图 11-44　腰椎斜板法

（四）腰椎旋转复位扳法

1. 体位　患者端坐方凳上（无靠背），两脚分开与肩等宽，术者正坐患者之后。助手面对患者站立，两腿夹住患者右大腿（以患者棘突向左偏歪为例），双手压住右大腿根部，维持患者正坐姿势（图 11-45）。

2. 操作　首先术者用双拇指触诊法查清偏歪的棘突，左手自患者右腋下方伸向前，掌部压于颈后，拇指向下，其余四指扶持右颈部（患者稍低头），同时嘱患者双脚踏地，臀部正坐不准移动。右手拇指扣住偏向左侧的棘突，然后术者左手拉患者颈部使身体前屈 60°～90°，继续向左侧弯（尽量大于 45°），在最大侧弯位术者左上肢使其患者躯干向后内侧旋转，同时右手拇指顺向左上顶推棘突，立即可觉察指下椎体轻微错动，往往术者拇指下也有棘突跳动感，可听到弹响声，表示复位成功。

3. 作用　主要用于腰椎间盘突出症、腰椎后关节紊乱、急性腰肌损伤、慢性腰肌劳损。

4. 注意事项　①腰椎手术后禁用。②腰椎弓裂、腰椎滑脱者禁用。③整复低位腰椎时，患者上身前屈角度宜大；整复高位腰椎时，患者上身前屈角度宜小。④操作要在患者生理范围内进行，切忌用力过猛。

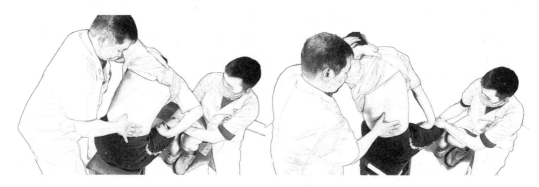

图 11-45　腰椎旋转复位扳法

（周毛生　晁芳芳）

第六节　躯干功能康复

一、颈部功能康复

（一）颈部运动训练

坐位或站立，站立时双足分开与肩平齐，双手叉腰进行深呼吸，并可做下列动作。

1.前屈后伸　吸气时颈部尽量前屈，使下颌接近胸骨柄上缘，呼气时颈部后伸至最大限度，重复 6～8 次。此法可锻炼颈椎屈伸功能。

2.左右侧屈　吸气时头向左屈，呼气时头部还原正中位；吸气时再将头向右屈，呼气时头还原，左右交替，重复 6～8 次。此法可锻炼颈椎侧屈功能。

3.左右旋转　吸气时头向左转，呼气时头部还原正中位；吸气时将头右转，呼气时头部还原正中位，左右交替，重复 6～8 次。此法可锻炼颈椎旋转功能。

4.颈椎环转　头颈部向左右缓慢而有限度的环形转动，两个方向各 3 圈，此法为上述各项运动的综合，可放松颈部肌肉，调整颈椎小关节位置，但颈项部急性损伤者慎用。

（二）颈部肌力训练

1.斜方肌的拉伸　直立或端坐，背部伸直，将右手抱住头顶部。向下和向右牵拉头部，使其朝向右肩，让下颌尽量贴近右肩。拉伸完换另一侧，重复 6～8 次，每次30 秒。

2.肩胛提肌的拉伸　直立或端坐，背部伸直，将右手放在脑后靠近头顶的位置，向下和向右牵拉头部，使其朝向右肩，让下颌尽量靠近右肩。拉伸完换另一侧，重复6～8 次，每次 30 秒。

3.胸锁乳突肌的拉伸　直立或端坐，背部伸直，先拉伸右侧胸锁乳突肌，将右手置于前额上，向后和向右牵拉头部，使头贴近右肩部。拉伸完换另一侧，重复 6～8 次，每次 30 秒。

二、胸腹部功能康复

（一）胸廓呼吸训练

在坐位下，双手交叉抱在头后，随着呼吸的节律进行张开和放松的动作，在深吸气时抬头挺胸，双臂尽量向后张开。呼气时自然放松低头。此法能够扩大胸廓的活动度，并引导正常的呼吸节律。

（二）胸部肌力训练

1. 胸大肌的拉伸 面朝门口或墙角站立，双脚与肩同宽，一侧脚部稍微靠前。伸直双臂，平齐肩部，双手手掌放在墙上或门框上，拇指朝上，身体整体向前倾，重复6～8次，每次30秒。

2. 腹直肌的拉伸 俯卧在床上，各处关节处于中立位，下腹部贴于床面，用手将上半身撑起，至腹直肌有轻微牵拉痛感，重复6～8次，每次15～30秒。

三、腰背部功能康复

（一）腰背部运动训练

1. 前屈后伸 双足分开与肩同宽站立，双下肢保持伸直，双手叉腰，腰部做前屈、后伸活动，活动时应尽量放松腰肌，重复6～8次。此法可锻炼腰椎屈伸功能。

2. 左右侧屈 双足分开与肩同宽站立，双上肢下垂伸直，腰部做左侧屈，左手顺左下肢外侧尽量往下，还原。然后以同样姿势作右侧屈，重复6～8次。此法可锻炼腰椎侧屈功能。

3. 左右回旋 双足分开与肩同宽站立，双手叉腰，腰部做顺时针及逆时针方向旋转各1次，然后由慢到快、由小到大地顺逆交替回旋6～8次。此法对腰部扭伤、慢性腰肌劳损等有辅助治疗作用。

4. 五点支撑 仰卧位，双侧屈肘、屈膝，以头、双足、双肘五点作为支撑，双掌托腰用力把腰拱起，重复6～8次，每次15～30秒。此法可增强腰、背及腹部肌肉力量，可防治损伤、慢性劳损、风寒湿所致腰背部疼痛等。

5. 飞燕点水 俯卧位，去枕，双手背后，用力挺胸抬头，使头胸离开床面，同时膝关节伸直，两侧大腿用力向后也离开床面，要保持自然呼吸，重复6～8次，每次15～30秒。此法为卧位腰背练功的基本动作，可锻炼腰背肌肉力量，防治腰肌慢性劳损、腰椎间盘损伤、胸腰椎骨折患者的腰痛后遗症。以损伤早期练习此法为佳。

（二）腰背部肌力训练

1. 腰方肌的拉伸 侧卧双膝屈曲位，将一侧膝部和同侧肘部撑地，保持肘部和肩部平齐，腰部用力撑起躯干，保持颈部、背部、髋部也呈一条直线，收紧下方的侧腰部并保持髋部向上方选力，重复6～8次，每次10～15秒。

2. 竖脊肌的拉伸 患者俯卧位，以腹部为支点，抬起腿部和手臂，同时呼气。在抬起过程中，双膝部伸直，并与地面呈30°～45°，一边吸气，一边缓慢将腿和手臂恢复到起始位置，重复6～8次。

（廖宁罟 杨文龙）

第七节　脊髓损伤

脊髓损伤是脊柱损伤较严重的并发症，往往导致损伤节段以下肢体严重的功能障碍。脊髓损伤所致的截瘫称为外伤性截瘫，表现为完全性或不完全性四肢截瘫。外伤性截瘫治疗上比较困难，疗效亦不满意，致使患者终身残废，甚至死亡，而且其并发症亦较难处理。本病多发生于年轻人，大部分为 40 岁以下的男性，儿童脊髓损伤较少见。本病属于中医学"体惰"范畴。

一、致病机制

脊髓损伤后可出现损伤平面以下的运动、感觉和反射功能障碍，亦可在受伤初期上述神经症状表现轻微，之后逐渐加重。其病理变化大致如下。

（一）脊髓震荡

脊髓震荡是由暴力引起脊髓神经的超限抑制和传导暂停出现的一种可逆性暂时性功能紊乱，是较轻的脊髓损伤。这是由于椎间盘或黄韧带突向椎管对脊髓发生一过性挤压，或是由于脊髓内的神经细胞受到强烈震动发生超限抑制所致。由于脊髓仅有少许水肿无明显的器质性改变，在显微镜下也看不到神经细胞及神经纤维有破坏现象。脊髓震荡的病理改变仅为脊髓灰质少数小出血灶，基本不发生神经细胞坏死或轴突退变，2～3 天后逐渐恢复正常，组织学上基本恢复正常，神经功能可完全恢复。

（二）脊髓休克

脊髓休克是脊髓与高级中枢的联系中断后，导致断面以下的脊髓节段功能及反射活动暂时丧失，脊髓处于无反应状态。脊髓休克不同于脊髓震荡，不是由暴力直接作用于脊髓引起的，表现为损伤平面以下肌张力降低，肢体呈迟缓性瘫痪、感觉消失，生理反射及病理反射不能引出，大便失禁，小便潴留，症状一般可持续数小时至数周。

脊髓休克的持续时间差别很大，最短数小时，最长 6 周左右，一般与患者年龄、全身状况、损伤程度及反射中枢位置有关。患者年龄小、体质好、损伤轻、反射中枢靠近脊髓远端，则脊髓休克持续时间短，反射功能恢复亦较快；反之，脊髓休克持续时间长，反射功能恢复较慢。脊髓损伤部位越低，持续时间越短，如腰骶段休克期一般小于 24 小时。

（三）脊髓挫伤

脊柱骨折及脱位，黄韧带、椎间盘、软骨板挤压脊髓，刀刃或弹片直接作用于脊髓，都能造成脊髓实质损伤。早期病理变化主要是脊髓的受损区水肿，中央灰质出现小点状出血、坏死。随着时间的延长，出血坏死灶不断扩大，可波及压迫整个脊髓断面，并向上或向下邻近节段扩散。

1. 脊髓水肿　脊髓水肿是外力作用于脊髓使之发生创伤性反应的结果。脊髓缺氧及突然受到的压力解除时，都可使脊髓出现不同程度的水肿。水肿减轻或消失后，其功能可恢复，但神经组织间渗出物的机化对神经传导功能有一定影响。

2. 脊髓出血　脊髓损伤后，硬膜内或硬膜外的小血管破裂出血，开始时出血量少，尚无影响，随着出血量的增多，使椎管内压力升高而压迫脊髓，患者可出现不同程度的继发性脊髓受压损害症状。若血肿被吸收，其感觉、运动功能可出现不同程度的恢复，如出血继续，血肿向上蔓延，则脊髓受压范围逐渐增大，患者的神经症状逐渐加重，截瘫平面上升；如果病变在颈段，出血蔓延至延髓，则可压迫呼吸、循环中枢，严重者导致患者死亡。

3. 脊髓压迫　脊柱损伤后，移位的椎体及骨碎片、血肿、破裂的椎间盘组织可压迫脊髓造成患者瘫痪。由于脊髓本身没有受到直接损伤，当压迫因素很快解除时，其功能可望全部或者大部分恢复。然而，当脊髓受压时间过长或者程度过重时，脊髓组织可因血液循环障碍发生缺血、缺氧而坏死、液化，最后形成疤痕或者出现萎缩等继发性病理改变，预后较差。

4. 脊髓断裂　脊髓断裂后 4 小时，断端灰质中央有片状出血、坏死，而白质则无改变。24 小时断端中心损坏殆尽，白质也开始坏死，这种变化在 72 小时达到最大程度。发生坏死的原因是髓鞘在白质中的轴索断裂处形成空泡，空泡破裂后释放出溶酶体及自溶酶，使断端自溶、坏死、脱落，最后断端中间形成空腔并为疤痕组织填充。

二、诊查依据

脊髓创伤时，受累神经节段支配区域即产生相应的症状和体征，表现为肌力、反射和感觉的异常。在脊髓损伤早期，损伤平面以下表现为无汗、血管舒缩功能障碍、静脉和淋巴回流不畅、双下肢水肿、胃肠道蠕动减慢。通过肌力、反射和感觉等检查，可以对脊髓创伤做出正确的定位诊断。

（一）颈髓损伤

颈髓损伤一般是颈椎骨折脱位的并发症。外伤后第 5 颈髓以上的完全横断，称为高位横断。由于膈神经主要由颈 2 ～ 4 神经组成，发生高位横断后患者表现四肢瘫痪，膈肌、肋间肌和腹肌瘫痪，呼吸困难，如无人工辅助呼吸，可导致窒息死亡。第 5 颈髓以下损伤，由于膈神经未受累，患者呈腹式呼吸。若脊髓横断，锁骨以下的躯干和下肢瘫痪、感觉消失，上肢有区域性感觉障碍、部分运动丧失，称为四肢瘫痪。

横断水平越低，上肢瘫痪越不完全。如第 7 颈髓横断者，肱三头肌瘫痪，失去伸肘功能，但肱二头肌为颈 5、颈 6 神经支配，故屈肘正常，呈典型的屈肘位瘫痪。颈髓横断后，大部分交感神经作用消失，损伤平面以下无汗、体温调节失控，随着气温升降，夏有高热，冬有低温，这是致死的原因之一，此外还有二便不通等功能障碍。

（二）胸髓损伤

下肢呈痉挛性瘫痪，膝、踝反射亢进，感觉消失平面高达腋窝，抵达腹股沟，二便不知，初为不通，后为失禁。第1胸髓与下段颈髓损伤患者可出现眼睑下垂，眼裂变窄，瞳孔缩小，颈面部无汗、潮红等表现，称为霍纳综合征（Horner 氏征）；第1～5胸髓节段损伤，肋间肌尚能保留活动，常发生姿势性低血压，由平卧位搬起时可突发晕厥；第6～9胸髓损伤，腹直肌上段的神经支配未受损害，而中段和下段腹肌则丧失收缩功能；第10胸髓损伤，腹直肌下部功能存在，腹壁反射上、中部存在；第10胸髓以下损伤、由于腹内斜肌及腹横肌下部纤维瘫痪，患者咳嗽时腹压增高，下腹部向外膨出；第12胸髓损伤，全部腹肌功能良好，腹壁反射存在，而提睾反射消失，下肢呈痉挛性瘫痪。在胸段脊髓还较常见半侧损害，表现为该节段支配平面以下的同侧肢体痉挛性瘫痪、深感觉消失，而对侧的温觉、痛觉消失，称为脊髓半侧损害（Brown–Sequard）综合征。

（三）腰髓损伤

腰髓损伤多为第10、11胸椎骨折脱位的并发症。伤后下肢运动、感觉完全或部分消失，呈痉挛性瘫痪。膝、踝反射亢进，初伤二便不通，久则形成反射性排尿。第1腰髓损伤，下肢运动、感觉全部消失，反射均消失。第2、3腰髓损伤，感觉平面达大腿前上 1/2，能屈髋；第4、5腰髓损伤，屈髋、大腿内收及伸膝均有力，患者可站立，走路呈摇摆步态，下肢后部，小腿前部和鞍区感觉消失。

（四）骶髓损伤

骶髓损伤多为第12胸椎与第1腰椎骨折脱位的并发症。足部活动功能部分障碍，下肢后侧与鞍区感觉消失，膀胱、直肠和性功能失常。

（五）马尾神经损伤

马尾神经根损害时，可以表现为腰2以下各种神经损害症状；若马尾神经完全撕裂，其损伤平面以下感觉、运动、反射均完全消失。在脊髓休克期或脊髓、马尾神经完全横断早期，括约肌的功能完全丧失。在排尿功能上表现为患者无尿意，尿潴留，膀胱胀满至一定程度时，尿液自尿道口溢出。肛门括约肌完全松弛，大便干时则便秘，大便稀时则失禁。在脊髓、马尾神经不全横断或脊髓压迫症可致不同程度的括约肌功能丧失。

三、临床分型

（一）按损伤程度分类

按照脊柱损伤的程度分类可分为脊髓震荡、不完全性脊髓损伤及完全性脊髓损伤。

1. 脊髓震荡 脊髓震荡为轻度脊髓损伤，开始即呈不完全瘫痪，并且在伤后数小时、数日、最长数周内恢复完全，日后不留神经系统后遗症。

2. 不完全性截瘫 颈胸段脊髓损伤者在脊髓休克期终止后才能做出不完全性截瘫的诊断。凡肛周皮肤感觉存在，或截瘫平面以下的任何一处有刺痛觉，或某一个足趾可以屈曲，或肛门括约肌能控制收缩，均表示是脊髓不全损伤，预后较好，功能将有不同程度的恢复。

3. 完全性截瘫 在脊髓休克期终止后，仍没有任何感觉、运动的恢复，表明是脊髓完全性横断伤。脊髓各节段包括颈段、胸段、脊髓圆锥及马尾神经完全横断。

（二）ASIA 评价标准

对于脊髓损伤评定标准一般采用美国脊柱损伤学会（A-SIA）对脊髓损伤分级评定标准（2002 年修订），具体如下。

A 级：完全性损伤，肛周感觉和肛门括约肌随意收缩均缺失。

B 级：不完全性损伤，在损伤节段水平以下保留了部分感觉，但运动评分为 0。

C 级：不完全性损伤，在损伤节段以下存在部分运动功能，但运动评分累计达不到正常的 50%。

D 级：不完全性损伤，在损伤节段以下运动评分累计为正常水平的 50% 或高于50%。

E 级：感觉功能和运动功能在所有节段均为正常。无脊髓损伤的患者不可评价为E 级。

四、辅助检查

脊髓损伤的患者一般要行影像学及电生理检查。

（一）影像学检查

1. X 线检查 X 线检查是脊柱骨折脱位伴有脊髓损伤的重要检查及诊断依据之一，一方面可以明确脊柱损伤的部位、类型、程度及移位方向；另一方面可以为脊髓损伤的平面和程度提供重要资料。仔细观察下列各点：①椎体有无挤压、粉碎及脱位。②椎管与椎间孔有无狭窄与变形，其内有无碎骨片。③椎板、椎弓、关节突、棘突及横突有无骨折及移位。④关节突关节有无半脱位、脱位及关节突跳跃征。⑤椎间隙是否加宽与变窄。⑥棘突间距是否加宽；上下两椎体及附件有无沿纵轴旋转。

对于 X 线检查的结果，要考虑到以下几个方面：①脊髓损伤的严重程度有时不一定与脊柱损伤的严重程度相符合。如患者受伤时椎体移位与脊髓损伤均很严重，但在现场抢救和搬运过程中，有可能使移位椎体复位或大部分复位，X 线片上仅能看到很轻的移位甚至无移位，未能反映出真实情况。又如脊髓休克临床表现与脊髓横断相似，但 X 线片上可能未见骨折或脱位，或骨折与脱位很轻。②黄韧带和椎间盘对脊髓的压迫在一般 X 线片上不能看出。③中段胸椎骨折平面与脊髓损伤平面较为接近。但在胸腰段则两者相差甚多，脊椎与脊髓平面不大一致，相应脊神经可能不被伤及。

2. CT 检查　CT 扫描能清晰地显示椎管、蛛网膜下腔、脊髓三者间的关系，了解脊髓断裂与否及骨组织、软组织、异物等对脊髓有无压迫情况。行脊髓造影 CT（CTM）检查，更能进一步了解脊髓及其周围的病变情况。

3. MRI 检查　MRI 可以较好地显示椎管内及神经根内软组织的成像。能通过矢状面、冠状多平面成像，根据硬脊膜外或神经根周围脂肪的减少、消失等差异来判断硬脊膜或神经根是否受压，尤其对椎管侧隐窝狭窄，较 CT 成像更清晰。在观察椎管和脊髓损伤，对于确定部位、范围，以及明确脊髓损伤性质是水肿、压迫、血肿、脊髓萎缩方面也优于 CT，MRI 的优势在显示椎管内病变分辨力强。故对于椎间盘突出物的成像，MRI 都比 CT 检查显示得完整。

（二）电生理检查

1. 肌电图检查　肌电图可用来检查运动单位（包括一个前角细胞、轴索及数量不等的肌纤维）的肌纤维电位活动。正常肌肉在完全松弛时，没有任何肌电位，表现为生理性电静息状态。脊髓损伤后，肌肉失去神经抑制性影响，肌纤维可出现震颤电位、丛形电位和不正常的正相尖形电位。根据这些病理电位改变的形状、分布和范围，可推测脊髓和神经损伤的性质和部位。

2. 诱发电位检查　刺激周围神经，诱发电位信号经脊髓感觉通路向上传导，在大脑皮层接收皮层诱发电位（CEP），或在脊髓损伤的头侧接收脊髓诱发电位（SEP），这是一种客观测定脊髓传导功能脑电图记录方法，以判断脊髓神经功能损伤程度。脊髓受压后，神经元受到机械变形，或当脊髓缺氧而发生进行性出血性坏死，均可使感觉诱发电位明显减弱或消失。

五、治疗方案

脊髓损伤患者病情较差，应注意全身检查，以确定是否存在休克或其他合并损伤，如发现有失血、休克，应立即控制出血、抢救休克。如有其他合并伤，应根据轻重缓急，首先处理危及生命的内脏损伤。对于脊柱损伤，应严格遵守脊柱损伤的搬运原则，以免骨折移位，加重脊髓损伤。高位颈髓损伤者，容易出现呼吸困难，痰液不易咳出，应保持呼吸道通畅，防止窒息，必要时做气管切开、吸氧及人工辅助呼吸。严格无菌操作下放置导尿管、补充热量、蛋白质，同时胃肠减压、肛管排气及处理便秘等。

（一）一般处理

1. 低温疗法　低温可降低细胞的代谢率，减少组织耗氧量，从而增强脊髓对缺氧的耐受性，减轻脊髓水肿，降低脑脊液的压力。此外，低温可降低脊髓内胺类物质的浓度，可改善受伤脊髓的血液循环，减少中央出血及坏死的进一步发展。

2. 高压氧疗法　在高压氧环境里，损伤脊髓局部组织内的氧分压可显著升高，从而改善脊髓组织的缺氧状况，调整酶系因缺氧导致的破坏，减轻由此引起的继发损伤。

不完全性脊髓损伤后早期应用对神经功能的改善有一定效果。但应用此疗法有耳鸣、头晕不适等副作用。

(二) 中医治疗

脊髓损伤的病因不外乎内外两类。因外伤者，或为外力撞击，或为高处坠落，或为刀枪等锐器直接损伤，导致经络血脉离断。诚如《圣济总录》言："脉者血之府，血行脉中，贯于肉理，环周一身。因其肌体外固，径隧内通，乃能流注，不失其常。若因伤折，内动经络，血行之道，不得宣通。"内伤起病，或多因气血亏虚，或因经脉受阻，导致气血津液输布失司，四肢百骸不得濡养。对于非横断性脊髓损伤，并根据损伤时间分两期进行治疗，初期以行气消瘀、泻下通热、疏通督脉为主的下法进行治疗，中后期以补肾壮骨、壮督脉、温经通络为主的补法进行治疗，可配合针灸选用督脉十三针、华佗夹脊穴、五脏俞、膈俞、八髎为主穴位配方。

(三) 西药治疗

1. 脱水剂和利尿剂　脊髓损伤会产生不同程度的脊髓水肿，从而加重对脊髓的压迫。在损伤初期或术后使用脱水治疗可以减轻脊髓水肿，减少神经元的破坏，对脊髓功能的恢复有一定帮助。常用的脱水药有 20% 甘露醇、25% 山梨醇。常用利尿剂有呋塞米，为排除脊髓损伤后组织细胞外液中过多的水分应适当选用。

2. 类固醇类药物　甲基泼尼松龙冲击治疗（MP）是目前最常用的激素疗法，于伤后 8 小时内应用大剂量甲基泼尼松龙，具有稳定溶酶体膜、抑制脂质过氧化、维持细胞内外正常离子的平衡、减轻脊髓水肿、改善血液循环、降低毒性物质的释放等作用，可减缓或中止脊髓损伤后的继发性损伤，促进功能恢复。

3. 神经节苷脂　是广泛存在于哺乳类动物细胞膜上含糖酯的唾液酸，在中枢神经系统外层细胞膜有较高的浓度，尤其在突触区含量特别高。研究显示，神经节苷脂能促进轴突生长和轴索形成，能提高神经的存活率，改善神经传导速度，减少损伤后神经病变。改善细胞膜酶的活性，减轻神经细胞水肿，对损伤后继发性神经退化有保护作用，对神经细胞的凋亡有明显的抑制作用。

4. 其他药物

（1）抗纤维蛋白溶解药　急性损伤者，脊髓内继续出血是造成伤后脊髓损害加重的一个重要原因。应采取措施稳定凝血块以止血，临床应用 6- 氨基己酸可对抗纤维蛋白酶的溶解，增强凝血块的稳定性。

（2）钙通道阻滞剂　由于脊髓损伤后细胞膜结构和功能受损，大量钙离子内流并在细胞内聚集，可诱发出与创伤一致的组织病理学和生化改变。因此，应用钙拮抗药可减轻损伤介导的血管痉挛，防止周围血管舒张导致的系统性低血压，改善损伤后的脊髓血流，达到阻止继发性脊髓损伤发展的目的。目前，临床常用的钙拮抗药为尼莫地平，使用时必须严格监测血压的变化。

（3）大剂量阿片受体拮抗剂　通过增加脊髓血流量、提高血压、维持电解质平衡、改善能量代谢，从而保护和恢复神经功能，显著改善继发性脊髓损伤的预后。常用的阿片受体拮抗剂有纳洛酮。继发性脊髓损伤 8 小时内应用纳洛酮可促进脊髓功能恢复。

（四）手术治疗

对急性脊髓损伤患者进行手术治疗，可解除脊髓及神经根的压迫，清除毒性代谢产物，清除突出到椎管的异物、骨片及椎间盘组织；用相应的内固定稳定脊柱，达到恢复神经功能、防止晚发脊髓损害的目的；并能使患者早日活动，防止长期卧床的并发症。

1. 适应证　①截瘫症状进行性加重、截瘫平面不断上升者。②不完全性截瘫经保守治疗后，症状无明显改善者。③椎板骨折，X 线片显示椎板有凹陷骨折、椎管内有骨折片或异物压迫，引起截瘫或神经根刺激症状者。④小关节交锁、经闭合复位失败者。⑤颈椎严重屈曲型压缩骨折伴有相应的椎间盘狭窄，临床怀疑有椎间盘损伤、脊髓造影证实在椎间盘节段平面有梗阻者。⑥第 2 腰椎以下严重骨折脱位、马尾神经呈完全性压迫者。⑦开放性脊髓损伤者。

2. 禁忌证　①一般情况较差，有创伤性休克，同时合并有胸、腹脏器和颅脑损伤或大面积烧伤，在休克得到纠正和其他损伤获得适当处理之前不宜手术。②脊髓已断裂而骨折已闭合复位，且脑脊液动力学检查无梗阻者。③颈椎过伸型损伤，表现为中央性脊髓损害，奎肯试验脑脊液通畅者。④神经症状逐渐好转，经 X 线平片、脊髓造影、脑脊液动力学检查均未显示脊髓有受压现象者。⑤除马尾神经以外，脊髓受伤在 2～3 年以上者，因手术效果不好不宜行手术治疗。

3. 手术方式

（1）开放性脊髓损伤的减压手术　开放性脊髓损伤多为火器伤或刀刃伤，对脊柱稳定多无影响，对脊髓组织和马尾神经本身的损伤范围却较广泛。开放性脊髓损伤患者可伴有休克、骨折及内脏损伤，有发生感染的可能，治疗的首要任务是控制休克，其次是进行及时细致的清创，同时视具体情况进行减压、清除血肿、修补硬脊膜等。

（2）闭合性脊髓损伤的减压手术　一般主张尽早彻底减压，清除椎管内的压迫因素，恢复椎管管径，进行坚实的内固定。早期流行的棘突钢板由于固定不牢固，且式式对脊柱的稳定性破坏过大，目前已被系列的椎弓根螺钉钢板所替代。减压术可视具体压迫情况选择后路、前路和侧前方减压术。对于晚期截瘫患者，经造影、CT、MRI 等检查证实压迫因素来自椎前方者，可做前路减压、植骨融合和内固定，但是预后较差。

六、预防调护

对于截瘫平面以下的肢体，应早期进行被动锻炼和局部按摩推拿，以防止肌肉萎缩、关节粘连和关节畸形。当患者基本可以扶拐杖站立时，应指导患者进行行走锻炼，并需在行走支架的帮助下进行，以防摔倒。助动功能步行器能协助脊髓损伤瘫痪患者站立及行走，改善患者的活动功能，减少患者心理障碍，增强参与社会活动的能力。根据瘫痪肢体功能恢复情况和职业特点制定训练计划，为患者创造就业机会，做到残而不废。

（况君）

第十二章　头颈部损伤

【学习目标】

1. 掌握颞颌关节脱位整复方法、颈椎病的分型、颈椎间盘突出症的诊疗方法。
2. 熟悉颈椎周围损伤分类及治疗方案、落枕的致病机制和治疗方案。
3. 了解颈项部肌筋膜炎的针刀治疗、颈椎小关节紊乱的整脊治疗方案。

第一节　颞颌关节脱位

颞颌关节由下颌骨的一对髁状突和颞骨的颞颌关节窝构成，关节囊前薄后厚，外侧有颞下颌韧带加强，是人体头面部唯一可活动的关节。颞颌关节脱位亦称下颌关节脱位，中医古籍又称"落下颌""失欠颊车""脱颌"，俗称"掉下巴"，好发于身体虚弱、面部肌肉松弛的老年人，且易形成习惯性脱位。

一、致病机制

老年人体弱，韧带松弛，关节囊薄弱无力，新鲜脱位复位后过早活动或未进行合理的固定，容易复发，常导致习惯性脱位，其致病机制分以下几点。

（一）过度张口

下颌关节周围虽有关节囊包绕，但前壁较薄弱松弛，无韧带加强。当过度张口，如做大笑、打哈欠、拔牙、呕吐等动作时，下颌骨的髁状突容易经前壁越过关节结节，形成下颌关节前脱位。

（二）外来暴力

下颌角或颏部在张口状态下受到来自向前下方作用的外力，由于关节囊的侧壁韧带不能抵御外来暴力，造成一侧或双侧下颌关节脱位。

（三）杠杆作用

单侧臼齿咬硬物导致颞颌关节处于不稳定状态，翼外肌、咬肌收缩，肌力拉动下颌体向前下方滑动，多形成单侧前脱位，也可发生双侧脱位。

二、诊查要点

下颌关节脱位，以耳前颞颌关节区疼痛、不适，下颌不能正常活动或有弹响为特征，其临床表现如下。

（一）症状

颞颌关节脱位患者呈张口位状态、语言不清、咬食不便、吞咽困难、不断流涎等。

（二）体征

1.单侧脱位　口角歪斜，口半开合状态较双脱位小，下颌骨向健侧倾斜，患侧低于健侧，患侧颧弓下可触及髁状突，耳屏前方可触及凹陷。

2.双侧脱位　下颌骨下垂、前突，咬肌痉挛隆起，面颊扁平。双侧颧弓下可能触及髁状突，耳屏前方可触及凹陷，患者常以手掩口就诊。

三、临床分型

根据脱位发生时间和复发次数分类，可分为新鲜性、陈旧性和习惯性脱位。根据脱位部位分类，可分为单侧脱位和双侧脱位。根据脱位方向分类，可分为前脱位和后脱位两种。临床以前脱位多见，后脱位罕见。

四、辅助检查

对于颞下颌关节脱位，初步检查可选择 X 线摄影。检查体位为患侧颞下颌关节闭口位及张口位，侧位片闭口位或张口位可见颞下颌关节髁状突和下颌窝分离状态，髁状突移位至关节突前缘（图 12-1）。进一步检查可选择颞下颌关节 CT 平扫及后处理，CT 后处理可以通过平扫的薄层横断面图像重建出斜冠状位及斜矢状位，进一步评判关节面和脱位的情况。磁共振检查可直接得到颞下颌关节不同序列矢状面及冠状面图像，同样可以得到闭口位及张口位图像以评判关节功能情况。

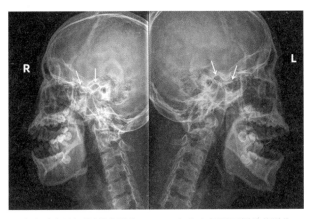

（a）右侧颞下颌关节脱位　　　（b）左侧颞下颌关节脱位

图 12-1　颞下颌关节张口位 X 线平片

五、治疗方案

新鲜性颞颌关节脱位可行手法整复，需注意如患者年老体弱牙齿松动，整复过程中应避免暴力造成牙齿脱落。

（一）手法整复

1. 口腔内复位　患者正坐于矮方凳上，头枕部紧贴墙壁。术者站于患者前方，清洁双手，拇指用无菌纱布包裹后伸入患者口腔按于两臼齿上，其余四指在外托住下颌。双手拇指先向下按，感觉颌骨移动时，余指将下颌骨向后上方端送，闻及入臼响，表示脱位整复。端送时，拇指应迅速向两旁滑开，随后从其口腔中退出，以避免拇指被咬伤，也可用小木块或者注射器等硬物置于牙齿间，防止咬伤。若单侧脱位，亦可应用此法，在健侧的手不需用力（图12-2）。

2. 口腔外复位　患者正坐于矮方凳上，头枕部紧贴墙壁。术者站于患者前方，双手拇指分别置于两侧下颌体与下颌支前缘交界处，其余四指托住下颌体。双手拇指由轻而重地向下按压下颌骨，余指托住下颌体同时向上方推送，听到入臼声响，脱位即复位。此法尤其适用于年老齿落习惯性脱位者，年轻患者或首次脱位患者因为肌肉痉挛常需局部麻醉后进行。

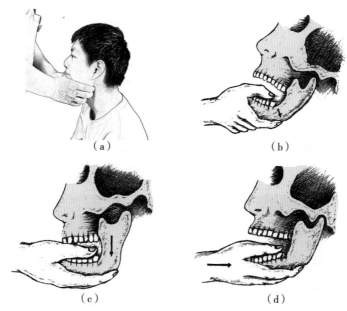

（a）　　　　　　　　　　（b）

（c）　　　　　　　　　　（d）

图 12-2　手法整复方法

（二）固定方法

复位成功后，需要对下颌关节进行固定以保持复位后的位置，使关节囊得到良好的恢复，防止再脱位（图12-3）。托住颏部，维持闭口位，然后将颞下颌固定带兜住下颌部，也可选用普通绷带固定法。固定不宜过紧，张口不超过 1cm。新鲜脱位患者固定 1 ～ 2 周，习惯性脱位患者固定 4 ～ 8 周。

（三）药物治疗

1. 中药治疗 初期选用理气活血舒筋的方剂，如活血止痛汤等。中后期选用补气养血、益肝肾、壮筋骨的方剂，如壮筋养血汤、补肾壮筋汤等。

2. 西药治疗 选用非甾体抗炎药，如双氯芬酸钠、塞来昔布等。习惯性脱位患者复位后，可在下颌关节张口位，局麻下向双侧关节囊内注入 5% 鱼肝油酸钠 0.5mL，经过 2 ～ 3 次治疗后，可使关节囊纤维化和挛缩，限制颞颌关节活动。

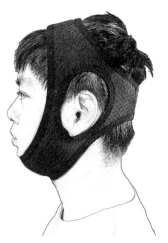

图 12-3 固定方法

六、预防调护

每天进行数次叩齿动作以运动咀嚼肌，进而增强肌肉张力，维持和加强下颌关节的稳定。配合自我按摩，以双手拇指或食指、中指在翳风穴或下关穴揉按，按摩手法要轻柔，以舒适为度，每日 3 ～ 5 次。固定期间，患者避免用力张口、大声讲话、咬嚼硬食，宜吃软食。反复脱位的患者，术后两个月内张口距离应避免超过一横指的宽度，哈欠时应用手托住下颌。

（邱全河）

第二节 上颈椎损伤

上颈椎包括第 1 和第 2 颈椎，即寰椎和枢椎。上颈椎周围创伤包括寰枕关节脱位、寰椎骨折、寰枢椎脱位、齿状突骨折、枢椎椎弓骨折等。在临床中，寰椎损伤比例最高，该损伤占上颈椎损伤的 50% 左右。上颈椎由于解剖结构的特异性，因此常伴有某些神经性脊髓损伤和关节不稳，严重者可危及生命，必须引起重视。

一、寰枕关节脱位

创伤性寰枕关节脱位多为交通事故或高处坠落等高能量损伤所致，患者多在事故现场或抢救途中，由于脑干横贯性损伤而导致死亡。也有低能量损伤患者，以儿童多见。

（一）致病机制

寰椎和枕骨之间的稳定性主要由复杂的韧带结构来保障，这些韧带可以分为两组：一组连接枕骨和寰椎，韧带包括寰枕关节囊和前、后、侧寰枕膜；另一组连接枕骨和枢椎，韧带包括覆膜、翼状韧带和齿突尖韧带，这组韧带对寰枕关节的稳定性起着更重要的作用。寰椎横韧带连结寰椎左、右侧块，防止齿突后退。从韧带中部向上有纤维束附于枕骨大孔前缘，向下有纤维束连结枢椎体后面，因此寰椎横韧带与其上、下两纵行纤维索，共同构成寰椎十字韧带（图12-4）。

当颈椎极度过伸或受到轴向损伤时，少部分患者旋转或伴侧屈时上述韧带断裂，从而引起脱位。儿童由于枕骨髁尚未发育完善并较为平坦且周围韧带较为松弛，关节稳定性较差，更易脱位。

（二）诊查要点

寰枕关节脱位的临床表现差异很大，大多数患者表现为上颈椎区域肌肉紧张和活动受限，尤其是屈伸活动受限。合并其他骨折，如齿突骨折可见半身瘫、四肢瘫和呼吸衰竭等脊髓损伤表现。部分患者可无任何神经症状和体征。

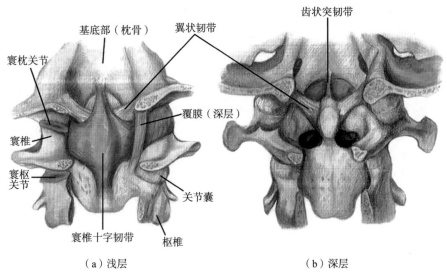

（a）浅层　　　　　　　（b）深层

图 12-4　寰枕关节韧带

（三）辅助检查

通过影像学检查，可以明确损伤的类型及程度。

1. X 线检查　寰枕关节脱位可选择颈椎张口位及颈椎侧位 X 线摄影。正常颈椎侧位 X 线片，当颈部位于中立位时，齿突与枕大孔前缘中点在一条垂线上，两者间距为 4～5mm。屈伸活动时，最大水平位移不超 10mm，超过此值则视为寰枕关节不稳定。

2. CT 检查　采用薄层 CT 扫描结合 CT 图像后处理技术可以重建出颈椎冠状面、矢状面及颈椎三维影像，在矢状面骨性标志清楚，测量更准确。

3. MRI 检查　临床不常用于寰枕关节脱位的诊断，但因具有较好的软组织分辨率，对判断周围韧带有无水肿和断裂有较明显的优势，也可更好地判断脊髓损伤的情况，对手术方案和预后具有重要的意义。

（四）治疗方案

寰枕关节脱位致死率高，预后较差，多数患者需通过手术治疗以永久稳定寰枕关节。

1. 颅骨牵引 寰枢椎脱位患者多合并周围韧带的损伤，属于极度不稳定损伤。当颈部周围肌肉保护性痉挛消退后，将导致寰枕关节进一步不稳。故伤后应立即行颅骨牵引，以保护脊髓，防止进一步损伤。牵引常用手术前临时固定，要想达到永久的稳定，多需手术治疗。

2. 手术治疗

（1）适应证 外伤后存在严重的枕颈关节不稳。

（2）手术方式 手术以枕颈融合术为主，可使寰枕之间达到永久的稳定。寰枕关节的屈伸活动范围约占整个颈椎屈伸范围的50%，该术同时会引起患者颈部屈伸活动部分受限。

二、寰椎骨折

寰椎骨折占所有颈椎损伤中的 3% ~ 13%。横韧带向上通过纤维束延伸至枕骨大孔前缘，向下通过纤维束附着于枢椎体后面，横韧带与其上下两纵行纤维束共同构成寰椎十字韧带，有稳定齿突于寰椎前弓的作用，是寰椎与枢椎之间的主要稳定结构。因此，寰椎骨折后应判断十字韧带是否有撕裂，这对制定寰椎骨折治疗方案有指导意义。

（一）致病机制

寰椎骨折多由来自头顶的纵向传达暴力致伤，暴力导致寰椎失去张力在狭窄部位断裂。如高楼坠物（打击头部）、高处坠落（头顶撞击地面）等，大多合并脑外伤，死亡率较高。骨折多发生在骨质结构薄弱的前弓或后弓与侧块连接处附近，由于骨折块向四周分离移位，往往导致椎管容积扩大，除非合并寰枕关节脱位或寰枢关节脱位，否则很少发生脊髓损伤。当头颈侧屈时受到垂直应力容易出现前弓根部的骨折；而颈椎过伸时受力，颅底撞击寰椎后弓或寰枢椎后弓相互撞击容易导致寰椎后弓骨折。损伤可单独或者合并发生，形成各种类型的骨折。

（二）诊查要点

1. 疼痛 枕部及颈后部疼痛、僵硬，患者常用双手托头以使颈椎固定于某个姿势，不敢随意转动或点头等动作，以减轻颈椎应力，缓解疼痛。

2. 压痛 压痛多在枕下部，颈后肌肉痉挛僵硬，也可出现枕后枕大神经支配区压痛。

3. 神经损伤 较少并发神经损伤，但当合并齿突骨折向后移时，神经损伤发生率高。寰椎侧块的侧方移位可压迫舌咽神经、迷走神经和舌下神经，也可损伤展神经和副神经，造成该神经损伤的症状及体征。

（三）辅助检查

通过影像学检查，可以明确骨折的类型及程度。

1. X 线检查　正常情况下判断寰枢椎结构需拍摄张口位及侧位。其中，张口位 X 片正常影像学表现为两侧块与齿突间的距离相等，两侧外缘与枢椎关节突外缘在一条直线上，寰齿间距改变，尤其是寰椎侧块向外滑动，则为骨折的诊断依据。椎动脉沟处单纯骨折仅能从颈椎侧位 X 线片显示。寰椎骨折 X 线片特点：①寰椎两侧块移位，可同时向外侧分离移位，亦可不对称的移位，移位范围 2 ～ 4mm。②判断侧块移位应参照枢椎的棘突是否在正中，如果棘突在中央而侧块移位，表示不是因旋转而导致的侧块与齿突距离的差异。③断层摄片可了解更加详细的结构改变，如果寰椎侧块内侧有一小游离骨块，系横韧带撕脱所致。④咽后壁软组织肿胀阴影可在清晰的 X 线片上看到，表示该部有骨折出血的征象。

2. CT 检查　判断寰椎骨折最敏感的检测方法。可清楚地显示骨折的部位及移位情况，CT 三维重组图可很好地显示骨折块的分离状况，对确定稳定程度及手术方式很有帮助（图 12-6）。另外，颈部 CT 血管造影可清楚地显示椎动脉的走形及判断其有无"高跨"。

3. MRI 检查　对脊髓损伤的判断有一定意义，也能清楚地显示横韧带及周边局部韧带的损伤情况。

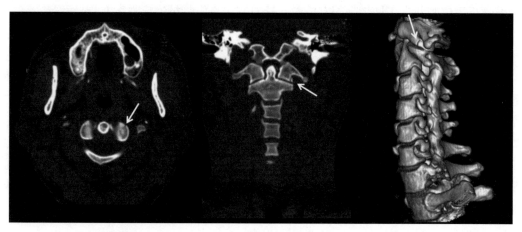

（a）CT 横断面　　　　（b）冠状面 CT 重组图　　　　（c）CT 重组 VR 图
注：上图示寰椎左侧块骨折（箭头）。

图 12-6　寰椎左侧块骨折

（四）临床分型

寰椎骨折经常用 Levine-Edwards 分型法（图 12-7）。

Ⅰ型：寰椎后弓骨折，多由过伸和纵轴暴力作用于枕骨髁与枢椎棘突之间，并形成相互挤压外力所致，也可合并枢椎椎体或齿状突骨折。

Ⅱ型：寰椎侧块骨折，多发生在一侧，骨折线通过寰椎关节面前后部，可涉及椎动脉孔。

Ⅲ型：寰椎爆裂骨折，多为前后弓双骨折，也称为 Jefferson 骨折，多系单纯垂直暴力作用结果。

（五）治疗方案

寰椎骨折无神经症状，CT 上判断骨折线属于稳定骨折的患者，采取非手术治疗。对于伴有横韧带、副韧带和关节环骨膜撕脱骨折患者，给予适当外固定至骨折愈合；不伴有骨膜撕脱骨折的横韧带损伤者，有潜在寰枢椎失稳导致瘫痪的风险，需要立即手术稳定；伴横韧带中段损伤（无撕脱骨折）或影像学检查显示有不稳定存在时，应予手术稳定。

1. 牵引固定 主要有过伸位颅骨牵引、哈罗氏支架（Halo-vest 支架）固定等方法（图 12-7）。牵引时间 3 周，牵引重量 3 ～ 5kg，复位后继续固定 12 ～ 20 周。伴横韧带松弛或断裂的骨折颈围领固定 6 ～ 12 周，直至骨折愈合。如有必要复位，用轴向颅骨牵引，重量 4.5 ～ 13kg 以改善骨序列。牵引维持 5 ～ 8 周，直至骨折块有一定的强度，然后可换用外固定架或维持牵引到临床愈合。拍摄 X 线侧位、过伸和过屈位片，以确定是否遗留慢性不稳定，以及判断是否需手术稳定。

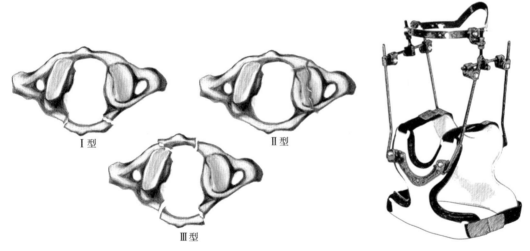

Ⅰ型　Ⅱ型　Ⅲ型

图 12-7　寰椎骨折 Levine-Edwards 分型　　**图 12-8　哈罗氏支架**

2. 药物治疗 对于疼痛的患者可采用非甾体抗炎药进行止痛处理，如双氯芬酸钠、塞来昔布等；一般牵引状态下，疼痛并不明显。合并神经损伤患者，可选用神经营养药物。

3. 手术治疗 不稳定性的骨折或者合并神经症状的患者，需手术治疗，以达到减压、固定、保护脊髓的目的。

（1）适应证 外固定治疗无法维持骨折稳定；无法耐受外固定矫正治疗；合并横韧

带断裂的不稳定骨折；持续性脊髓压迫症状；寰枕或寰枢关节稳定性破坏。

（2）手术方式　后路寰枢椎融合术、前路寰椎复位钢板内固定术、后路寰枢椎椎弓根螺钉内固定术、枕颈融合术等。

三、寰枢椎脱位

寰枢椎脱位是指先天畸形、创伤、退变、肿瘤、感染炎症和手术等因素造成的寰椎与枢椎骨关节面失去正常的对合关系，发生关节功能障碍和（或）神经压迫的病理改变。

（一）致病机制

1. 创伤　寰椎横韧带、齿状突、翼状韧带和关节囊是维持寰枢椎稳定的重要结构。发生于寰枢椎之间的骨折脱位，大多与齿状突骨折和寰椎横韧带断裂有关，且常合并寰枢椎的骨折。寰椎横韧带断裂常导致寰椎前脱位，而齿状突骨折则致寰椎前脱位或后脱位。

2. 感染　上呼吸道感染、扁桃体炎、乳突炎、类风湿关节炎、累及咽后间隙的强直性脊柱炎等，均可导致寰枢椎关节滑膜囊和周围韧带结构稳定性降低，从而发生寰枢关节旋转及病理性半脱位。

3. 先天性异常　主要有颅底凹陷、小脑扁桃体下疝畸形、齿突发育异常、先天性颈椎融合、韧带缺损或松弛等。

4. 其他　退行性变所致韧带松弛、肿瘤、特发性寰枢椎脱位、医源性损伤等。

（二）诊查要点

寰枢关节脱位因程度和受伤机制的不同，临床症状各异，轻症可无明显症状，容易漏诊，但即使初始症状较轻的患者，也可能因各种并发症而危及生命；重症多因暴力外伤所致，并发截瘫甚至死亡的风险较高，常造成患者当场死亡。病理性脱位患者多有上呼吸道感染等病史。

1. 疼痛　外伤后因韧带断裂或合并其他部位骨折，常引起颈部疼痛，患者常因疼痛而保持颈部于旋转体位，或不敢活动，甚至不敢起坐。

2. 活动受限　颈部活动受限，尤以旋转活动受限为重，重者甚至张口活动亦受限制。

3. 畸形　双侧寰椎外侧关节及正中关节均有脱位者，可表现为头前倾畸形，呈鹅颈畸形；单侧寰枢外侧关节脱位者，则表现为头转向健侧而向患侧倾斜。长期旋转畸形后，可发展为扁平颅底和斜颈畸形。

4. 其他症状　出现不同程度的脊髓损伤症状，部分患者有四肢肌力下降、眩晕、耳鸣、视物模糊、胸闷、心悸和血压升高等。合并小脑扁桃体下疝畸形者，可出现共济失调。小儿患者一般症状较轻，可见全身肌力下降、易跌倒等。

（三）辅助检查

通过影像学检查，可以明确损伤的类型及程度。

1. X 线检查　急性期，X 线平片很难看清旋转脱位，因为体位问题，枕骨、门齿及软组织在骨性标志上的重叠均会影响阅片，而这常导致误诊。对于一些典型的脱位，X 线是最快捷的检查手段。寰枢椎脱位 X 线检查的主要指标包括寰齿前间隙、寰枢椎管储备间隙和寰枢椎不稳定指数。

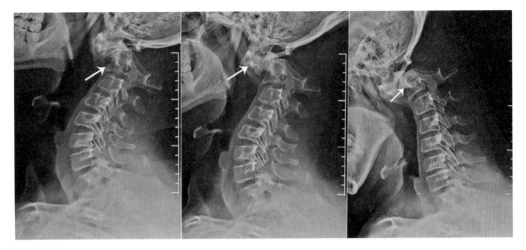

（a）颈椎过伸位　　　　　　（b）颈椎侧位　　　　　　（c）颈椎过屈位

图 12-9　寰枢关节脱位 X 线检查

2. CT 检查　CT 横断面薄层扫描结合冠状面及矢状面重组不仅可见到旋转，也可见到半脱位，是术前诊断、手术方案设计和术后评估的重要检查方法（图 12-9）。

3. MRI 检查　较 CT 具有更好的软组织分辨率，可更清楚地观察脊髓受压形态、位置、程度、范围及脊髓信号异常与否。

（四）治疗方案

寰枢关节脱位因为致死率高，即使无脊髓损伤症状，也应按照危重症处理，包括各种抢救设备的准备、向患者及院方告知病重或病危通知。

1. 牵引固定　适用于手法或牵引达可完全复位的患者，或仅有疼痛、无神经症状，影像学提示无明显不稳的患者。牵引固定主要包括牵引、外固定，可用枕颌带牵引或颅骨骨牵引复位及固定，一般牵引 2～3 周后，改用头颈胸石膏或哈罗氏支架进行固定。

2. 药物治疗　对于有脊髓压迫或刺激的患者，均应予以脱水治疗，常用甘露醇、高渗性葡萄糖、地塞

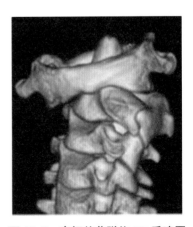

图 12-9　寰枢关节脱位 CT 重建图

米松或甲强龙。甲强龙仅在伤后 8 小时内给药有效，维持输入至伤后 24 小时。早期适当应用氨甲苯酸、酚磺乙胺等可减轻脊髓出血。

3. 手术治疗　寰枢椎关节对头颈部旋转活动异常重要，约占整个头颈活动度的 50%。因此，应严格掌握手术适应证，慎用融合技术。慎重采用内固定融合技术，可采用临时固定，不用融合技术。若必须内固定融合，也应坚持短节段融合的治疗原则，尽可能保持头颈部活动功能。

（1）适应证　牵引难复位的患者；有脊髓神经功能障碍，ADI 大于 5mm 或 SAC 小于 13mm 的患者；颈部疼痛无缓解，有交感神经症状患者；牵引过程中 ADI 增加患者；感染等致寰枢椎稳定结构破坏，关节功能丧失；寰枢椎不稳定指数为 25% ～ 40% 为相对适应证，寰枢椎不稳定指数超过 40% 必须手术。

（2）手术方式　包括减压、复位、固定及融合。颈椎椎管减压手术，又分为复位减压和原位切除致压物减压；矫形复位和内固定。常用的术式：①后路寰枢椎椎弓根螺钉系统内固定植骨融合术。②后路寰椎侧块螺钉枢椎椎弓根螺钉内固定植骨融合术。③后路经寰枢椎关节螺钉内固定植骨融合术。④枕颈融合钉棒内固定术。

四、齿状突骨折

齿状突骨折是常见的颈椎损伤，致死率 4% ～ 11%，占颈椎骨折 10% ～ 20%。齿状凸起自枢椎椎体，因形状而得名。齿状突具有不规则的解剖学形态并与寰椎间有独特解剖关系。本病属于中医学"旋台骨"范畴。

（一）致病机制

齿状突骨折可由屈曲、旋转或伸展暴力引起，也可见于挥鞭样损伤。齿突骨折前脱位、后脱位比约为 2:1，但老年患者相反，以后脱位多见。中年人骨折多由暴力外伤所致，多见于车祸；老年人多因骨质疏松、摔倒后低暴力所致。

（二）诊查要点

1. 外伤病史　患者大多有明确的外伤史。

2. 疼痛、活动受限　大部分患者表现为颈痛、颈部肌肉紧张和痉挛、枕下区不适、颈部活动受限。

3. 神经损伤　上颈椎椎管较大，并发神经损伤概率 15% ～ 25%。轻者出现枕大神经刺激痛，重者四肢瘫痪、脑干功能不全。发生原发性损伤后，部分患者仅有颈痛不适等轻微症状，但因在转运途中缺乏有效固定或错误的摆放姿势可导致脊髓的二次损伤。

（三）临床分型

根据骨折线的水平（Anderson 分类法），可将齿状突骨折分为三型（图 12-10）。

Ⅰ型：齿状突尖部骨折多为撕脱性骨折，主要由附着于齿状突尖部的翼状韧带撕裂所致，属于稳定性骨折，预后较好。

　　Ⅱ型：齿状突基底部骨折较为多见，对齿状突的血运影响大，为不稳定骨折，较难愈合，多需手术治疗。

　　Ⅲ型：累及枢椎椎体的齿状突骨折，为型稳定型骨折，预后较好。无移位的Ⅲ型骨折可予以石膏和颈托固定，伴有移位的Ⅲ型骨折可行牵引复位加石膏固定。

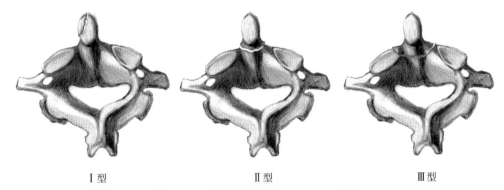

Ⅰ型　　　　　　　　　　Ⅱ型　　　　　　　　　　Ⅲ型

图 12-10　齿状突骨折的 Anderson 分型

（四）辅助检查

　　常规拍摄 X 线片包括侧位、开口位片，可见骨折线。当合并神经症状或其他并发症而导致 X 线片无法正常拍摄时当选用 CT 及三维重建，特别是齿状突横行骨折时，三维重建可显著提高诊断率。MRI 是常用检查软组织的方法，可检测韧带、脊髓的损伤情况，为选择相应的治疗方式提供依据，还可用于诊断陈旧性齿突骨折（图 12-11）。

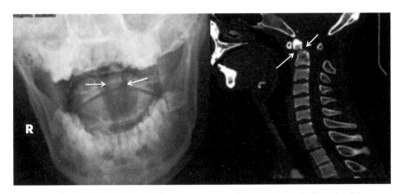

（a）颈椎张口位 X 线片　　　　　　（b）颈椎 CT 矢状面重组图
注：上图示齿状突皮质欠连续，提示齿状突骨折（箭头）。

图 12-11　枢椎齿状突骨折

（五）治疗方案

　　1. 非手术治疗　主要适用于Ⅰ型没有移位的稳定性骨折；年龄小于 7 岁的骨骺分离患者。Ⅲ型骨折，由于有更多的松质骨重叠，而且分离牵张的可能性很小，也适合非手术治疗。非手术主要治疗措施有颅骨牵引、颈托固定。详见寰枢椎脱位章节。

2. 手术治疗

（1）适应证　外固定治疗无法维持骨折稳定；无法耐受外固定矫正治疗；横韧带断裂，骨折移位 ≥ 5mm，骨折成角 > 10°；持续性的脊髓压迫症状；或后脱位 > 3mm 的患者。

（2）手术方式　前路齿突螺钉固定、后路寰枢椎椎弓根钉内固定术。

五、枢椎椎弓骨折

枢椎椎弓骨折是指发生于第 2 颈椎椎弓峡部的骨折，既往多见于被施绞刑者，故又称绞刑架骨折（Hangman 骨折）、外伤性枢椎椎弓骨折。

（一）致病机制

暴力使枢椎椎弓和椎体分离，进而引发椎体向前滑移，又称创伤性枢椎骨折，常由交通事故、跳水或坠落伤造成。当颈椎突发过伸损伤时，颅颈部轴向压力骤升，导致后部椎间关节压缩发生侧方的骨折。发生 Hangman 骨折时可能合并有前韧带、后韧带和颈 2、颈 3 间盘纤维环的撕裂，可继发颈椎失稳。

（二）诊查要点

1. 外伤史　多数患者有外伤病史。

2. 疼痛、活动受限　大多数患者表现为颈痛，广泛的枕下区不适，颈部肌肉紧张、痉挛，颈部活动显著受限。

3. 神经损伤　上颈椎椎管较大，并发神经损伤概率 15% ～ 25%。有些患者可能原发性损伤后仅有颈痛不适等，但在搬运转送过程中可能因为缺乏有效的固定或姿势有误而导致脊髓的二次损伤。

（三）临床分型

Levine-Edward 分型充分考虑损伤机制，并结合了骨折的形态和稳定程度，被临床广泛运用（图 12-12）。

Ⅰ型：无位移或椎间滑移小于 3mm 的患者，该类型骨折为稳定性骨折。

Ⅱ型：椎间滑移距离大于 3mm、有轻度成角畸形的患者，属于不稳定型骨折。

Ⅱ A 型：椎间成角明显、滑移不明显的患者，属于不稳定型骨折，容易被误诊为Ⅱ型枢椎椎弓骨折。

Ⅲ型：C_2 峡部骨折伴有 C_2 和 C_3 后方小关节脱位的患者，该类型骨折患者的椎间盘和韧带复合体被完全破坏，属于极不稳定型骨折，需要采用手术治疗。

（四）辅助检查

X 线片拍摄颈椎侧位片、张口位片、过伸过屈侧位，在怀疑有颈椎不稳时要慎重选择过伸及过屈位 X 线摄影。CT 扫描，特别是结合 CT 图像后处理技术可更清楚地观察到骨折线的走向，以及骨折线累及椎板的情况。MRI 可了解颈椎间盘、脊髓损伤的情况及周边韧带的完整性，血管成像还可观察到椎动脉走行及是否存在畸形和受压。对于需要手术的患者，还应尽量完善椎动脉血管造影检查，防止血管畸形等引起重大的手术并发症（图 12-13）。

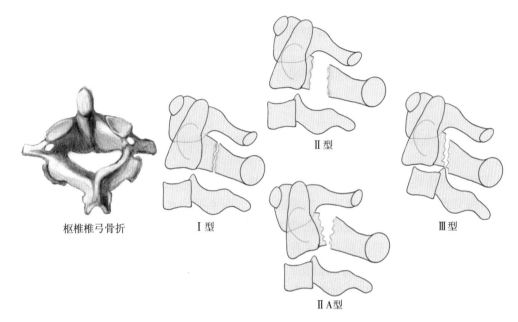

图 12-12 枢椎椎弓骨折的 Levine-Edward 分型

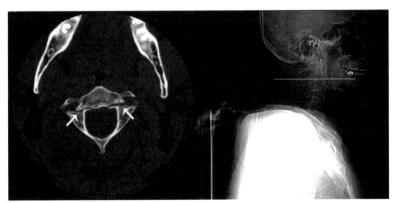

（a）CT 横断位骨窗　　　　　　（b）CT 定位像

注：49 岁男性，骨折线累及枢椎基底部至椎弓横突孔处（白箭头），断端未见明显移位。

图 12-13 枢椎骨折 CT 检查

（五）治疗方案

1. 牵引固定 绝大多数的枢椎椎弓根骨折都可以在支具的固定下得到良好愈合。对于没有移位的 I 型，推荐用围领和枕颌胸固定支具治疗，固定时间 2 ~ 3 个月，定期

X线复查；Ⅱ型有移位者，颌枕带或外固定 4～6 周，背伸牵引重量 4～5kg，必要时增加到 9kg；ⅡA 型采取牵引复位会加重移位，应用背伸转手法复位后哈罗氏头环固定 3 月。

2. 手术治疗

（1）适应证　使用哈罗氏支架不能维持良好复位、骨折不愈合、不能耐受外固定或合并 C_2～C_3 关节突关节脱位；Ⅲ型骨折伴单侧或双侧关节跳跃脱位，很难闭合复位，通常需要开放复位内固定。

（2）手术方式　枢椎椎弓根拉力螺钉术、前路复位植骨融合钛板内固定术。

（邱全河）

第三节　下颈椎损伤

下颈椎损伤是指直接或间接暴力所致的第 3 至第 7 颈椎骨、关节及韧带的损伤，也包含颈胸交界部即第 7 颈椎至第 1 胸椎的损伤。颈椎损伤常伴有脊髓损伤。及时正确的诊断和治疗可防止和逆转脊髓的继发性损伤，使脊髓功能获得最大程度的恢复，降低伤残率或伤残程度，从而提高患者的生存率及生活质量。超过 80% 的损伤发生在第 4～6 颈椎节段。下颈椎损伤合并脊髓损伤，约占损伤的 50% 以上，尤其是火器伤、完全性骨折脱位、颈椎过伸性损伤及颈椎爆裂性骨折并发脊髓损伤的概率更大。

一、致病机制

根据颈部受伤时的外力方向（屈曲或伸展）及损伤后解剖结构的改变（压缩或分离），将颈部骨折脱位进行力学分类，共分为 6 类：屈曲压缩型、垂直压缩型、仰伸牵拉型、侧方压缩型、屈曲分离型、旋转压缩型。

（一）屈曲压缩型

高处坠落或重物砸伤头顶，致颈椎极度前屈，椎体前半部受到上下位椎体、椎间盘的挤压而发生楔形压缩型骨折，多发生于第 5～7 颈椎节段，受累椎体可为 1～2 个，甚至 3 个椎体同时发生。当暴力过大，除造成骨折外，还可导致两侧关节突分离脱位，上位椎体向前下方移位，引起半脱位，甚至双侧关节突跳跃脱位，其后部的棘上韧带、棘间韧带、关节突关节囊受到牵张应力断裂，多半有严重的脊髓和神经根损伤。

（二）垂直压缩型

高处掉落的物体纵向打击头顶，或跳水时头顶垂直撞击地面，均可使椎体受到椎间盘挤压而发生粉碎性骨折，骨折块向四周"爆裂"移位，尤其是椎体后侧皮质断裂，骨折块凸入椎管造成椎管变形、脊髓损伤，主要表现为椎体爆裂骨折。

（三）仰伸牵拉型

当患者从高处仰面摔下，后颈被冲击的部位形成杠杆支点，颈椎骤然过伸，造成前纵韧带断裂，椎体前下或前上缘撕脱骨折，上位椎体向后移位，棘突椎板相互挤压而断裂。另外，骑车摔倒头面部触地或急刹车乘客头面部撞击挡风玻璃或椅背，使颈椎过度伸展也可致前纵韧带断裂、上位椎体向后移位等类似损伤，主要表现为上位椎体后脱位，可出现脊髓过伸性损伤。

（四）侧方压缩型

当颈椎遭受侧方暴力而使颈部侧屈，导致椎体一侧压缩变扁。此种损伤有时可合并横突骨折或横突间韧带断裂，并伴有脊髓或臂丛神经损伤。

（五）屈曲分离型

高速行驶的汽车在撞车瞬间患者下半身被安全带固定，躯干上部由于惯性而急剧前移，以前柱为枢纽，后柱、中柱受到牵张力而破裂张开，造成经棘上棘间韧带－后纵韧带－椎间盘水平断裂，或经棘突－椎板－椎体水平骨折，往往移位较大，脊髓损伤多见，主要表现为小关节脱位。

（六）旋转压缩型

脊柱受到屈曲和向一侧旋转的两种复合暴力作用，造成棘上、棘间韧带牵拉损伤，旋转轴对侧的小关节囊撕裂、关节突关节脱位，椎管变形，脊髓受压，主要表现为后方结构损伤，严重时上位椎体前脱位。

二、诊查要点

高处坠下、重物落砸、车祸撞击、坍塌事故等均有发生颈椎损伤的可能，应详细了解暴力作用过程和部位、受伤时的姿势及搬运情况。在颅脑外伤、醉酒意识不清时，伴额面部皮肤擦伤或挫伤，提示颈椎过伸性损伤可能，应特别注意。

（一）症状

颈椎受伤后局部疼痛及活动障碍为主要症状之一。颈椎的暴力外伤，往往伴有神经功能的损害，轻者四肢麻木、胀痛、痛觉过敏、肌张力增高，颈5平面以上骨折脱位易出现呼吸困难、发绀、呼吸浅速，甚至出现生命体征不稳定。

（二）体征

沿棘突自上而下逐个按压，寻找压痛点，通常患处有明显的疼痛，可触及局部的肿胀和畸形；棘突周围软组织肿胀、皮下瘀血，说明韧带肌肉断裂；棘突间距增大说明椎骨脱位或棘间韧带断裂；棘突排列不在一条直线上，表明脊柱有旋转或侧方移位。对任何怀疑颈椎损伤患者，均应进行详细的神经系统检查以排除是否伴有脊髓损伤。

三、辅助检查

（一）影像学检查

1. X 线检查　对颈椎屈曲型损伤、椎体脱位或者半脱位容易确诊，少数能提示脊柱损伤的病因、病理改变。但颈椎损伤仅凭 X 线诊断很容易造成对骨折的严重程度估计不足，甚至漏诊、误诊。当怀疑有上颈椎损伤时，应同时加拍张口位，选择动力位摄影时应慎重，以免加重脊髓损伤。脱位患者可见颈椎排列异常、阶梯样改变及弧线中断，椎间隙高度丢失，关节突关节间隙增宽、平行面关系改变甚至交锁、错位，骨折患者椎前及椎旁可见软组织肿胀影（图 12-14）。

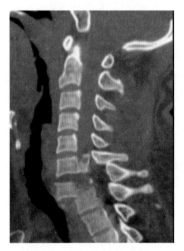

注：第 6、7 颈椎骨折、错位。

图 12-14　下颈椎损伤 CT 矢状面重组图

2. CT 检查　因其可明确测量椎体、椎管及脊髓等组织的直径、横径等，并可判定有无椎管占位损伤，很好地弥补了 X 线检查的缺陷，为诊断下颈椎损伤的金标准。CTM，即经腰穿或在寰枢椎侧方穿刺到蛛网膜下腔并注入碘对比剂而使蛛网膜下腔显示，以显示脊髓及周围结构的方法，为有创性检查，并有一定的风险，现已很少采用。

3. MRI 检查　对神经及软组织的诊断具有重要意义，脊髓损伤发生 3 ～ 5 小时后，MRI 显示有信号改变，能很好地提示脊髓内水肿、出血等，为脊髓损伤诊断、治疗方案的制定及预后判断提供重要依据，为治疗方案的制定及预后判断意义重大。磁共振脊髓造影（MRM），是利用脂肪抑制加重 T_2 序列，在增强脑脊液信号强度的同时抑制了周围组织的信号，从而获得高质量的椎管影像，不需要造影剂，安全可靠，为无创检查，可获得脊髓蛛网膜下腔脑脊液影像。

（二）电生理检查

电生理检查可早期诊断脊髓休克条件下的神经功能，对预后进行早期判断。术中的电生理监测，对术中复位的脊髓损伤有很好的判断作用。

四、治疗方案

对于下颈椎损伤合并脊髓损伤的患者，伤后 6 小时是黄金抢救时期，应尽可能保留脊髓功能。下颈椎损伤治疗原则：恢复脊柱序列；解除脊柱压迫，减少受损神经组织功能丧失；促进神经功能恢复；获得并维持脊柱稳定；获得早期功能恢复。

（一）一般治疗

1. 全身支持治疗 对降低颈髓损伤早期的死亡率非常重要。脊髓损伤早期，交感神经受到影响可引起低血压和脉搏缓慢，保持足够的血压利于脊髓的血供，主要方法有保持呼吸道通畅、维持血液循环、保持足够的灌注压。

2. 高压氧 脊髓损伤后 4～6 小时内开始使用高压氧，有效增加组织内氧含量，改善局部细胞的缺氧，保护神经细胞。

3. 局部亚低温疗法 亚低温治疗是一种以物理方法将患者的体温降低并维持在 30～35℃的预期水平，而达到某些疾病的一种治疗方法。低温可以降低细胞的代谢率，减少组织的氧消耗，以增强脊髓缺氧的耐受性，减轻脊髓水肿。

（二）牵引固定

对各种稳定性损伤如单纯椎体压缩骨折、单纯棘突、横突骨折或单侧关节突骨折可采取颅骨牵引、头颈支具、石膏固定等方法治疗。对各种稳定性损伤如单纯椎体压缩骨折、单纯棘突、横突骨折或单侧关节突骨折可采取颅骨牵引、头颈支具、石膏固定等方法治疗。枕颌带牵引如重量小维持作用差，过重则易压迫下颌皮肤及引起张口困难，不适用于下颈椎损伤。哈罗氏支架，即头环牵引支架最初用于上颈椎损伤，现广泛用于下颈椎损伤的外固定，但固定过程中容易出现颈椎的后凸畸形，可能与骨折类型、支架安装不当及患者的姿势有关。另外，哈罗氏支架也不适合有头颅、胸部损伤或肥胖的患者，使用时须掌握好适应证及安装技术。

（三）中药治疗

1. 早期 损伤初期症见局部肿胀，剧烈疼痛，胃纳不佳，全身发热，苔薄白，脉弦紧。治以行气活血，消肿止痛，方选复元活血汤、外敷消瘀膏。

2. 中期 损伤中期症见临床表现为肿痛虽消而未尽，仍活动受限，舌暗红，苔薄白，脉弦缓。治以活血和营，接骨续筋，方选接骨丹或加减补筋丸。

3. 后期 损伤后期症见腰酸腿软，四肢无力，活动后局部隐隐作痛，舌淡，苔白，脉虚细。治以补益肝肾，调养气血，方选六味地黄汤、八珍汤。

（四）西药治疗

1. 糖皮质激素 甲泼尼龙是一种合成的中效糖皮质激素，是美国食品药品监督管理局（FDA）唯一批准用于治疗急性脊髓损伤的药物。

2. 脱水剂 可减轻血管内皮细胞的水肿，改善微循环，改善组织间隙水肿，减轻脊髓受压。应早期应用脱水剂，时间 5～7 天。

3. 自由基清除剂 谷胱甘肽、二甲亚砜、维生素 A、维生素 C、维生素 E 等，可保护神经细胞避免进一步损害。

4. 神经节苷脂 可促进多种神经生长因子的作用，调控多种炎性因子及其表达，阻断脊髓损伤后神经细胞的凋亡过程。

5. 其他　还可以根据病情选择阿片受体拮抗剂、促红细胞生成素、钙离子拮抗剂、白蛋白等。

（五）手术治疗

早期手术尽可能解除脊髓压迫，稳定脊柱、方便护理。早期复位及减压固定不但可以减轻由创伤导致继发的脊髓损伤的程度，还可以稳定脊柱，便于护理及翻身，防止肺部感染、肺栓塞等致命并发症发生。脊髓不完全损伤的患者应在 24 小时内进行手术治疗，脊髓完全损伤者也应在 72 小时内进行手术治疗。

1. 适应证　手法复位失败、不稳定的骨折脱位、陈旧性下颈椎骨折脱位并不全瘫、非手术治疗过程中截瘫症状逐渐加重、不能牵引复位的关节突跳跃及合并脊髓压迫的颈椎骨折脱位等。

2. 手术方式　手术的主要目的是固定和减压，分为前路、后路、前后联合入路。常用的手术方式：①前路钢板螺丝钉内固定治疗颈椎骨折脱位。②后路钉板或钉棒系统内固定治疗下颈椎骨折脱位。③前路椎间盘切除或椎体次全切除。④后路椎板减压及内固定术治疗合并颈椎后纵韧带骨化的过伸性颈椎损伤。⑤前后联合入路复位难复性脱位等。

五、预防调护

严重的高位脊髓损伤致死率极高，后期截瘫治愈率低。因此，对于怀疑颈髓损伤的患者，现场正确的保护和搬运极其重要，可有效避免转运过程中的二次损伤。特别是对昏迷的患者，应采用颈托保护颈部，若无颈托，可采取颈部两侧用手或衣物固定保护颈部。密切注意患者呼吸道的通畅情况，防止窒息。

（邱全河）

第四节　颈部扭挫伤

颈部扭挫伤是常见的颈部筋伤，由各种暴力引起的颈部扭挫伤。除了筋伤外，还可能兼有骨折、脱位，严重者伤及颈髓，危及生命。

一、致病机制

颈部可因突然扭转或前屈、后伸而受伤。如在高速车上突然减速或突然停车时头部猛烈前冲，打篮球投篮时头部突然后仰，嬉闹扭斗时颈部过度扭转或头部受到暴力冲击，均可引起颈项部扭挫伤。钝器直接打击颈部引起的挫伤较扭伤少见。

二、诊查要点

（一）症状

有明确损伤史，颈部损伤较轻者只出现疼痛，无明显肿胀。重者除局部的疼痛外，可出现局部的肿胀。颈部活动受限呈僵直状，或向左侧偏，或向右侧偏，因颈部肌肉的痉挛常使头颈僵直在某一固定的姿势上。

（二）体征

在颈部受伤的一侧可触及肿块或条索状硬结。如神经根受压者，可出现上肢相应部位感觉减退、肌力下降等。如果小关节错缝者，常可以在颈椎棘突旁有较为明显的压痛点或出现棘突偏歪。检查时要注意有无手臂麻痛等神经根刺激症状，必要时摄 X 线或 CT 以排外骨折、脱位等。

三、辅助检查

颈椎 X 线片及 CT 一般无异常，如疼痛剧烈者 X 线片颈椎生理曲度可因肌肉痉挛而减小或变直，畸形严重者要注意有无骨折、脱位等情况的存在。颈部 MRI 检查可显示水肿、神经及软组织情况，是评判颈部挫伤较好的影像学检查方法。

四、治疗方案

以手法治疗为主，配合练功、药物、物理治疗、针刀等。

（一）中药治疗

1. 中药内治

（1）气滞血瘀　损伤初期，症见颈部疼痛，多为刺痛或胀痛，痛有定处，拒按，夜间痛甚，舌质紫暗或有瘀斑，脉多细涩或弦涩。治以活血化瘀，通络止痛，方选二十五味方加减。

（2）瘀络脉阻　损伤中期，症见疼痛较前减轻，舌红，或有瘀斑，脉弦涩。治以舒经活络止痛，方选舒经活血汤加减。

（3）风寒阻络　症见颈部酸胀痛，有沉重感，遇风寒则疼痛加重，得温则疼痛减轻，活动不利，舌质淡，苔薄白或腻，脉紧。治以温经散寒，通络祛痛，方选大活络丹、小活络丹加减。

2. 中药外治　初期、中期：治以消瘀退肿，理气止痛，常用活血散瘀膏、定痛散等。红热较明显者，治以消瘀清热，解毒退肿，常用冰肌散、金黄膏、清营退肿膏等；症状较轻者，常用跌打万花油、茴香酒等。后期：方选活血止痛，常用宝珍膏、万应膏等。

（二）西药治疗

通过消炎镇痛，能够改善水肿和抑制无菌性炎症反应。消炎镇痛剂多选非甾体抗炎药，又分为 CoX-1 和 CoX-2 两类。CoX-1 包括双氯芬酸钠、布洛芬等；CoX-2 对胃肠刺激较小，因此运用较广，常用药物为塞来昔布。

（三）手法治疗

手法可采用局部揉、按、推、摩等，有消散淤血、松解痉挛肌肉、通络止痛的作用，一般可达到较好的效果。基本手法如下。

1. 点穴定位　术者用拇指点按肩井、天鼎穴，每穴点按两分钟，以达到局部镇痛目的。

2. 肌肉提拿　术者将拇指、食指、中指及无名指放于与肌肉纤维垂直的方向，捏住肌腹用力提拿 1～2 次，提拿部位有胸锁乳突肌、斜方肌、提肩胛肌等处。

3. 按揉痛点　痛点处一般有条索样或硬结样物。痛点面积小时可用拇指指腹按揉，痛点面积大时可用掌根部按揉。

4. 纵向牵拉　为了使斜方肌或胸锁乳突肌拉开，术者可将患侧肩部固定，另一手推动头部向对侧侧屈将肌纤维拉长，达到缓解肌肉痉挛的目的。对于筋伤后头部歪斜者，可做颌枕带牵引。

（四）固定方法

急性期宜适当地卧床休息，避免颈部的旋转活动，起床活动时使用颈托制动，以利于扭伤后颈部软组织损伤的修复。

（五）针灸治疗

针灸一般可选择落枕、后溪、风池、悬钟、大椎、天柱穴。直刺 0.5～0.8 寸，留针 20 分钟，每日 1 次，10 次为 1 个疗程。

（六）物理治疗

选用透热疗法，如超短波、红外线，热奄包等。也可选用电料、磁疗、超声波等，以局部透热、缓解肌肉痉挛。

五、预防调护

对于长期低头工作的人，应告诉他们要定时适当改变颈部的姿势，建议做颈椎体操以维持颈部活动度和增加颈肌力，避免肌纤维撕裂，减少筋膜和韧带的张力。激烈运动或乘车时要注意自我保护，防止颈部扭伤。若不慎扭伤，应尽量保持头部于正中位置，以松弛颈部肌肉，必要时可采用颈围或牵引等制动治疗方案，但制动时间不宜过长，否则会发生颈部肌肉萎缩、活动受限等不良反应。在颈部疼痛消失、颈部软组织损伤基本趋于恢复时，应逐渐开始进行颈部的肌肉锻炼，以增加肌肉力量和弹性，确保颈椎的稳定性和灵活性。

（邱全河）

第五节 落 枕

落枕，多因睡眠姿势不良，睡起后颈部疼痛、活动受限、似身虽起而颈尚留落于枕，又称失枕，好发于青壮年，以冬春两季多见。

一、病因病机

《素问·骨空论》曰："失枕在肩上横骨间，折使揄臂齐肘正，灸脊中。"其首次指出了本病的发病部位及治疗方案。本病可因邪致病，亦可虚实夹杂致病，需仔细辨证，具体如下。

（一）血瘀气滞

落枕多因枕头高低不适或睡眠时姿势不良，使颈部肌肉长时间受到过度牵拉而受损，肌肉气血凝滞而闭阻不通，不通则痛，出现僵凝疼痛而发病，表现为睡醒后突然颈部刺痛，痛有定处，转头不利，稍有活动即感疼痛加剧，颈项部压痛点固定、肌肉痉挛，舌质紫暗或有瘀斑，苔薄白，脉弦紧。

（二）风寒侵淫

夜间沉睡，颈肩外露，感受风寒致使颈筋气血凝滞，经络不舒。寒气凝滞，风为百病之长，风寒侵袭，气血闭阻、经络不通则痛，表现为颈项强痛，痛引肩臂，或颈肩部麻木不仁，可伴有渐渐恶风，微发热，头痛身重，时有汗出、时而无汗，舌质淡，苔薄白，脉浮紧或浮缓。

（三）肝肾亏虚

肝肾亏虚者，素体虚弱，肌肉薄弱，气血不足，循行亦不畅，舒缩活动失调，筋骨痿弱，此时复感风寒之邪外袭，可致经络不舒，肌肉气血闭阻不通而发病，表现为素体虚弱，突遭外邪侵袭后颈肌酸痛、麻木不仁，同时伴有身重疼痛，腰酸膝软，心悸气短，面色不华，耳鸣，耳聋，失眠多梦，舌质淡，苔白，脉细弱。

二、致病机制

西医学认为落枕主要源于胸锁乳突肌和肩胛提肌损伤，这与两者的解剖和功能有关。胸锁乳突肌起于胸骨体及锁骨头胸部，止于乳突及枕骨上项线，作用是一侧收缩使头转向对侧，两侧收缩使头后仰。经常扭转颈部、经常突然转头、睡眠姿势不良、颈部扭转斜置，而牵拉损伤胸锁乳突肌，造成局部代谢障碍而水肿，代谢物未及时排出而刺激肌腱造成肌腱部疼痛，进而引起肌肉痉挛，形成恶性循环，最终影响颈部的功能活动。

三、诊查要点

一般病史及体征可明确诊断。临床表现为晨起突感颈后部、上背部疼痛不适，以一侧为多，或有两侧俱痛者，或一侧重、一侧轻。疼痛可向肩背放射。颈项部活动受限，头不能自由转动后顾，常与上身同时转动，以腰部代偿颈部的旋转活动。病情严重者，颈部的屈伸活动亦受限，颈项强直，头偏向患侧。检查时颈部肌肉有触痛，浅层肌肉有痉挛、僵硬，摸起来有条索感，尤其以胸锁乳突肌和斜方肌明显。压痛点多在乳突、肩胛骨内上角等处。椎间孔挤压试验及臂丛神经牵拉试验均为阴性。

四、辅助检查

实验室检查多无异常。颈椎 X 线片多无明显异常，颈椎 MRI 偶尔可见小关节内高信号表现。

五、治疗方案

治疗落枕的方法有很多，以手法理筋为主，配合药物、物理治疗等多有良好的效果。

（一）中药治疗

1. 中药内治 气滞血瘀证，治以活血化瘀，通络止痛，方选和营止痛方加减；风寒侵淫证，治以祛风散寒，除湿止痛，无汗者方选葛根汤加减，有汗者方选瓜蒌桂枝汤加减，湿邪偏甚者方选羌活胜湿汤加减；肝肾亏虚证，治以益肝肾，补气血，祛风湿，止痹痛，方选独活寄生汤加减。

2. 中药外治 可用狗皮膏、风湿止痛膏（中成药）外贴，油膏外擦，也可用黄沙、米糠、麸皮、吴茱萸等炒热后装入布袋热敷患处，或用铁砂加热后与醋水煎成的药汁搅拌后制成，热敷患处。

（二）西药治疗

通过消炎镇痛，能够改善水肿和抑制无菌性炎症反应。消炎镇痛剂多选非甾体抗炎药，又分为 CoX-1 和 CoX-2 两类。CoX-1 包括双氯芬酸钠、布洛芬等；CoX-2 对胃肠刺激较小，因此运用较广，常用药物为塞来昔布。

（三）手法治疗

手法治疗落枕有很好的疗效，可很快缓解肌肉痉挛，消除疼痛。患者坐在低凳上，嘱其尽量放松颈项部肌肉，术者一手托住患者下颌，一手托住枕部，两手同时用力向上端提，此时患者的躯干部重量起了反牵引的作用，在向上端提的同时边提边摇晃头部，并将头部缓缓向左右、前后摆动与旋转 2 ～ 3 次后，慢慢放松提拉。重复 3 ～ 5 次，以理顺筋络、活动颈椎小关节，疗效较好。

（四）针灸治疗

针灸对于落枕具有很好的疗效，临床上常配合推拿手法同治，具体如下。

1. 治法 舒筋活血，通络止痛。取穴以手太阳小肠经、足少阳胆经及阿是穴为主。

2. 主穴 外劳宫（奇穴）、后溪、悬钟、肩井、阿是穴。

3. 配穴 风寒阻络加风池、风府；气血瘀阻加内关、合谷；背痛加天宗、秉风；肩痛加肩髎，外关。

4. 方义 外劳宫为本病的经验要穴，故又称"落枕穴"。后溪、悬钟分属于手太阳小肠经、足少阳胆经，上下配穴，与局部阿是穴结合，疏通颈项部经络气血，通络止痛。

5. 操作 采用毫针行泻法。行针刺远端腧穴外劳宫、后溪、悬钟穴，持续行提插捻转手法 1 ～ 3 分钟，同时嘱患者缓慢活动颈项部，一般疼痛可即刻缓解。再取局部腧穴，可同时配合热敏灸或点刺出血。

（五）物理治疗

物理治疗主要选用透热疗法，如超短波、红外线、热奄包等，也可选用电料、磁疗、超声波等，以局部透热、缓解肌肉痉挛。

六、预防调护

避免不良的睡眠姿势，枕头不宜过高、过低或过硬。睡眠时不要贪凉，以免受风寒侵袭。落枕后尽量保持头部于正常位置，以松弛颈部的肌肉。

（鲍杰伟　邱全河）

第六节　颈椎间盘突出症

颈椎间盘突出症是指在外力作用下颈椎间盘的纤维环部分或完全破裂，髓核组织由破损处连同纤维环突出或疝出，突出物对邻近组织（如脊髓、神经根或椎动脉等）造成压迫或刺激，并由此引发一系列临床症状及体征。颈椎间盘突出症多急性发病，多见于40 岁以下的年轻患者。中医古籍中存在关于颈椎病的描述，但没有明的颈椎病名，历代多以"痿证""项强""项痹""颈肩痛"等来描述此类疾病。

一、病因病机

颈者，手足之阳经，任督脉所过，肝肾主之，一旦受损，诸变百出，常可发生头颈部和肩臂四肢症状，重者督脉受损，危及生命。中医学从以下三方面认识本病致病机制。

（一）血瘀气滞

颈椎受到外力刺激，使颈部肌力处于失平衡状态，气血运行不畅，导致局部气血瘀阻不通，经云"不通则痛"，或阻于筋，或阻于骨，或筋骨俱伤甚或损及任督二脉，伤及髓海，产生下肢废用等症状。患者有明显外伤史，发病急，外伤后淤血阻络，经脉不畅，颈项痛有定处，常呈强迫体位，活动受限，舌暗红，苔薄黄，脉弦。

（二）风寒痹阻

先天不足，任督空虚，或后天劳伤过度，损及肾元，均可影响颈部筋骨的生长发育。肾主骨生髓，肾气不充，正气不足，卫外之气不固，风寒之邪乘虚而入，痹阻经脉，而发颈部疼痛、肢体麻木不用等症状，起病缓慢，痛有定处，上肢麻木，患肢畏寒，受凉加重，舌淡，苔薄腻，脉弦紧。

（三）肝肾亏虚

肝血不足，颈部筋骨不得濡养，则挛急、麻木，关节屈伸不利。肝肾同源，精血互生，血虚精乏，或精少血枯，均使颈部筋骨失其所主，失其所养，而发本病，发病缓慢，颈肩酸痛反复发作，上肢麻痹，劳累加重，腰膝酸软，耳鸣耳聋，舌红，苔少，脉弦细。

二、致病机制

颈椎间盘突出症与颈椎病的神经根型和脊髓型有相似的病理基础。随着颈部劳损增加和年龄的增长，椎间盘髓核失去一部分水分及其原有的弹性，致使椎间盘发生退变。由颈椎间盘变性和破裂和颈椎伸屈活动频繁引起的局部劳损与全身代谢、分泌紊乱有关。当外力致椎间盘纤维环和后纵韧带破裂时，髓核突出，引起颈髓受压。颈椎后外侧的纤维环和后纵韧带较薄弱，颈部神经根在椎间盘水平呈横向走行进入椎间孔，即使突出的椎间盘很少，也可引起神经根受压。颈椎过伸性损伤可引起近侧椎体向后移位，常引起相应阶段脊髓急性受压、出血；屈曲性损伤可使双侧小关节脱位或半脱位，使椎间盘后方张力增加，引起纤维环破裂、髓核突出。颈椎过伸性损伤后，有 60% 的患者存在椎间盘突出；颈椎屈曲性损伤后，有 35% ～ 40% 可发生椎间盘突出。一般认为本病是在椎间盘退行性改变的基础上发生的，当颈部受到一定的外力作用后，纤维环破裂，髓核后突，直接引起颈髓或神经根受压。颈椎间盘突出后，椎间隙高度丢失，椎间活动度增加，不稳定性增加，周围组织增生，此时即发展为颈椎病。

三、诊查要点

由于下颈椎的活动多，故 C_4/C_5、C_5/C_6、C_6/C_7 椎间病变发生率较高，故常表现为 C_6 和 C_7 神经根受压症状，具体如下。

（一）症状

根据突出物累及的组织结构不同，可出现不同部位及性质的疼痛。

1. 颈肩部疼痛　当颈椎间盘突出较轻，尚未造成脊髓或神经根的损害时，可仅表现为颈部、肩背部的疼痛，并因疼痛而使颈部主动活动受限。

2. 放射痛　当颈椎间盘突出压迫神经根时，疼痛可从颈肩部向上肢及手部放射，以疼痛、麻木为首发症状者多见；严重时也有以肌力下降，甚至四肢瘫痪为首发症状。

（二）体征

1. 神经根损伤表现　不同节段的椎间盘突出，会压迫不同的神经根，并表现出支配区域肌力及腱反射减弱。特殊检查可见椎间孔挤压试验阳性，椎间孔分离试验阳性，臂丛牵拉试验阳性。

2. 脊髓损伤表现　当椎间盘突出较大压迫脊髓时，常引起脊髓损害的表现。常表现为上运动神经元损害特征为主的躯干和下肢（有时也可包括上肢）的感觉及运动功能障碍。如胸腹部感觉减退或过敏等，膝腱及跟腱反射亢进，四肢病理反射征阳性。依据脊髓受压的严重程度，可逐渐出现神经症状，开始时患者感到行走不灵活并逐渐加重，脚踩棉花感、落空感，也可呈痉挛性轻瘫、肌力下降、手部精细运动障碍等，重者无法行走、不能持筷、肩关节功能丢失等。

四、临床分型

可根据病程及病理进行以下临床分型。

（一）按病程分型

1. 急性颈椎间盘突出症　本型最为多见，临床症状亦较明显，多见于年轻人。外伤后即刻出现的脊髓或脊神经根受压的相应症状与临床表现。MRI 检查可清楚显示椎间盘破裂或突出，并显示压迫颈髓或神经根的征象。X 片多无骨折、脱位等表现。

2. 慢性颈椎间盘突出症　缓慢或亚急性发病，发病年龄在 40 岁以下，大多无明显诱因，常在连续劳累多天后发生，尤以伏案埋头工作者为多见。临床上除颈部局部酸胀、疼痛等症状外，还可出现神经根性症状或者脊髓损害表现。影像学检查显示无椎间关节退行性变表现，但可有节段性不稳或椎管狭窄，神经根受压、脊髓受压等。

3. 亚急性颈椎间盘突出症　发病前多有轻微外伤史，如落枕、手法刺激等，但当时未出现相应神经症状。伤后数日至 1 周内发病，可同时或先后出现脊髓、神经根损害，病程介于急性和慢性之间。

（二）按病理分型

椎间盘突出按病理分型可分为椎间盘膨出、椎间盘突出及椎间盘脱出（图 12-15）。

1. 椎间盘膨出　椎间盘髓核皱缩，纤维环松弛但结构完整，表现为椎间盘边缘环状均匀超出椎体骨性边缘。临床症状较轻，很少出现根性症状。如果伴随颈椎椎间隙狭窄，相邻椎节不稳，关节突发生继发性改变，可出现颈部反复疼痛。

2. 椎间盘突出 髓核凸入纤维环内但后纵韧带未破裂，表现为椎间盘局限性向椎管内突出。患者可出现典型神经根性症状、体征。此型通过牵引、卧床、病灶注射等保守方法可缓解，但由于破裂的纤维环愈合能力较差，复发率较高。

（1）侧方突出 突出部位在后纵韧带的外侧、钩椎关节内侧。该处有颈神经根经过，突出的椎间盘可压迫神经根而产生症状。

（2）中央突出 突出部位在椎管中央，脊髓的正前方。突出的椎间盘可压迫脊髓腹面的两侧而产生脊髓双侧的压迫症状。

3. 椎间盘脱出 纤维环、后纵韧带完全破裂，髓核凸入椎管内。突出的椎间盘多产生明显症状和体征，多难自愈，保守治疗效果相对较差，大多需要微创介入或手术治疗。

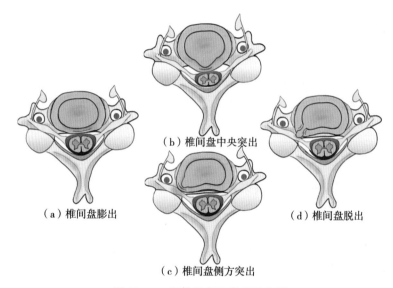

（b）椎间盘中央突出

（a）椎间盘膨出

（d）椎间盘脱出

（c）椎间盘侧方突出

图 12-15 颈椎间盘突出病理分型

五、辅助检查

颈椎间盘突出症主要通过影像学检查可以做出诊断。

（一）X 线检查

应常规拍摄颈椎正侧位及动力位 X 线片，必要时拍摄双斜位片。X 线片可见颈椎生理前凸减小或消失，受累椎间隙变窄，边缘可有骨性增生，这也是颈椎不稳的一种表现。在年轻病例或急性外伤性突出者，椎间隙可无异常发现，此类患者动力位片的拍摄要慎重（图 12-16）。

（二）CT 检查

CT 断层扫描，可显示椎间盘突出及椎管受压情况，对本病的诊断有一定帮助。

（三）MRI 检查

MRI 属于无创检查，对颈椎间盘突出症的诊断具有重要价值，其敏感性明显高于 X 线检查和 CT 检查。在 MRI 片上可直接观察到椎间盘向后凸入椎管内，压迫颈髓，使之局部变扁或出现凹陷，受压部位脑脊液信号缺失、颈髓内信号异常（图 12-17）。

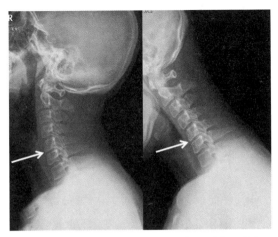

（a）颈椎侧位 X 线片　　　（b）颈椎过屈位 X 线片
注：33 岁男性，X 线显示颈椎不稳定（白箭头）。

图 12-16　颈椎间盘突出症 X 线检查

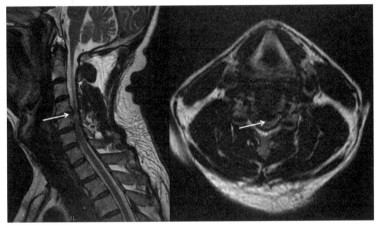

（a）颈椎 MRI 矢状位 T_2WI　　　（b）颈椎 MRI 横断位 T_2WI
注：40 岁男性，外伤后双上肢活动受限，肌力下降，右上肢麻木，图（a）、图（b）示 C_4/C_5 椎间盘正中突出。

图 12-17　颈椎间盘突出症 MRI 表现

六、鉴别诊断

运动神经元病：以肢体神经功能障碍为主要临床症状，可伴有肌肉萎缩，但该类疾病较少有感觉异常。如同时出现颅神经损害的表现，则更容易与颈椎间盘突出症相鉴别。肌电图检查如发现舌肌和胸锁乳突肌的异常，常有助于明确诊断。

七、治疗方案

急性颈椎间盘突出症，影像学上显示颈椎间盘突出程度不重，同时临床表现神经功能损害较轻的患者均可试行非手术疗法。注意保持颈椎处于中立位，可用枕颌带牵引3～5kg数天，并给予颈托固定，同时给予脱水、神经根阻滞及物理治疗等。

（一）中药治疗

根据发病原因、症状与体征进行归纳，辨证分型论治，具体如下：①血瘀证：治以活血祛瘀，通络止痛，方选和营止痛汤加减、血府逐瘀汤加减。②风寒证：治以温通经络，祛风散寒，方选麻桂温经汤加减、九味羌活汤加减。③肝肾亏虚证：治以补肝肾，方选六味地黄汤加减、归脾汤加减。

（二）西药治疗

非甾体抗炎药，如双氯芬酸钠、塞来昔布等，对缓解疼痛有一定作用，疼痛较重者可选用弱阿片类药物，如曲马朵、地佐辛等，少部分患者需要强阿片类药物止痛，如吗啡、哌替啶等；维生素 B_{12} 和叶酸等对神经修复有一定作用。急性损伤患者可选用神经生长因子、单唾液酸神经节苷脂等；8 小时以内的急性脱出、脊髓损伤者，可运用脱水、激素冲击治疗，保护脊髓。

（三）手法治疗

常用的手法有点压、按摩、擦法、拿捏及提端摇转法等，可按以下手法依次进行以取得较好疗效。

1. 点揉松筋　患者正坐，术者立于背后，左手扶住患者额部，右手以拇指、中指轮换点压痛点及天柱、风池等穴，继而用右手拇、食指在患侧做由上而下的按摩，重复进行数遍。

2. 擦拿捏颈　对扭伤者在压痛点周围可加用擦法和拿捏法，以小鱼际与掌尺背侧在患处做上下来回擦动，再以拇指、食指、中指对握痉挛的颈肌，做拿捏手法。

3. 提端摇转　术者立于患侧，一手托患者下颌，一手托患者枕部双手用力将患者头向上方提端，并在拔伸下旋转摇晃头颈部，然后将颈部前屈后伸和左右旋转各2～3次。

4. 颈部整脊　颈椎整脊手法包括旋转调整法、斜扳法、侧扳法、颈椎定位旋转扳法，适用于寰枢关节失稳、小关节紊乱等。

（四）手术治疗

1. 适应证　①颈椎间盘突出显著并造成明显脊髓或神经根功能损害者，如四肢感觉减退、肌力减退、肌张力增高、霍夫曼征阳性、躯干束带感、行走时踩棉花感、步态不稳、精细动作障碍等。②神经功能损害较轻，但经非手术治疗 3 个月以上仍然无效或反复发作者。③影像学检查显示颈椎节段显著不稳定并伴有相应临床症状者。

2. 手术方式　经颈前路椎间盘切除椎管减压植骨融合内固定术疗效明显。合并有明显的椎管狭窄的患者，尤其是多节段病变患者，可先行后路颈椎管扩大成形术，视情况一期或二期再行前路减压手术。人工椎间盘置换术可保留椎间的活动度，有利于减少邻近节段椎间盘退变，适用于无明显不稳的年轻患者，但目前尚存在一定的争议。

八、预防调护

避免颈部外伤，紧急情况时注意保护颈椎；合理用枕，选择合适的高度与硬度，保持良好的睡眠体位。长期伏案工作者，应注意经常做颈项部的功能活动，以避免颈项部长时间处于某一低头姿势而发生慢性劳损。急性发作期应注意休息，以静为主，以动为辅，也可用颈围或颈托固定 1～2 周。慢性期以活动锻炼为主。注意患者心理调护，以科学的态度向其做宣传和解释，帮助树立信心，配合治疗，达到早日康复的目的。

（邱全河　杨文龙）

第七节　颈椎病

颈椎病又称颈椎综合征，是指因颈椎间盘退变及其继发性椎间关节退行性改变刺激或压迫脊髓、神经根或血管而产生相应症状和体征的临床综合征。颈椎较其他脊椎的活动度更大，活动快速而敏捷，在日常生活中经常受到压迫或牵张，因而颈椎关节易受到外伤和磨损发生慢性创伤性炎症，进而出现颈椎病的症状。

随着老龄化社会的到来，以及生活和工作方式的改变，颈椎退变明显加速，颈椎病呈现出高发病率和年轻化趋势的特点，一般人群中发病率 5%～10%，目前已列入现代社会十大病种，严重地影响劳动效率和生活质量。中医学关于颈椎病的论述，散见于"痹证""头痛""眩晕""项强""项筋急""项肩痛"等。

一、病因病机

（一）痹证型

1. 风寒痹证　风、寒、湿三邪夹杂侵袭颈部筋肉，使颈筋气血凝滞，经络闭阻，筋脉不舒而发生颈项疼痛，此种情况多在睡眠时颈肩外露或遭受风寒湿邪侵袭而发病。颈肩上肢放射性疼痛、麻木，起病缓慢，多为隐痛、酸痛，畏风、畏寒，遇寒加重，得温则减，舌淡，苔薄白，脉弦浮。

2. 虚寒痹证　脾主运化，化生气血，肾主藏精，脾肾之阳气相互温煦，故谓"先天生后天，后天养先天"。脾肾阳虚，虚寒内生，气血生化不足，精血亏虚，筋骨失于濡养，每易遭受风寒湿邪侵袭而使经络闭阻，不通则痛。症见颈肩上肢放射性疼痛，上肢窜痛麻木，以麻为主，伴有四肢不温，劳累后症状加重。

（二）瘀滞型

1. 气滞血瘀证　由于颈部筋肉急性损伤或慢性劳损，而使颈筋损伤撕裂，血不循经，溢于脉外，瘀阻不行，气机受阻，不通则痛，而发为本病。颈肩上肢疼痛如刺或刀割样，痛有定处，颈部活动受限，或伴肿胀，舌暗有瘀斑，苔薄白，脉弦涩。

2. 气虚血瘀证　颈肩上肢放射性疼痛、麻木，以麻木为主，上肢沉困无力，或气短懒言，或头晕心悸，视物模糊，舌淡胖，苔薄白，脉细缓。

3. 痰瘀中阻证　头重头晕，恶心，泛泛欲呕，肢倦乏力，胸脘痞闷，纳呆，甚则昏厥猝倒，舌淡，苔白厚腻、脉濡滑。

（三）肢瘫型

1. 痉瘫证　颈肩部疼痛僵硬，痉挛步态，步态不稳，活动不灵，下肢沉重，大小便障碍，舌淡，苔白，脉细弱。

2. 痿瘫证　此型后期，肢体广泛萎缩，软弱无力，活动困难，舌体胖有齿痕，苔少，脉沉细而弱。

（四）眩晕型

1. 中气下陷证　体质虚弱，颈肩疼痛，活动不利，头晕目眩，心悸气短，面色苍白，四肢乏力，饮食无味，舌淡，苔白，脉细弱。

2. 痰浊中阻证　肾阳亏虚，阳虚水停，加之风邪侵入，风痰相搏、阻滞经络，或风痰上扰清空，或痰湿阻于中焦，而见头痛、眩晕，或脘闷不舒，颈肩酸痛沉重，视物不清，耳鸣，耳聋，胸闷心悸，恶心，不思饮食，舌苔厚腻，脉滑。

3. 肝阳上亢证　肝为刚脏，主升发，肾主水，肝肾同源，乙癸同源，若素体肝肾亏虚，水不涵木，不能制约肝阳，以至亢逆于上，肝风内动，上扰清空，以致头胀痛，眩晕，失眠，舌红少津，脉弦细。

（五）虚弱型

1. 气血虚弱证　年老体弱或久病劳损以致气血虚弱，不能濡养经筋，营行不利，相搏而痛，肌肉、筋脉失于濡养则可使肩臂麻木不仁、血虚不能上荣，可见头晕、面色不华。

2. 肝肾亏虚证　素体虚弱或年老体衰，肝肾亏虚，筋骨失健，筋弛骨痿，气血不足，循行不畅，或因疲劳过度，或因复遭风寒侵袭，从而导致经络受阻，气血运行不畅，筋肉僵凝疼痛而发病，此为本虚标实之证。

二、致病机制

引起颈椎病的原因是多方面的，归纳起来如下。

（一）颈椎间盘退行性变

椎间盘退行性变是颈椎病发生发展最根本的原因。颈椎间盘退变，椎间隙狭窄，椎间盘变扁并先周围膨出，椎体周围的韧带及关节囊松弛，脊柱活动时稳定性下降，刺激周围的骨膜和韧带，导致椎体及小关节部形成骨刺。椎体增生的骨刺可引起周围膨出的椎间盘、韧带及关节囊的充血反应、肿胀、纤维化等，共同形成混合性突出物。形成颈段不稳定的恶性循环，刺激或压迫脊髓、神经、血管。椎间盘突出在前方一般不引起临床症状。椎体侧方突出可刺激压迫椎动脉，造成椎 – 基底动脉的供血不足，产生椎动脉型颈椎病。多节段的常使颈椎的总高度缩短，椎动脉相对过长，这样就导致椎动脉的迂曲，血流受阻。后外侧突出物可使椎间孔变窄，造成颈神经根和交感神经的挤压，进而发生神经根型颈椎病，突出物是突向椎体后方则压迫脊髓，造成脊髓型的颈椎病。

（二）颈部损伤

颈部损伤分急性损伤和慢性劳损两种。急性损伤引起的颈椎病较少见，多是由于外力导致原已退变的颈椎和椎间盘损害加重而诱发疾病。但暴力所致颈椎骨折、脱位、脊髓损伤等不属于颈椎病的范畴。因慢性劳损所引起的颈椎病多见，如长期从事缝纫、刻写及伏案工作的脑力劳动者等。长期的低头状态使颈部经常处于一种强制性体位，可引起颈部肌肉、韧带、筋膜与关节等的劳损，进而引起颈椎的生理曲度改变，颈椎间盘的退变加速促进小关节的增生，从而造成神经及血管的压迫而发病。

（三）交感神经因素

颈部的交感神经纤维的节前纤维来自第 1 ～ 2 胸髓节灰质的外侧中间柱，节前纤维经脊神经前支发出的白交通支上行，在颈部组成交感神经干，有 3 个交感神经节。由于椎间盘退变和节段性不稳定等因素，从而对颈椎周围的交感神经末梢造成刺激，引起交感神经功能紊乱。

（四）发育性椎管狭窄

发育性椎管狭窄是指在胚胎或发育过程中椎弓根过短，使椎管矢状径（b）小于正常（12mm），或侧位片中，椎管中矢状径与椎体中矢状径比值 $b/a < 0.75$。在此基础上，即使退行性变较轻，也可出现压迫症状而发病。

三、诊查要点

颈椎病根据病因的不同，分为神经根型、椎动脉型、交感神经型、脊髓型、颈型、混合型、食管压迫型，其临床表现差异也很大，部分类型诊断较为困难（图 12–18）。

（一）颈型

颈型是一种以颈部肌肉痉挛、颈部活动不利等局限性颈部症状为主的颈椎病，症状较轻，临床较为常见，可为其他类型颈椎病的前驱表现。

1. 症状 常表现为颈部酸、胀、痛不适，颈部活动受限或强迫体位，肩背部僵硬发板。

2. 体征 部分患者可短暂反射性地出现上肢感觉异常，咳嗽、喷嚏时疼痛加重，麻木不加重。查体时可见颈后肌群的压痛或椎间压痛,椎间孔挤压试验及臂丛神经牵拉试验常为阴性。

3. 影像学表现　颈椎正侧及双斜位片可见颈椎曲度变直或反弓,椎体前缘有典型的鸟嘴样骨赘,或相连形成骨桥。颈椎动力位片可显示椎间关节不稳与松动,所示上一椎体与其相邻椎体相比,向前或向后移位超过 3.5mm 或相邻椎体间的夹角差大于 11° 即可认为该椎体存在不稳。

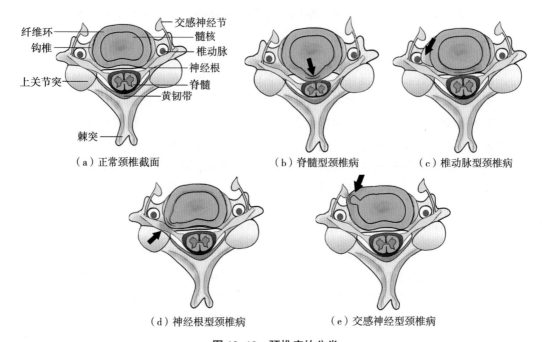

（a）正常颈椎截面　　　　（b）脊髓型颈椎病　　　　（c）椎动脉型颈椎病

（d）神经根型颈椎病　　　　（e）交感神经型颈椎病

图 12-18　颈椎病的分类

（二）神经根型

神经根型是颈椎病中最常见的一种分型,占颈椎病发病率的 50% ～ 60%,临床上可分为急性、慢性两种,表现为受累神经根支配区范围的皮肤感觉异常,肌力减弱,肌肉萎缩及腱反射减弱。由颈椎间盘侧后方突出、黄韧带肥厚、钩椎关节或关节突关节增生、肥大,刺激或压迫颈脊神经根所致。

1. 症状　初始症状为颈肩痛,短期内加重,并向肩部、上肢等区域放射。皮肤可有麻木、过敏、疼痛等异常,放射痛范围根据受压神经根不同而表现在相应皮节。

2. 体征　随着病情的进展,可有肌力下降、手指活动不灵活、持物不稳等症状。当某个姿势不当或撞击、牵拉神经根时即可发生剧烈的闪电样锐痛。在颈椎横突,斜方肌、肱二头肌长头、肱二头肌短头,以及肩袖及三角肌处有压痛,病程长者上肢肌肉可有萎缩。臂丛牵拉试验、椎间孔挤压试验等神经系统检查一般有明确的定位体征。第5、6 颈椎椎间病变时,刺激颈 6 神经根引起患侧拇指或拇指、食指感觉减退。第 6、7 颈椎椎间病变时,则刺激颈 7 神经根而引起食指、中指感觉减退。

3. 影像学表现　X 线摄片显示颈椎生理曲度改变，病变椎间隙狭窄，椎体后缘唇样骨赘，椎间孔变小。CT 检查可见椎体后缘骨赘，或后纵韧带骨化、黄韧带肥厚或钙化，颈椎间盘突出。测量椎管正中矢状径 10mm ～ 12mm 时为相对狭窄，低于 10mm 为绝对狭窄。MRI 检查显示受压节段脊髓有信号改变，脊髓受压呈波浪样压迹（图 12-19）。

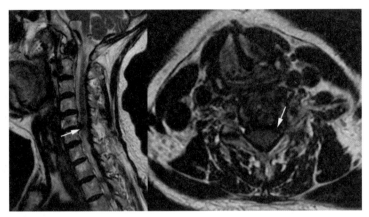

（a）颈椎矢状位 T_2WI　　　　　（b）颈椎横断位 T_2WI

注：58 岁男性，图（a）、图（b）提示颈 5、6 椎间盘突出，压迫左侧侧隐窝内神经根（白箭头）。

图 12-19　神经根型颈椎病

（三）椎动脉型

椎动脉型颈椎病又称眩晕性颈椎病，当一侧椎动脉因各种原因受压而对侧血供不能代偿时，即可出现以眩晕为主的椎基底动脉供血不足的症状，发病率约占颈椎病发病率的 20%。

椎动脉颈椎病的病因：①椎间盘突出：椎间盘长期劳损退变向外侧或后方突出，压迫椎动脉。②颈椎横突孔增生狭窄：先天性颈椎横突孔狭窄或继发性关节突增生肥大、钩椎关节骨赘增生均可导致横突孔狭窄，从而发生椎动脉型颈椎病。③颈椎失稳：颈椎退变后稳定性下降，椎间关节过度移动牵拉椎动脉；颈交感神经兴奋，反射性地引起椎动脉痉挛等均是本病的原因。④动脉硬化：当患者有动脉硬化等血管疾病时则更容易发生本病。

1. 症状　椎动脉颈椎病临床表现：①眩晕：为本型的主要症状，可表现为旋转性、浮动性或摇晃性眩晕，常与颈部的活动有关。②头痛：椎 - 基底动脉供血不足，侧支循环血管代偿性扩张引起。③视觉障碍：大脑后动脉及脑干内第 3、4、6 脑神经缺血所致，常为突发性弱视或失明、复视，短期内可自动恢复。④猝倒：椎动脉受刺激突然痉挛所致，多在头部突然旋转或屈伸时发生，倒地后站起可正常活动。⑤其他症状：少部分患者有不同程度运动及感觉障碍或精神症状。

2. 体征　颈椎棘突、横突部有压痛，仰头或转头试验阳性，即在头部后仰或旋转时，眩晕等症状发作或加重。

3. 影像学表现　X 线摄片检查除颈椎生理曲度变直或消失、椎间隙狭窄、椎体骨质增生外，可发现钩椎关节明显增生及椎间孔狭小。CT 动脉成像（CTA）（图 12-20）、磁共振动脉成像（MRA）可见椎动脉因钩椎关节骨赘压迫而扭曲或狭窄。椎动脉血流检测及椎动脉造影检查可协助诊断。

椎 - 基底动脉多普勒用于检测椎动脉血流的情况，也可以观察椎动脉的走行，对鉴别诊断以眩晕为主症的疾病具有一定的临床意义。

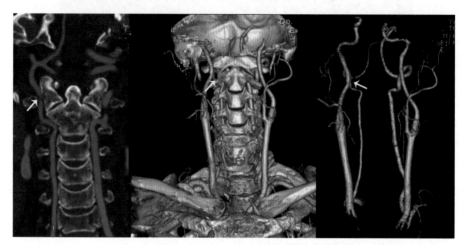

注：老年男性，右侧椎动脉较对侧细，右侧 C_1、C_2 横突孔走行处椎动脉稍窄（白箭头）。

图 12-20　椎动脉型颈椎病颈部 CTA

（四）交感神经型

各种因素刺激交感神经节引起椎动脉受压，局部小关节、后纵韧带、颈椎间盘异常反射，诱发交感神经功能的变化。此型很少单独发生，多与神经根型、椎动脉型混合，具体机制目前尚不清楚，业界甚至对其是否存在颇具争议。

1. 症状　包括头晕、目眩、视物模糊、瞳孔扩大、眼球胀痛、流泪、耳鸣耳聋、恶心、呕吐、肢体发冷、发热、肿胀、心悸、心绞痛、多汗、少汗、胃肠功能紊乱等交感神经压迫症状。临床多见患者主观症状，缺乏特异的客观指标，需与类似的神经内科及五官科疾病等鉴别，易漏诊、误诊。

2. 体征　头颈部转动时症状可明显加重，压迫不稳定椎体的棘突可诱发或加重交感神经症状。

3. 影像学检查　X 线摄片除显示颈椎常见的退行性改变外，颈椎屈伸位检查可证实有颈椎节段不稳，其中以第 3、4 颈椎椎间不稳最常见。

（五）脊髓型

脊髓型颈椎病又称瘫痪性颈椎病，占颈椎病发病率的 10%～15%，多见于中年以上的患者，男性发病率高于女性，多有颈部慢性劳损的病史或外伤史。本病表现为损害平面以下的感觉减退及上运动神经元损害症状，出现损害平面以下麻木、肌力下降、肌张力增加等症状。此型比较多见且症状严重，以慢性进行性四肢瘫痪为其特征。

1. 症状 初始颈部症状不多，或仅有轻微的颈部不适，先表现为一侧或两侧下肢麻木、无力、双腿沉重发紧、步态不稳、笨拙，行走时有踩棉花感，继而表现为一侧或双侧上肢麻木、疼痛无力、握力减退、持物易坠，不能完成精细动作，如扣纽扣、夹花生米等。颈部发僵，颈后伸时上肢或四肢窜麻。胸部、腹部或骨盆区有束带感。严重者行走困难、大小便失禁或尿潴留，甚则四肢瘫痪、卧床不起。部分患者可表现出交感神经亢奋或抑制症状，如头晕、头痛、半身汗出。

2. 体征 可见颈棘突或棘突旁压痛，颈后伸、侧弯受限。下肢肌张力常增高，晚期可降低，肌力减退。躯干部有感觉障碍，但不规则，临床上不能按感觉出现障碍的水平定位病变节段。生理反射如肱二头肌、肱三头肌腱反射，桡骨膜反射，跟腱、膝腱反射均亢进。病理反射阳性。浅反射如腹壁反射、提睾反射多减退或消失，肛门反射常存在。部分患者可出现感觉分离，即同侧触觉、深感觉障碍，对侧痛觉、温觉消失但触觉正常。

3. 分型 根据锥体束受累部位的不同，可分为中央型、周围型和前中央血管型。

（1）中央型 又称上肢型，症状先从上肢开始之后方波及下肢，主要是由于脊髓后动脉受压或遭受刺激所致。如一侧受压，表现为一侧症状；双侧受压，则出现双侧症状。

（2）周围型 又称下肢型，下肢先出现症状，当压力持续增加波及深部纤维时，则症状可延及上肢，但其程度仍以下肢为重，主要由椎管前方骨赘或脱出的髓核对硬膜囊前壁直接压迫导致。

（3）前中央血管型 又称四肢型，上肢、下肢同时出现症状，主要由脊髓前中央动脉受累引起，通过该血管的支配区造成脊髓前部缺血而产生症状。

4. 电生理检查 肌电图适用于以肌肉无力为主要表现的患者，主要用途为明确病变神经的定位，与侧索硬化、神经变性等神经内科疾病相鉴别，但对检查条件要求比较苛刻，常常会出现假阳性结果。食管吞钡检查适用于诊断食管型颈椎病。

5. 影像学检查 MRI 检查对颈椎间盘退行性病变及脊髓受压程度均能较清晰地显示。T_2WI 可见间盘髓核信号减低，凸入椎管、硬膜囊受压，出现压迹，在 T_1 加权矢状和轴状面上，均能清晰地显示脊髓受压程度，硬膜囊变形和蛛网膜下腔狭窄情况。长期脊髓受压，T_1WI 表现为低信号，T_2WI 表现为高信号或局限性高信号灶。此外，MRI 亦能显示骨质增生及神经根和椎间孔改变（图 12-21）。

（六）其他型颈椎病

临床上除上述分型外，还可见其他类型的颈椎病，如颈椎椎体前缘骨赘压迫或刺激食道而引起的以吞咽困难为主要临床表现的颈椎病，即食道压迫型颈椎病（图 12-22），或上述两种或多种类型的症状同时出现，称为混合型颈椎病（图 12-23）。

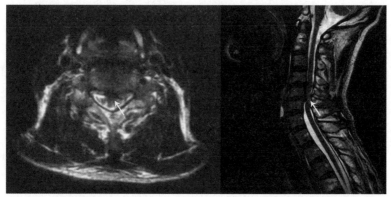

（a）颈椎横断位 T₂WI 序列　　　　　　　（b）颈椎矢状位 T₂WI 序列

注：老年男性，图（a）示横断位 C4/5、C5/6 椎间盘向后突出（白箭头），相应水平硬脊膜囊受压；
图（b）示椎间盘信号降低，颈髓粗细不均匀，其内可见片状异常信号影；

图 12-21　脊髓型颈椎病

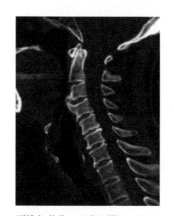

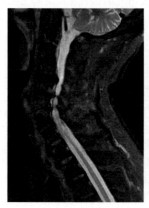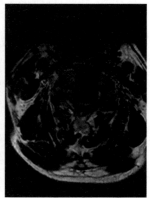

颈椎矢状位 CT 重组图　　　　　　　　　（a）颈椎矢状位 STIR 序列　　（b）颈椎横断位 T₂WI 序列

图 12-22　食道型颈椎病　　　　　　　　　　　**图 12-23　混合型颈椎病**

四、治疗方案

从颈椎病的自然病史来看，具有自限性倾向。临床观察表明，影像学检查显示有脊髓、神经根受压的部分患者并没有相应的临床表现或功能障碍，这可能与脊髓、神经根对慢性机械性压迫具有耐受性和适应性有关。颈椎病的发病机制复杂，疾病的类型有多种，治疗方案也各异。治疗目标是改善临床症状以减轻痛苦，维护颈椎的稳定和运动功能，减少或恢复已经丧失的神经功能。

（一）中药治疗

1. 中药内治　绝大多数颈椎病患者经系统的以中药为主的非手术综合治疗均可获得满意的疗效。非手术治疗的方法有多种，采用手法、中药、练功等有一定的优势。推拿可调整颈椎内外平衡状态，恢复和维护颈椎生理性稳定，扩大椎间隙，消除神经根炎性水肿，缓解肌肉痉挛，改善局部血液循环状态。

（1）痹证 风寒湿痹，治以祛风散寒，除湿通络，方选蠲痹汤、羌活胜湿汤、独活寄生汤等加减；血虚寒痹，治以温阳益气，祛风通络，方选麻桂温经汤加减。

（2）瘀滞 气滞血瘀，治以活血化瘀，理气止痛，方选血府逐瘀汤加减；气虚血瘀，治以养血活血，益气通络，方选黄芪桂枝五物汤合地龙散加减；痰瘀中阻，治以燥湿化痰，通络止痛，方选温胆汤加减。

（3）肢瘫 痉瘫，治以滋阴养血，益气通络，方选阿胶鸡子黄汤加减；痿瘫，治以滋补肝肾，强壮筋骨，方选补阳还五汤加减。

（4）眩晕 中气下陷，治以健脾益气，升阳举陷，方选补中益气汤加减；痰浊中阻，治以燥湿化痰，健脾和胃，方选温胆汤加减；肝阳上亢，治以平肝潜阳，活血通络，方选天麻钩藤饮加减。

（5）虚弱 气血虚弱，治以补益气血，活血通络，方选黄芪桂枝五物汤加减；肝肾亏虚，治以补益肝肾，方选六味地黄丸。

2. 中药外治

（1）贴法 具有活血化瘀、通络止痛、祛风散寒等作用的中药，贴于患处对各型颈椎病均有较好的辅助治疗效果，可改善局部肌肉痉挛，促进血液循环，缓解局部症状。

（2）擦法 用伤筋药水、活血酒等擦剂每日擦揉颈部患处，可缓解肌肉痉挛，活血止痛。

（3）热熨法 用丁苏桂热敷剂装布袋封口，加热后置于患病部位或某特定位置，利用其温热达到温经通络、调和气血、祛湿驱寒的目的。

（二）西药治疗

当颈肩部疼痛较为剧烈、睡眠休息均受影响时，可服用消炎镇痛类药物（如芬必得、氯唑沙宗片、洛索洛芬钠片等）和镇静催眠药（如地西泮片）。疼痛较重者可选用弱阿片类药物，如曲马朵、地佐辛等，少部分患者需要强阿片类药物止痛，如吗啡、哌替啶等。如症状不缓解亦可静脉滴注脱水药，如20%甘露醇。

（三）手法治疗

1. 牵引揉捻 对脊髓型以外的早期颈椎病疗效甚佳。患者端坐位，术者立于患者背后，先以擦法放松颈肩部、上背部约5分钟，再按揉捏拿颈项部，然后以牵引揉捻法操作双手拇指分别置于两侧枕骨乳突处，其余四指环形相对托住下颌。双前臂压住患者双肩，双手腕立起，牵引颈椎。保持牵引力约1分钟，同时环转摇晃头部及做头部的前屈后伸运动数次。然后术者改为左手托住下颌部，同时用肩及枕部顶在患者右侧额枕部以固定头部，保持牵引力下，以右手拇指按在痉挛的颈部肌肉处做自上而下的快速揉捻，同时将患者头部缓缓向左侧旋转，最后以颈部的散法和劈法结束治疗。

2. 拔伸推按 患者坐位，术者站于患者侧前方，一只手扶住患者头部，另一只手握住患者右手 2 ～ 5 指，肘后部顶住患者肘窝部，令患者屈肘，然后术者一只手推按头部，另一只手将患者上肢向相反方向用力，最后以劈法和散法放松软组织结束治疗（一侧结束后，交替另一侧）。

（四）针灸治疗

颈椎病的针灸治疗取穴以手太阳小肠经、足太阳膀胱经、足少阳胆经及颈夹脊为主，具体方法如下。

1.治法　舒筋活血通络。

2.主穴　颈夹脊、风池、天柱、肩井、后溪、申脉。

3.配穴　督脉、足太阳经证加风府；手阳明经证加肩髃、曲池、合谷；手太阳经证加小海、少泽；风寒痹证加大椎、风门；瘀阻证加膈俞、内关、合谷；头晕头痛加百会；恶心、呕吐加中脘、内关；耳鸣、耳聋加听宫、外关。

4.方义　颈夹脊、风池、天柱为局部选穴，疏通颈项部气血，通络止痛；后溪、申脉分属于手太阳小肠经、足太阳膀胱经，同名经配穴，且为八脉交会穴，可行颈背部经络气血。

5.操作　采用毫针行泻法或平补平泻法。颈夹脊行针刺时以针感传至患侧肩臂部为佳。

（五）牵引固定

1.颌枕带牵引　适用于脊髓型以外的各型颈椎病，可解除肌痉挛，增大椎间隙、减少椎间盘压力，从而减轻对神经根的压力和对椎动脉的刺激，并使坎顿于小关节内的滑膜复位。坐位、卧位均可牵引，头前屈 15° 左右，牵引重量 2 ～ 6kg。牵引时间以项部、背部肌肉能耐受为限，每日数次，每次 0.5 ～ 1 小时，耐受者可适当增加牵引时间，2 周 1 个疗程。

2.颈托外固定　主要用于限制颈椎过度活动，而患者行动不受影响。种类较多，其中充气型颈托除固定颈椎外，还有一定程度的撑开作用。

（六）针刀疗法

本法适用于神经根型颈椎病的早期治疗。大多数患者的症状可得到缓解，具体方法如下。

1.体位　俯卧位，上胸部垫枕，项部充分暴露，确保呼吸顺畅。

2.定点　各颈椎棘突顶点、关节突关节点（颈椎棘突顶点旁开 2cm）、肩背部阳性压痛点，用记号笔标记选取的治疗点。

3.消毒与麻醉　局部常规消毒，铺无菌洞巾，采用 0.5% 利多卡因行局部麻醉，每点注射 1 ～ 2mL。

4.针刀操作　选取 I 型 4 号针刀。各颈椎棘突顶点：刀口线平行于脊柱纵轴，针体垂直皮肤，按四步规程法（包括定点、定向、加压分离和刺入）使针刀到达棘突，将刀口线方向调转90°，轻提针刀至皮下再切至棘突骨面，并沿棘突上缘或下缘切割棘间肌，幅度以2～3mm为宜，并重复上述动作3～4次。关节突关节点：刀口线与矢状面成45°，针体垂直皮肤，按四步规程法使针刀到达关节突关节骨面，轻提针刀至皮下再切至骨面3～4次。然后调转刀口线方向约45°使之与水平面平行至关节突关节缝隙，将针刀轻提2～3mm至关节囊表面，再切开至骨面2～3次。肩背部阳性压痛点：刀口线平行于矢状面，针体垂直皮肤，按四步规程法进针刀，当患者出现酸麻、胀痛感时，即达病灶，再提插针刀3～4次。术闭，拔出针刀，局部压迫止血，确认无出血后用无菌敷料覆盖刀口，并嘱患者24小时内患处不沾水。

5. 疗程 每次治疗点数依患者病情而定，同一治疗点应隔3～7天后方可再行针刀，不同定点则可于次日治疗。常规4次为1个疗程，因人制宜。

（七）热敏灸疗法

1. 调定灸态 要求环境安静，患者情绪放松、呼吸和缓、意守施灸点，术者也必须守神，将艾热固守在热敏点上。

2. 确定灸位 对神庭、风府、风池、大椎、颈夹脊、肺俞、肩井、至阳穴进行热敏探查，标记热敏穴位。

3. 艾灸操作 对风府、大椎、至阳穴循经往返灸10～15分钟以温热局部气血，加强敏化，再施以温和灸发动感传，开通经络。

（1）对颈夹脊、肩井压痛点、单点进行温和灸，自觉热感透向项背部并向四周扩散或自觉项背部有紧、压、酸、胀、痛感，灸至热敏灸感消失。

（2）对风池、大椎穴三角进行温和灸，自觉热感沿督脉传至项背部，灸至热敏灸感消失。

（3）对大椎、肺俞穴三角进行温和灸，自觉热感向项背部及上肢扩散传导至腕部，如感传不能至腕部，可再取一支点燃的艾炷放置感传所达部位的端点，依次接力使感传到达腕部，灸至热敏灸感消失。

（4）椎动脉颈椎病患者，对神庭、大椎穴双点进行温和灸，使其自觉热感透向穴位深部或发生扩热，传热，灸至热敏灸感消失。

4. 灸疗疗程 每次选取上述2～3组穴位，每天1～2次，10个疗程间休息2～5天，共2～3个疗程。

（八）物理治疗

采用超短波、磁疗、蜡疗、红外线、中药离子导入等疗法，如低频脉冲电刺激、中频脉冲电刺激等可消炎消肿，镇痉止痛，缓解肌肉痉挛，降低纤维结缔组织张力，松解粘连，软化瘢痕，以起到促进神经、肌肉和关节运动功能恢复的作用。

（九）手术治疗

手术治疗仅适应于少部分长期非手术治疗无效且有明显的颈脊髓受压或有严重的神

经根受压者。采用手术治疗时必须全面考虑，认真对待，严格掌握手术指征。手术应彻底减压，包括对脊髓、神经根及椎动脉的减压；稳定颈椎，恢复颈椎的生理曲度。如有节段不稳，在减压的同时应予以植骨融合、内外固定。

1. 适应证　主要适用于脊髓和神经根受压部位明确、反复发作者，神经受压症状进行性加重者适宜于手术治疗。

2. 手术方式　根据手术途径的不同，可分为颈椎前路手术、前外侧手术及后路手术。以前路和后路手术较常用，可满足大部分需求。

（1）颈椎前路手术　切除突出的椎间盘、椎体后方骨赘及钩椎关节骨赘，以解除对脊髓、神经根和椎动脉的压迫。目的是直接彻底减压，同时可植骨融合颈椎以稳定颈椎，恢复颈椎生理前凸和保持颈椎间高度。前路手术减压方式及植骨方法较多，植入骨块形态多样，内固定钢板品种较多，可依据患者的病情进行选择。目前主要有椎间盘切除术、椎体次全切除术、人工椎体置换术等。

（2）颈椎后路手术　通过椎板切除减压或椎板成形术，达到恢复颈椎椎管腔容积、解除脊髓压迫的目的。颈椎后路手术分为 3 种，即传统的后路椎板切除术、颈椎后路椎间孔减压术及椎板成形椎管扩大术。

五、预防调护

合理用枕，选择合适的高度和硬度，保持良好的睡眠体位。长期伏案工作者，应注意经常作颈项部的功能活动，以避免颈项部长时间处于某一低头姿势而发生慢性劳损。急性发作期应注意休息，以静为主，以动为辅，也可用颈围或颈托固定 1～2 周。慢性期以活动锻炼为主，做与项争力、左顾右盼、哪吒探海、回头望月等活动，各做 3～5次。但椎动脉型颈椎病患者不宜做颈部的旋转运动。此外，还可做体操、打太极拳、练八段锦等运动。颈椎病病程较长，非手术治疗症状易反复，患者往往有悲观心理和急躁情绪。因此要注意心理调护，以科学的态度向患者做宣传和解释，帮助患者树立信心，配合治疗，早日康复。

（邱全河）

第十三章　　胸廓部损伤

【学习目标】

1. 掌握肋骨骨折、连枷胸、开放性气胸、闭合性气胸、张力性气胸、肋软骨炎等骨伤病的定义、临床表现、诊断和治疗。

2. 熟悉胸腰椎骨折的三柱分型、反常呼吸的定义、各胸廓周围损伤的致病机制及影像学表现。

3. 了解胸廓周围损伤的预后。

第一节　　肋骨骨折

肋骨骨折较常见，在闭合性胸部创伤的发生率高达85%，好发于成年人和老年人。临床上分为单根或多根肋骨骨折和多根多处肋骨骨折。胸部钝性损伤引起连续多根肋骨骨折或多根肋骨多处骨折后，大片胸壁软化，断离肋骨游离于胸廓，形似农具连枷，故名"连枷胸"。据统计，连枷胸的发生率在胸壁钝击伤中占10%～15%，总死亡率高达16%～20%。

一、致病机制

直接暴力、间接暴力及肌肉强烈收缩均能发生肋骨骨折（图13-1）。

（一）直接暴力

前后挤压暴力直接作用于肋骨，使肋骨腋段向外弯曲折断而发生骨折，如棍棒打击或车祸撞击等外力直接作用于肋骨发生骨折，骨折端向内移位可穿破胸膜及肺脏，造成气胸和血胸。骨折多呈横断或粉碎性骨折。

（二）间接暴力

胸廓受到前后方对挤的暴力，如塌方、车轮碾轧、重物挤压等，使肋骨被迫向外弯曲凸出，并在腋中线附近发生骨折。此外，也可因暴力打击前胸而致后肋骨折，或打击后胸而致前肋骨折。骨折多为斜形，断端向外突出，刺破胸膜的机会较少，偶尔刺破皮肤，造成开放性骨折。

（三）肌肉牵拉

长期剧烈咳嗽或喷嚏时，胸部肌肉急剧而强烈的收缩可致肋骨发生疲劳骨折，但多发生于体质虚弱、骨质疏松者，骨折线多为横行或斜形。

（四）混合暴力

胸廓同时遭受直接打击和间接挤压，是引起多端骨折的重要原因。直接暴力过于强大，除造成被打击处的骨折外，暴力还可沿肋骨继续传导，而发生一根肋骨多端骨折，甚至多根肋骨多端骨折。此骨折合并内脏损伤概率较大。

外力不仅可导致肋骨骨折，也可使肺脏受到挤压，发生肺泡内出血、水肿，肺泡破裂，引起肺间质水肿，影响血气交换。若骨折端损伤胸膜、肺脏，使空气进入胸膜腔，即为气胸。若肺裂伤或胸壁穿透伤后，少量空气（从肺内或胸膜外）进入胸膜腔，肺部或胸壁的伤口闭合，不再有气体漏入胸膜腔内，这样造成的胸膜腔积气称为闭合性气胸；如胸膜穿破口未闭，空气仍自由沟通，称为开放性气胸；若胸膜穿破口形成阀门，吸气时空气通过破裂口进入胸膜腔，呼气时则不能将空气排出，胸腔内压力不断增加，对肺的压迫和纵隔推移也愈来愈大，称为张力性气胸。肋骨骨折伤及胸膜、肺脏或血管时，使血液流入胸腔，即为血胸，多与气胸同时发生，称为血气胸。

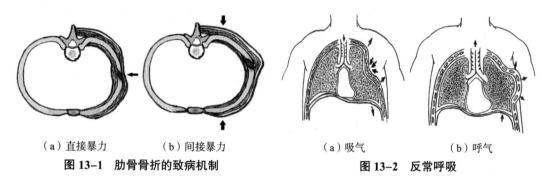

（a）直接暴力　　　（b）间接暴力
图 13-1　肋骨骨折的致病机制

（a）吸气　　　　（b）呼气
图 13-2　反常呼吸

二、诊查要点

第 1、2 肋骨骨折多由强大暴力引起，应同时考虑其周围的锁骨下血管和臂丛神经损伤的可能性；而下部肋骨骨折，应注意有无肝、脾、肾脏损伤。肋骨骨折的常见并发症是血气胸，应特别注意患者的血压、脉搏和呼吸情况，如有无发绀、缺氧等症状，以及由于不能正常呼吸和咳嗽排痰而引起的肺部感染、肺不张，对年老体弱或患有慢性阻塞性肺疾病者，更应提高警惕。

（一）症状

1. 疼痛　伤后患者局部疼痛，说话、喷嚏、咳嗽、深呼吸和躯干转动时疼痛加剧，呼吸较浅而快。

2. 反常呼吸　多根肋骨多段骨折，或多根肋骨单处骨折合并肋软骨骨折、胸肋关节脱位时，导致胸壁失去支撑，导致软化、浮动，该部胸廓失去支持而出现反常呼吸（图13-2），表现为吸气时胸廓扩张，肋骨上举，胸内负压增加，浮动的胸壁下陷；呼气时肋骨下降，胸膜腔内压增加，浮动的胸壁向外凸出。

（二）体征

局部有血肿或瘀斑，骨折处有剧烈压痛点，沿肋骨可触及骨骼连续性中断或骨擦感（音）。胸廓挤压试验阳性是诊断肋骨骨折的主要体征。

三、辅助检查

（一）实验室检查

怀疑肋骨骨折合并气血胸的患者应常规急查血气分析、血常规等，以判断是否存在肺部挫裂伤及隐性失血等，进而指导治疗方案。

（二）影像学检查

1. X线检查　胸部正位及患侧前斜位X线片，可明确骨折部位及确定血气胸及其程度。大部分肋骨骨折发于第4～7肋，以肋弓部常见；少数肋骨无移位骨折，早期X线可呈"阴性"而导致漏诊，需待伤后3～4周出现骨痂时，才能确诊为骨折。需注意，X线检查不能发现肋软骨骨折，因此肋骨骨折的早期诊断主要依靠临床体征。

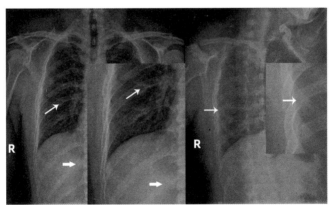

（a）胸部正位片　　　　　　（b）胸部右斜位片
注：中年男性，图示第7、10肋骨骨折（白箭头）。
图13-3　肋骨骨折X线检查

2. CT检查　多根肋骨骨折需结合胸部CT和肋骨三维重建以明确诊断（图13-4），连枷胸常伴有肺挫伤，CT显示为肺内实变影，或合并有肺不张改变。

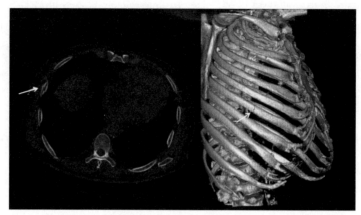

　　（a）胸部 CT 横断位骨窗　　　　　　（b）肋骨 CT 三维重组
注：老年女性，图（a）示肋骨骨折；图（b）示右侧第 6 肋骨骨折（白箭头）。

图 13-4　肋骨骨折 CT 检查

四、治疗方案

　　单纯肋骨骨折因有肋间肌固定和其余肋骨支持，多无明显移位，一般不需整复，但损伤后可累及其附着的骨膜、胸膜及肋间神经，易导致患者疼痛、呼吸浅快、通气不足，影响咳嗽排痰，甚至支气管内分泌物潴留，可造成肺不张或并发肺炎，因此治疗的重点在于止痛和预防肺部感染。发生连枷胸时可出现反常呼吸，需予以复位和固定。并发血气胸者，可伴有呼吸困难，应做急症处理。

（一）中药治疗

　　初期治以活血化瘀，理气止痛。伤气为主者，可选用柴胡疏肝散、金铃子散；伤血为主者，可选用复元活血汤、血府逐瘀汤，加用款冬花、桔梗、杏仁、黄芩等，以宣肺止咳化痰。中期治以理气活血，接骨续筋，可选用接骨丹或接骨紫金丹等。后期胸肋隐隐作痛或陈伤者，宜化瘀和伤，行气止痛，可选用三棱和伤汤、黎洞丸；气血虚弱者，用八珍汤合柴胡疏肝散。外治初期可选用消肿散、消肿止痛膏；中期用接骨续筋膏或接骨膏；后期用狗皮膏或万灵膏敷贴。

（二）手法整复

　　患者正坐，挺胸叉腰。助手站在患者身后，一侧膝部顶住患者后背，双手握其双肩，缓缓用力向后方拉开，使患者挺胸。术者一手扶健侧，一手按定患侧，用挤按手法将高凸骨折断端按平。若患者身体虚弱，可取仰卧位，背部垫高，同样采用挤按手法将骨折整复。

（三）固定方法

　　1. 胶布固定法　患者正坐，在贴胶布的皮肤上涂复方苯甲酸酊，呼气时使胸围缩至最小，然后屏气，用宽 7～10cm 的长胶布自健肩胛中线绕过骨折处紧贴到健侧锁骨中线，第 2 条盖在第 1 条的上缘，互相重叠 1/2，由后向前、由上至下地进行固定，直至将骨折区和上下邻近肋骨全部固定，固定时间为 3～4 周。若皮肤对胶布过敏或患有支气管哮喘、慢性支气管炎、肺气肿，或老年人心肺储备能力有限，因半环式胶布固定可加重呼吸限制而不宜采用。

2. 尼龙扣带或弹力绷带固定法 适用于老年人、患肺部疾患或皮肤对胶布过敏者。骨折部可外贴伤膏药或消瘀膏，嘱患者做深呼气，然后用尼龙扣带或宽弹力绷带环绕胸部固定骨折区及上下邻近肋骨，固定时 3～4 周。

3. 肋骨牵引 多根多段肋骨骨折造成浮动胸壁，出现反常呼吸时，采用肋骨牵引法，可选择浮动胸壁中央一根肋骨，局麻后用无菌巾钳将肋骨夹住，系上牵引绳进行滑动牵引，牵引重量为 2～3kg，时间为 1～2 周。

（四）机械通气

机械通气可明显改善患者的低氧血症、纠正反常呼吸、治疗肺不张等，适应证是肋骨骨折 ≥ 8 根，合并严重肺挫伤、颅脑损伤等，具体指标：潮气量 < 5mL/kg、呼吸频率 > 35 次 / 分、PCO_2 > 55mmHg、动脉血氧饱和度 < 90%。

（五）手术治疗

1. 适应证 多根多处肋骨骨折引起浮动胸壁，出现反常呼吸且不能充分换气，不能有效咳嗽排痰。

2. 手术方式 可考虑手术切开复位，选择不锈钢丝、吸收肋骨钉或记忆合金接骨板等进行内固定。

（六）并发症的治疗

1. 气胸 气胸分为闭合性气胸、开放性气胸及张力性气胸，后两者一经发现需要立即急救，具体方法如下。

（1）闭合性气胸 少量闭合性气胸可自行吸收不需特别处理，但应注意观察其发展变化，胸腔内的积气一般可在 1～2 周内自行吸收。大量气胸伴有胸闷、气急、呼吸困难等症状时，可在第 2 肋间隙锁骨中线处行胸腔穿刺，抽尽积气。如反复穿刺抽吸，胸腔内气体仍排除不尽，或减少后又增加者，或双肺气胸合并血胸者，均应放置胸腔闭式引流。肺功能差者及老年人，以及有其他部位严重合并伤者，如重型颅脑损伤和重度休克者，对闭合性气胸的处理应持积极态度。治疗中警惕发展为张力性气胸。对于反复发作的气胸则可考虑手术治疗。

（2）开放性气胸 开放性气胸易于诊断，一经发现，必须立刻急救。根据患者当时所处现场的条件，尽快封闭胸壁创口，变开放性气胸为闭合性气胸，赢得挽救生命的时间并迅速转送至医院。可用大型急救包，多层清洁布块或厚纱布垫，如有大块凡士林纱布或无菌塑料布则更为合用。要求封闭敷料够厚以避免漏气，但不能往创口内填塞；范围应超过创缘 5cm 以上。转运途中如伤员呼吸困难加重或有张力性气胸表现，应在伤员呼气时开放密闭敷料，排出高压气体。患者到达医院后首先给予输血、补液和吸氧等治疗，纠正呼吸和循环功能紊乱，清创、缝合胸壁伤口，并做胸腔闭式引流；给予抗生素，鼓励患者咳嗽排痰，预防感染。如果疑有肺、支气管、心脏和血管等胸内脏器的严重损伤或进行性出血，应尽早剖胸探查处理。

（3）张力性气胸　张力性气胸是可迅速致死的危急重症，急救治疗原则为立即排气，降低胸膜腔内压力。入院前或院内急救需迅速使用粗针头在伤侧第 2 肋间锁骨中线处刺入胸膜腔，有喷射状气体排出，可暂时降低胸腔内压力，之后插入胸腔闭式引流管，如患者呼吸困难未见好转，应剖胸探查。

2. 血胸　非进行性血胸可根据积血量多少，采用胸腔穿刺或闭式胸腔引流术治疗及时排出积血，促使肺膨胀，改善呼吸功能，并使用抗生素预防感染。安置胸腔闭式引流的指征应放宽，血胸持续存在会增加发生凝固性或感染性血胸的可能性。进行性血胸应及时做开胸探查手术。凝固性血胸应待伤员情况稳定后尽早手术，清除血块，剥离胸膜表面凝血块和机化形成的包膜。感染性血胸应及时改善胸腔引流，排尽感染性积血积脓；若效果不佳或肺复张不良，应尽早手术清除感染性积血，剥离脓性纤维膜。

五、预防调护

整复固定后，病情轻者可下地自由活动。重症需卧床者取半坐卧位，肋骨牵引者取平卧位，可进行腹式呼吸运动锻炼。有痰者，鼓励患者扶住伤处进行咳痰。若痰液浓稠难于咳出者，可用超声雾化吸入。忌食烟酒及辛辣之品，避免对肺部的刺激而发生剧烈咳嗽和疼痛。合并肺部疾病者，应积极治疗肺部疾病。

（万宣）

第二节　肋软骨炎

肋软骨炎是一种常见的疾病，是指肋软骨与胸骨交界处发生不明原因的疼痛，分为非特异性肋软骨炎和感染性肋软骨炎，临床中最常见的是非特异性肋软骨炎，为肋软骨与胸骨交界处不明原因发生的非化脓性肋软骨炎性病变，表现为局限性疼痛伴肿胀的自限性疾病。本病好发于 20 ～ 30 岁女性，男女比例为 1∶9。

一、致病机制

本病病因尚不明确，一般认为与劳损或外伤有关。搬运重物、急剧扭转或因胸部挤压等使胸肋关节软骨造成急性损伤，或因慢性劳损或伤风感冒引起的病毒感染等，导致胸肋关节面软骨产生水肿、增厚的无菌性炎症反应而发病。

二、诊查要点

（一）非特异性肋软骨炎

本病多见于青壮年女性，于第 1～7 肋软骨与胸骨交界处发生肿胀、疼痛，尤以第 2～3 肋骨最为多见，可为单发，也可多发。轻者仅感轻度胸闷，胸前疼痛多为钝痛、隐痛，偶伴刺痛，痛点固定不移，咳嗽、深呼吸、扩展胸壁等引起胸廓过度活动时疼痛加重，严重者可牵及半身。查体可示局部隆起，有硬结，压痛明显，局部皮肤不发红但温度可升高，挤压胸廓时疼痛加剧，多发时受累的肋软骨处可呈串珠状畸形。病程多在 3～4 周自行痊愈，但部分患者反复发作，迁延数月甚至数年。当疼痛消失后，肿块尚可存留较长的时间，待劳累或发生上呼吸道感染后，仍可复发。

（二）感染性肋软骨炎

患者往往有发热、烦渴等全身性感染症状。大都以胸痛症状为首发症状，程度轻重不等，甚至因胸痛不敢深呼吸、咳嗽，易引起肺部感染。局部皮肤会出现红肿热痛，软组织坏死可形成脓肿，脓肿溃破可形成窦道。

三、辅助检查

X 线检查时，早期无特殊发现，晚期肋软骨普遍钙化。CT 能很好地显示软骨肿胀及骨化，但无法显示骨膜下活动性炎症。MRI 能够显示骨、软骨、滑膜及骨髓的活动性炎性改变，特异性和敏感性较高。B 超可显示肋软骨肿胀及结构改变，可排除 CT 因容积效应及体位影响而出现的假阳性或假阴性，且容易双侧对比观察肿胀变化。

四、治疗方案

由于病因不明，抗生素治疗无效，一般常采用对症治疗。

（一）中药治疗

疼痛窜及胸胁、上臂为气滞；局部隆起，压痛明显，痛点固定不移为血瘀。气滞血瘀，气血壅遏不通，不通则痛。病机为气滞血瘀、肝郁气滞。气滞血瘀，治以舒经活血，行气止痛，方选复元活血汤加减内服；肝气郁结，治以疏肝理气，宽胸散结，方选柴胡疏肝散加减。

（二）西药治疗

采用非甾体抗炎药对症治疗，如布洛芬、扶他林等；慎用肾上腺皮质激素。如疼痛明显、对症治疗欠佳时，可采用 0.5% 利多卡因加倍他米松局部封闭，每周 1 次，最多不超过 2 次。

（三）手术治疗

对少数非手术治疗无效，肋软骨肿大疼痛明显或恶性变不能除外者，可考虑手术治疗。手术只要求将肿大增粗的肋软骨切除，需保留骨膜及胸壁其他组织。由于肿大增粗的肋软骨与胸骨紧贴，切除病变肋软骨时须注意勿伤及胸廓内动脉。

五、预防调护

劳动时应注意提高防护意识，避免搬抬重物，以提防胸肋软骨、韧带的损伤。注意劳逸结合，不要过于疲惫。要经常开窗通气，保持室内空气新鲜，多参加体育活动，增强自身的抵抗力。平时注意保暖，防止受寒。

（万宣）

第三节　胸骨骨折

胸骨骨折既往罕见，但随着高速交通工具的迅速发展，发生率亦有所增加，占胸部伤的 1.5%～ 5%。单纯胸骨骨折预后较好，如果损伤是在强大直接暴力作用下造成的，可能会合并纵隔血肿、心脏压塞、心包裂伤、心肌挫伤、瓣膜损伤、冠脉挫伤、急性外伤性心肌梗死、心脏或胸主动脉破裂及支气管断裂等继发性损伤，病死率较高。

一、致病机制

胸骨骨折可由直接暴力和间接暴力引起：①直接暴力：通常多由于强大暴力直接作用于胸前，使胸骨挤压造成骨折，如车祸时急剧减速时，胸部由于惯性骤然向前撞击于方向盘或其他物体；跑步冲刺中，前胸被硬物撞击；行走时胸部被车马撞击或被重物撞击、压砸；骨质疏松患者进行心肺复苏时施行胸外心脏按压等均可造成胸骨骨折。②间接暴力：受伤机制多为从高处坠落，导致脊柱过度前屈，胸骨受到挤压而造成胸骨骨折。损伤的部位多位于胸骨体，大多为横断骨折，好发于胸骨柄与胸骨体交界处。

二、诊查要点

患者多有胸部外伤史，受伤后胸骨区明显疼痛、咳嗽、呼吸和变动体位时疼痛加重，呼吸浅快、咳嗽无力和呼吸道分泌物增多。查体示胸骨区肿胀、压痛明显，可扪及骨摩擦音，胸廓挤压征阳性。骨折重叠移位时，可观察骨折端随呼吸移动，触及畸形，闻及骨擦音。对于胸骨骨折合并有胸腹脏器损伤者，由于遭受外力较强大，通常合并多处肋骨骨折，形成连枷胸的比例较高，胸廓的稳定性差，易出现反常呼吸，短时间内引起呼吸、循环衰竭；同时合并有胸腹脏器损伤，导致病情复杂、凶险，甚至造成患者的死亡。

三、辅助检查

一般通过影像学检查可以明确诊断，X 线检查及 CT 可显示胸骨骨折和移位。胸骨正侧位平片可见骨折断裂线（图 13-5）。一些病史不清而临床表现也不明显的患者，则需要依靠胸骨的侧位或斜位 X 线片或者胸部 CT 三维重建来进行诊断。如果怀疑有合并损伤，则需要进行 B 超扫描及胸部 CT 检查。CT 及 MRI 检查能帮助了解有无纵隔内脏器损伤及主动脉破裂。

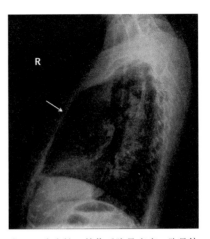

注：76 岁女性，外伤后胸骨疼痛，胸骨体前缘骨皮质凹陷，皮质中断（白箭头）。

图 13-5　胸骨骨折 X 线检查

四、治疗方案

胸骨骨折的处理应分清轻重缓急。骨折无明显移位的单纯胸骨骨折合并脏器损伤发生的概率较小，一般不需手术，但应密切观察病情变化，可卧床休息，2～3 周即可愈合，治疗期间鼓励患者咳嗽，以防发生肺部并发症。对于胸骨骨折位移较大，或者合并严重并发症的患者治疗方案如下。

（一）支持治疗

首先处理危害生命的损伤，如失血性休克、心脏压塞、张力性气胸、活动性血胸及颅脑损伤等，如出现心肌酶异常升高及延迟出现的心电图异常，如 ST 段改变、各种心律失常，应考虑存在心脏损伤，并及时给予心肌营养药物和吸氧等治疗。

（二）手法复位

对于胸骨完全横断并移位的骨折，应待病情稳定后，及早使骨折复位。将患者肩胛间垫至胸椎过伸位，嘱其双臂上举过头，按压胸骨复位，然后肩胛间垫一小枕，骨折部位用沙袋压迫维持复位位置，嘱其卧位休息。

（三）手术治疗

1. 适应证　对于明显移位的胸骨骨折难以手法整复者，应积极采取手术治疗，以利于患者早期康复。胸骨骨折有移位者，胸内器官损伤的发生率高，如心脏钝挫伤、裂伤、心包破裂、支气管损伤等，若延误治疗将带来严重的后果，因此应该积极予以对症治疗，尽快处理合并伤。

2. 手术方式　手术选横切口为宜，有利于探查和处理胸内合并伤，同时探查大血管、气管、肺部等损伤，有心包积血时应打开心包处理心脏损伤。胸骨骨折上下断端分别钻孔后以钢丝固定，一般用 2～3 根钢丝，如有连枷胸，应固定肋骨断端以消除反常呼吸。术后注意观察患者呼吸和心律。加强呼吸道管理，防止肺炎、肺不张、呼吸功能不全等并发症的发生。

五、预防调护

本病无有效的预防措施，主要是注意日常生活安全，对有合并胸内器官损伤的患者，应积极进行抢救并送医院。

（万宣）

第四节　胸锁关节脱位

胸锁关节脱位是指胸骨与锁骨失去正常的连接关系，多由暴力所致，也可由先天或病理因素引起，表现为脱位关节处剧痛、肿胀和上肢活动障碍。胸锁关节脱位在临床较少见，约占肩部损伤的 3%，好发于青少年运动员。

一、致病机制

根据锁骨脱位后的位置不同，胸锁关节脱位包括锁骨内端向上、向前突出的前脱位和锁骨内端向下、向后突出或锁骨头向胸骨柄后内方滑动的后脱位。由于后胸锁韧带较前胸锁韧带更为强韧，因此胸锁关节前脱位较后脱位常见。

造成胸锁关节脱位的原因为直接暴力和间接暴力。①直接暴力：当外力直接作用于锁骨的前内侧面，锁骨被推向胸骨的后方进入纵隔，这种损伤机制非常少见。②间接暴力：外力可以通过肩关节的前外侧或后外侧间接作用于胸锁关节，因杠杆原理而发生脱位。如果外力由肩关节后外侧挤压并使得锁骨移向后方，则造成单侧胸锁关节的后脱位；反之，则造成胸锁关节前脱位。

二、诊查要点

由于胸锁关节局部软组织覆盖较少，因此发生脱位时疼痛肿胀较为明显。发生前脱位时，局部肿胀疼痛，锁骨的胸骨端向前、向上方突出，头部向患侧倾斜，患肩下垂，局部压痛；后脱位患者疼痛比前脱位患者更加明显（图 13-6）。与健侧相比，患侧颈部或上肢静脉充血，患侧胸部的前上方饱满，胸骨角明显，锁骨体表视诊不明显。触诊可发现锁骨的胸骨端向后脱位。如果移位的锁骨内端移位于肋骨后方还可能压迫气管、食管或纵隔血管，可出现呼吸困难，呼吸急促或有窒息感，吞咽困难，咽喉发紧，甚至完全性休克或气胸。

三、辅助检查

可以通过影像学检查来判断脱位类型，具体如下。

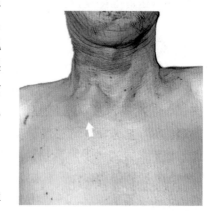

图 13-6　右侧胸锁关节后脱位表现

（一）X线检查

X线摄片是确诊胸锁关节脱位的重要诊断依据。常规行胸部正侧位及斜位X线摄片检查，并与健侧对比。（图13-7）患者取仰卧位，X线光管置于患者身旁，中心线呈水平位，穿过前胸，对准患侧胸锁关节间隙，胶片直立，放在健侧颈肩旁与中心线垂直投照，可以清楚地显示出胸锁关节脱位的方向和程度。斜位片比较两侧胸锁关节的位置及关节间隙宽度，可诊断全脱位或半脱位，但不易确定锁骨向前或向后脱位。

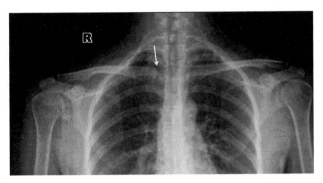

注：36岁女性，胸锁关节正位片示右侧胸锁关节间隙增宽，为胸锁关节脱位（白箭头）。

图13-7　胸锁关节脱位X线检查

（二）CT检查

CT检查是检测胸锁关节有无病变的首选检查方法，可以清楚地显示锁骨近端骨折与胸锁关节半脱位、临近结构有无压迫、是否伴有锁骨或者胸骨骨折、有无骨折碎片及碎片移位情况。要求扫描双侧的胸锁关节及双侧锁骨近端，以便进行双侧对比。

四、治疗方案

（一）手法复位

1. 前脱位　患者坐位，嘱其患侧上肢叉腰，术者一手推顶伤侧胸壁，一手握住伤侧上臂上端，即可使复位，复位后于胸锁关节前侧加纸垫或棉垫，并用前"8"字石膏绷带局部加压固定。此外，可嘱患者仰卧，上臂外展100°左右，做上臂皮肤牵引，复位后再将上臂改为前屈30°～45°位持续牵引，并在胸锁关节前侧用沙袋压迫以维持复位，维持牵引3～4周。

2. 后脱位　患者坐位，嘱其患侧上肢叉腰，术者一手推顶伤侧胸壁，一手握住上臂上端向外侧牵引，即可使关节脱位整复，再用"8"字石膏绷带，使肩胛骨及上臂稍向后伸，以维持关节整复，4周左右解除固定。如手法复位困难或不能手法复位时，亦可在无菌操作下，用无菌巾钳夹住锁骨近端向外前方牵引，用持续牵引或用后"8"字石膏绷带使上臂及肩后伸，固定4周左右。

（二）手术治疗

1. 适应证 创伤性胸锁关节完全脱位闭合方法无法复位，或复位后无法维持固定者；后脱位压迫胸骨后方重要组织器官导致呼吸困难及大血管功能障碍等严重并发症者；非手术治疗后发生习惯性脱位、持续性疼痛并致功能障碍者；存在小片骨折复位后不易维持关节的对合关系者。

2. 手术方式 常用的手术方式有切开复位单纯克氏针、钢丝 "8" 字捆扎内固定术、切开复位关节韧带重建术及锁骨内侧端切除成形术等。

五、预防调护

胸锁关节脱位患者行保守治疗应充分制动，避免做抬肩等运动，以免发生习惯性脱位，对有合并胸内器官损伤的患者，应积极进行抢救并送医院。

（万宣）

第五节　胸腰椎骨折

胸腰椎骨折是指组成脊柱胸腰节段的任何一个或几个部件（椎体、椎弓根、椎板、棘突、关节突）的骨折，导致脊柱胸腰段疼痛、活动受限，以及合并脊髓和神经根损伤所造成的不同程度的感觉、运动功能减退和排尿、排便功能障碍。本病好发于青壮年男性及老年女性。

一、致病机制

胸腰段关节的解剖结构具有限制屈伸、旋转特点，较少发生脱位。上胸椎关节由于肋椎结构的存在，肋骨及胸廓肌肉组织能保护脊柱并分散应力，因此能够防止压缩应力所导致的椎体骨折。骨折好发于胸腰段（$T_{11} \sim L_2$），以 L_{12} 和 L_1 骨折最为多见，该部位既缺乏肋椎结构的保护，又没有完整的脊柱前凸以充分分散应力，故较易发生损伤。按损伤机制即脊柱损伤的受力方向，可分为以下几类（图 13-8）。

（一）压缩暴力

压缩暴力临床最为常见，暴力沿椎体纵轴方向垂直挤压椎骨，使其发生压缩型骨折，若暴力较大则为爆裂骨折，骨折块分别向前后及左右移位，若骨折块掉入椎管，可造成不同程度的脊髓损伤。

（二）屈曲暴力

屈曲暴力临床较为常见，高处坠落时脊柱骤然猛烈向前屈曲，脊柱前缘相互挤压，最常发生椎体前楔形压缩骨折或脱位，同时棘上韧带常断裂而分离，造成脊柱局部不稳，好发于胸腰段交界处的椎骨。

（三）旋转暴力

旋转暴力多伴随屈曲或压缩暴力，旋转暴力造成脊柱发生旋转移位并产生骨折脱位，大多同时伴有压缩、粉碎或分离性损伤，造成脊椎骨折的多样性改变。

（四）屈曲牵张暴力

屈曲牵张暴力最常见于高速行驶的车辆突发车祸，驾驶员躯体下部被安全带固定，身体上部急剧前移、屈曲时，此时以椎节的前方（柱）为枢纽，后柱韧带或棘突受牵张力作用而破裂，并延及中柱，亦可达前柱处。因屈曲过度造成椎体水平撕裂性损伤，称为 Chance 骨折。典型的 Chance 骨折骨折线是从后向前由棘突开始，经椎板、椎弓根达椎体。

（五）伸展暴力

伸展暴力较少见，多见于高处仰面坠落时，腰部撞击物体，导致脊柱骤然后伸，前柱受到牵张暴力，后柱受到压缩暴力，造成前纵韧带断裂，关节突、棘突骨折或椎板骨折。

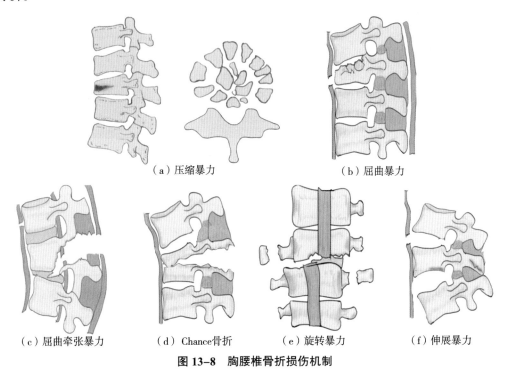

（a）压缩暴力　　　　（b）屈曲暴力

（c）屈曲牵张暴力　　（d）Chance骨折　　（e）旋转暴力　　（f）伸展暴力

图 13-8　胸腰椎骨折损伤机制

二、诊查要点

患者多有明确外伤史，如高处坠落伤、车祸、行走时摔倒臀部着地。受伤后可出现局部疼痛，活动受限，不能坐起或行走。查体可见局部瘀斑、青紫，棘突及棘突旁压痛，脊柱活动度下降，胸椎骨折时可有呼吸困难，腰椎骨折合并腹膜后血肿可有腹胀、腹痛、便秘等，合并有脊髓和马尾神经损伤的患者表现为四肢瘫、截瘫及大小便功能障碍。

三、辅助检查

（一）X 线检查

X 线摄片是疑似胸腰椎骨折首选的检查方法。常规拍摄胸腰椎正侧位片，可以判断骨折的部位、类型及程度，从而分析暴力的类型（图 13-9）。怀疑椎弓峡部有无骨折时，可加设斜位片。

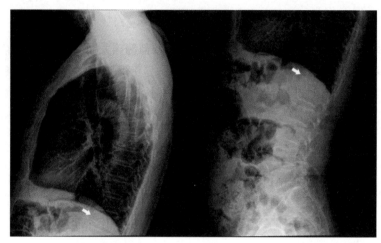

（a）胸椎侧位　　　　　　　　（b）腰椎侧位
注：73 岁男性，上图示第 12 胸椎椎体前柱压缩、变扁，高度减少约 1/3（白箭头）。

图 13-9　胸椎骨折 X 线检查

（二）CT 检查

CT 检查可以了解脊柱骨性结构的损伤情况及椎管容积的情况，并可测量骨性椎管的狭窄有无或程度。但 CT 片不能显示脊髓损伤情况，必要时应结合 MRI 检查。

（三）MRI 检查

MRI 检查可较清楚地判断椎管内软组织的损害程度，适用于椎管内损伤，如硬脊膜外血肿、脊髓损伤或截断、骨碎片嵌入等，以及脊柱相关的韧带损伤的辅助诊断。对于陈旧性胸腰椎骨折再损伤者，行胸腰椎 MRI 有助于判断压缩性骨折是否为新发骨折（图 13-10）。

（四）电生理检查

体感诱发电位可以了解脊髓和神经的功能状况。

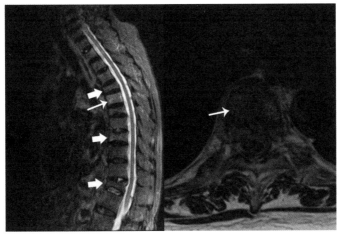

（a）胸椎 MRI 矢状位 T$_2$WI　　　　（b）胸椎 MRI 横断位 T$_2$WI

注：老年女性，胸椎间盘 T$_2$WI 信号减低。T$_5$、T$_7$、T$_9$、T$_{12}$ 椎体稍呈楔形变（粗箭头），未见明显异常信号，为陈旧性骨折；T$_6$ 椎体见斑片状长 T$_2$ 信号（细箭头），为新鲜压缩性骨折。

图 13-10　胸椎压缩性骨折 MRI 检查

四、临床分型

胸腰段临床分型是评估是否存在脊柱不稳，以及选择合适治疗的基础，有以下几种分型方法。

（一）三柱分型

Denis 基于三柱模型提出脊柱的解剖学分型（图 13-11）。前柱包括前纵韧带、椎体及椎间盘的前中 2/3 部分损伤；中柱包括椎体和椎间盘的后 1/3 及后纵韧带损伤；后柱包括椎弓、椎板及附件损伤。

Denis 基于三柱对骨折进行细分，即轻型或重型。轻型包括单纯棘突、横突、椎弓根和关节突骨折；重型包括压缩性骨折（前柱受压）、爆裂性骨折（前中柱受压）、安全带骨折（屈曲牵张应力）和骨折脱位（三柱损伤），当三柱中有

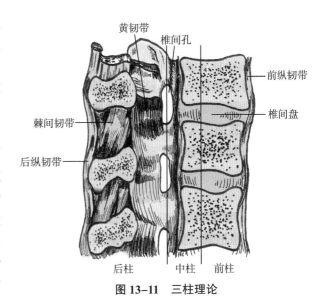

图 13-11　三柱理论

两柱受累，则为不稳定型骨折。

（二）胸腰椎损伤评分系统

由于早期的分型没有纳入脊髓功能状态，缺乏治疗指征，因此 2005 年美国脊柱创伤协会提出胸腰椎损伤评分系统（TLISS），以协助制定临床治疗方案（表 13-1）。

表 13-1　胸腰椎损伤评分系统

损伤特征	损伤描述	分值
骨折形态	压缩型	1
	爆裂型	2
	半移及旋转	3
	分离型	4
神经损伤	无损伤	0
	神经根损伤	2
	脊髓或圆锥完全损伤	2
	脊髓或圆锥不完全损伤	3
	马尾神经损伤	3
后方韧带复合体	无损伤	0
	不确定	2
	确定断裂	3

该系统建议：总分 ≥ 5 分，建议手术治疗；总分 ≥ 3 分，可非手术治疗；总分为 3 ~ 4 分，可选择手术或非手术治疗。

五、治疗方案

（一）一般治疗

对于胸腰椎骨折合并其他严重复合伤，应积极治疗，抢救患者生命。急救搬运时应用滚动法或平托法。无神经损伤的稳定性骨折者以卧床休息、镇痛为主，应加强腰背伸肌锻炼，不需手术治疗，如单纯压缩性骨折，椎体压缩不到 1/3 者，可仰卧于木板床上。在骨折部垫厚枕，使脊柱过伸，1 ~ 2 天后逐渐进行背伸锻炼；对于椎体后部有压痛，椎板及关节突有骨折可用悬吊复位法。对于伴有截瘫者，应注意并发症的防治，包括防止褥疮，每 2 小时翻身 1 次。防止泌尿系感染，放置导尿管并夹闭，4 ~ 6 小时放尿 1 次；出现便秘可考虑予口服泻药或者进行灌肠通便。

（二）中药治疗

1. 早期　局部肿胀、剧烈疼痛、胃纳不佳、大便秘结、舌苔薄白、脉弦紧，证属气滞血瘀，治以行气活血，消肿止痛。多用复元活血汤、膈下逐瘀汤，外敷消瘀膏或消肿散。兼有少腹胀满、小便不利者，证属瘀血阻滞、膀胱气化失调，治以活血祛瘀，行气利水，用膈下逐瘀汤合五苓散。若局部持续疼痛、腹满胀痛、大便秘结、苔黄厚腻、脉弦有力，证属血瘀气滞，腑气不通，治以攻下逐瘀，方选桃核承气汤或大成汤加减。

2. 中期　肿痛虽消而未尽，仍活动受限，舌暗红、苔薄白、脉弦缓，证属瘀血未尽、筋骨未复，治以活血和营，接骨续筋，方选接骨紫金丹。

3. 后期　腰酸腿软、四肢无力、活动后局部隐隐作痛、舌淡苔白、脉虚细，证属肝肾不足、气血两虚，治以补益肝肾，调养气血，方选六味地黄汤、八珍汤或壮腰健肾汤加减，外贴万应膏或狗皮膏。

（三）手法整复

手法复位治疗适用于胸腰椎稳定型压缩骨折，且不合并脊髓、神经损伤者，过伸复位可以使已压缩的椎体与皱褶的前纵韧带重新张开以达到复位。在整复过程中，为减少伤员痛苦和松弛肌肉，可考虑给予适量的止痛药。不当的手法复位有加重脊髓损伤的可能，会引起进一步损伤。老年体弱、骨质疏松的患者，一般不主张手法复位，仅卧床休息 3 个月左右或适当的练功活动即可。

目前常用过伸牵引按压法：患者俯卧，两手抓紧床头。一助手立于头侧，两手兜住患者腋窝部；另一助手立于足侧，双手握双踝。嘱两助手同时用力，先进行牵引，然后嘱足侧助手逐渐将双下肢提起悬离床面，使脊柱得到充分牵引和后伸，当肌肉松弛、椎间隙及前纵韧带被拉开后，术者双手重叠，压于骨折后突部位，适当用力下压，借助前纵韧带的伸张力，将压缩的椎体拉开，同时移位得以复平（图 13-12）。

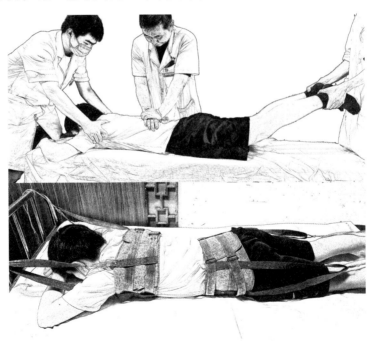

图 13-12　过伸牵引按压法

（四）手术治疗

对不稳定性椎体骨折伴神经损伤考虑手术治疗，手术目的是彻底解除对神经的压迫、重建脊柱的稳定性。

1. 适应证　①急性胸腰椎骨折伴有不完全脊髓损伤者。②截瘫症状未恢复并逐渐加重者。③X 线片与 CT 片示椎管内有骨折片，椎间盘压迫脊髓者。④小关节突交锁者。⑤腰部穿刺示脑脊液梗阻或奎肯试验有梗阻者。⑥开放性胸腰椎脊髓损伤者。⑦各型不稳定性新鲜或陈旧性骨折。

2. 手术方式　手术入路主要根据自身的经验与条件分别选用前路、前外侧入路与后路手术。

六、预防调护

功能康复应遵循循序渐进的原则，早期平卧在硬板床上休息，尽量不要坐起离床，帮助患者翻身。保守治疗患者应严格卧床，但应注意经常翻身以免形成褥疮。手术治疗 24 小时候可行抬腿、抬臀，五点支撑，进行双侧下肢交替进行高抬腿运动；7～14 天后，可逐渐开始腰围下离床活动，保持脊柱过伸位，继续四五点支撑法；此后，实施三四点支撑并练习飞燕式。术后 2 周指导患者以头、双足、双肘五点作为支撑，展开腰背肌功能练习；术后 21 天，指导患者以双足、头部三点作为支撑展开腰背肌功能练习。

（万宣　杨文龙）

第十四章 腰骶部损伤

【学习目标】

1. 掌握腰椎间盘突出症、腰椎椎管狭窄、骶尾骨骨折的临床表现、诊断要点、影像学表现和治疗原则。

2. 熟悉急性腰扭伤、慢性腰肌劳损、第 3 腰椎横突综合征、腰椎失稳的治疗方案。

3. 了解腰椎间盘突出症、腰椎椎管狭窄、第 3 腰椎横突综合征、腰椎失稳、骶尾骨骨折的致病机制。

第一节 急性腰扭伤

急性腰扭伤指腰部肌肉、筋膜、韧带、椎间小关节、腰骶关节的急性损伤，多因突然遭受间接外力所致，若处理不当或治疗不及时，也可使症状长期延续而变成慢性。本病多发于青壮年或体力劳动者。本病属于中医学"腰痛"或"痹证"等范畴。

一、致病机制

腰部扭伤多因突然遭受间接暴力致腰肌筋膜、韧带损伤和小关节错缝。脊柱屈曲时，两侧骶棘肌收缩，以抵抗体重和维持躯干的位置，此时若负重过大或用力过猛，致使腰部肌肉强烈收缩，可引起肌纤维撕裂；当腰部处于完全屈曲位时，背伸肌肉松弛，躯干的位置主要靠棘上、棘间、髂腰等韧带来维持，此时若负重过大或用力过猛，则易引起韧带损伤；腰部活动范围过大、过猛，弯腰转身突然闪扭，致使脊柱椎间关节受到过度牵拉或扭转，可引起椎间小关节错缝或滑膜嵌顿。

二、诊查要点

（一）症状

患者有明确腰部外伤史，伤后腰部剧烈疼痛、不能伸直，仰俯转侧均感困难，常以双手撑住腰部，防止因活动而发生剧痛，严重者不能坐立和步行，有时伴下肢牵涉痛，深呼吸、咳嗽、喷嚏、用力大便时均感阵痛。

（二）体征

检查可见患者呈强迫体位，腰肌紧张拒按，动则痛剧，在棘突旁骶棘肌处、腰椎横突或髂嵴后部有压痛。腰肌及筋膜、椎间小关节损伤时，腰部各方向活动均受限制，尤以后伸活动受限明显。脊柱可有侧弯，部分棘突可偏歪，棘突两侧较深处有压痛。一般无下肢痛，但有时伴下肢牵涉痛．多为屈髋时臀大肌痉挛，骨盆后仰牵动腰部的肌肉、韧带所致；直腿抬高试验阳性，加强试验阴性。

三、辅助检查

本病通过体格检查即可诊断，对于腰部疼痛剧烈的患者需要加照腰椎正侧位 X 线片，显示腰椎生理前凸消失和肌性侧弯，不伴有其他改变。对于 X 线影像表现不明显、临床症状较明显者，可申请 MRI 检查，显示腰部肌肉或韧带有时可见有长 T_1、长 T_2 的软组织损伤信号改变，不伴有其他改变。

四、鉴别诊断

（一）腰椎间盘突出症

本病多见于青壮年，起病较急，咳嗽及腹压增加时疼痛加重，有反复发作的病史，腰痛合并下肢放射痛。体征上多显示腰椎姿势性侧弯，生理前凸减小或消失，下腰部棘突旁有压痛及下肢放射痛，直腿抬高试验和加强试验阳性。腰椎间盘 CT 及 MRI 显示腰椎间盘突出，压迫神经根及硬膜囊。

（二）腰椎失稳症

本病多反复发作，每次发作可因轻微扭伤腰部而出现，症状可因腰部姿势固定后缓解；腰部活动时加重。腰椎正侧位和过伸过屈位 X 线检查可见腰椎失稳表现，腰椎 MRI 多显示腰椎间盘变性。

五、治疗方案

腰部扭伤以手法治疗为主，配合药物、固定和练功等治疗。

（一）中药治疗

1. 中药内治　本病可辩证为气滞络阻证和血瘀气阻证：①气滞络阻证：腰痛时轻时重，痛无定处，重者腰部运动受限，行走困难，咳嗽阵痛，舌苔薄，脉弦数。治以理气通络，舒经活血，方选舒经活血汤加减。②血瘀气阻证：腰痛局限一侧，局部瘀肿，压痛明显，腰部活动受限，或有腹胀，大便秘结，舌质略有瘀点，脉弦紧。治以行气消瘀，方选地龙散、复元活血汤等。

2. 中药外治　初期外贴活血止痛类膏药；后期外贴跌打风湿类膏药，亦可配合中药热熨或熏洗。

（二）西药治疗

若疼痛明显可选用非甾体抗炎药，通过消炎镇痛能够改善水肿和抑制无菌性炎症反应。非甾体抗炎药类分为 CoX-1 和 CoX-2 两类：CoX-1 类包括双氯芬酸钠、布洛芬等；CoX-2 对胃肠刺激较小，运用较广，常用药物为塞来昔布。

（三）手法治疗

患者俯卧位，术者用两手在脊柱两侧的骶棘肌，自上而下进行按揉、拿捏手法，以松解肌肉的紧张、痉挛；接着按压揉摩阿是穴、腰阳关、命门、肾俞、大肠俞等穴，以镇静止痛；最后术者用左手压住腰部痛点，用右手托住患侧大腿，同时用力做反方向扳动，并加以摇晃拔伸数次。如腰两侧俱痛者，可将两腿同时向背侧扳动。在整个手法过程中，痛点应作为施术重点区，急性期症状严重者可每日推拿 1 次，轻者隔日 1 次。对椎间小关节错缝或滑膜嵌顿者，用坐位脊柱旋转复位法。对患者不能坐位施术者，可用侧卧位斜扳法。

（四）固定方法

局部制动是任何创伤组织修复的基本条件，腰扭伤的损伤范围越广，越需要制动。轻度者可休息数天后，用腰围保护起床活动。中度者可采用卧硬板床休息，以减轻疼痛，缓解肌肉痉挛，防止进一步损伤；严重者应绝对卧硬板床 2 ～ 3 周，原则上不少于 7 ～ 10 天，然后腰围固定 3 ～ 4 周。

（五）物理治疗

物理治疗可采用超短波、磁疗、中药离子导入等，以减轻疼痛，促进恢复。但此法不宜施行过早，以免增加组织渗出，加重肿痛等症状。

六、预防调护

伤后宜卧硬板床休息 2 ～ 3 周，以减轻疼痛，缓解肌肉痉挛，防止继续损伤；期间配合各种治疗。损伤后期宜做腰部前屈后伸、左右侧屈、左右回旋、飞燕点水等各种功能锻炼，以促进气血循行，防止粘连，增强肌力。

（钟发明）

第二节　慢性腰肌劳损

慢性腰肌劳损是指积累性外力等原因导致腰部肌肉、韧带、筋膜等软组织的无菌性炎症，而引起腰痛为主要症状的慢性伤病。本病多见于中老年人，近年来发现青壮年发病也占相当比例，常与职业或工作环境有密切关系。由于其没有明确的外伤，而是在不知不觉中慢慢出现的一种腰腿痛疾病，因此又被称为功能性腰痛。本病属于中医学"腰痛"或"痹证"范畴。

一、病因病机

腰肌劳损，肝、脾、肾三脏亏虚是发病的内在基础，风、寒、湿邪为发病的重要外因，肝、脾、肾三脏亏虚、筋肉失养、长期劳损或跌仆损伤、血瘀气滞，加之风寒湿邪痹阻脉络等多种因素是本病发生发展的根本。

（一）肾气亏虚

老年人肝肾亏虚，骨髓不足，气血运行失调，督带俱虚，筋骨懈怠，肝肾亏虚，精髓不足，气血运行不畅，督脉、带脉俱虚，致筋骨退行性改变，从而引起腰痛。

（二）气滞血瘀

五劳所伤或跌仆损伤诊治不及，离经之血未及时消散，日久致瘀，经络阻滞，筋膜失养，而致腰痛。

（三）寒湿痹阻

久居潮湿，或劳作汗出当风，衣着单薄，或冒雨着凉，腰府失护，气候或居住环境寒冷潮湿，风寒湿邪侵袭人体，流注经络关节，导致气血凝滞，营卫不得宣通，造成经脉受阻，气血运行不畅而致腰痛。

二、诊查要点

（一）症状

患者可无明显外伤史，长期腰痛，腰部隐痛反复发作，时轻时重，反复发作，休息后减轻，劳累或持久弯腰时疼痛加剧后加重，适当活动或变换体位后、叩击按揉腰部时腰痛可减轻，睡觉使用小枕垫于腰部能减轻症状。患者常喜用双手捶腰以减轻疼痛，少数患者臀部和大腿后上部胀痛。兼有风寒湿邪者，腰痛与天气变化有关，阴雨天腰痛加剧。

（二）体征

腰部外观多无异常，有时可见生理性前凸变小，侧腰部多见腰肌紧张僵硬，双侧肌肉常见高低不等。单纯性腰肌劳损的压痛点常位于棘突两旁的骶棘肌处或髂嵴后部、骶骨后面的骶棘肌附着点处。若伴有棘间、棘上韧带损伤，压痛点则位于棘间、棘突上。一侧或两侧骶棘肌处、腰、横突处、髂骨嵴后部或骶骨后面腰背肌止点处有压痛。腰部俯仰活动多无障碍，病情严重时疼痛较重，活动稍有受限。神经系统检查多无异常，直腿抬高试验阴性。

三、辅助检查

影像学检查多无异常改变，有时可见脊柱生理曲度的改变，如腰椎侧弯、腰前凸曲度减弱或消失，或有腰椎骶椎先天性畸形，第 5 腰椎骶化、第 1 骶椎腰化、隐性脊柱裂等先天变异，或伴有骨质增生。

四、治疗方案

（一）中药治疗

1. 中药内治

（1）肾气亏虚　腰部酸痛，绵绵不绝，腿膝乏力，喜按、喜揉，遇劳更甚，卧则减轻，常反复发作。偏阳虚者面色㿠白，手足不温，少气懒言，腰腿发凉，舌质淡，脉沉细；偏阴虚者心烦失眠，咽干口渴，面色潮红，倦怠乏力，舌红，少苔，脉弦细数。肾阳虚者，治以温补肾阳，方选金匮肾气丸、补肾活血汤加减；肾阴虚者，治以滋补肾阴，方选知柏地黄丸、大补阴丸加减。

（2）气滞血瘀　腰痛如刺，痛有定处，日轻夜重，轻则俯仰不便，重则因痛剧不能转侧，拒按，舌质紫暗，脉弦。治以活血化瘀，行气止痛，方选地龙散加杜仲、续断、桑寄生、狗脊。

（3）寒湿痹阻　腰部冷痛重着，转侧不利，静卧不减，阴雨天加重，舌苔白腻，脉沉。治以祛风散寒，宣痹除湿，温经通络，方选羌活胜湿汤或独活寄生汤加减。

2. 中药外治　可外贴活血散瘀膏、复方南星止痛膏、麝香壮骨膏、狗皮膏等，或外搽正红花油、正骨水等。

（二）西药治疗

若疼痛明显可选用非甾体抗炎药，通过消炎镇痛能够改善水肿和抑制无菌性炎症反应。

（三）手法治疗

若坚持应用，效果亦好，方法与步骤如下。

1. 按揉　患者俯卧，胸上部垫枕，两上肢放于枕侧，躺正，肌肉放松。术者立于患者左侧床边，用两拇指的指腹按揉膀胱经背部主要穴位，在压痛最明显处稍加用力，按揉 2 ～ 3 分钟。

2. 擦法　由两名助手上下牵引，术者在患者的下腰部和下背部沿膀胱经和督脉自上而下用擦法，操作 5 ～ 10 分钟，疼痛明显及肌肉肿胀部位宜多擦。

3. 推摩　术者用掌根推摩，沿骶棘肌自上而下顺序推摩数遍，时间 3 ～ 5 分钟，疼痛明显处可稍加用力。

4. 弹拨　术者两拇指相对按于条索状硬结上，稍加按压，做左右拨动，如高起明显，可用手指将筋捏住提起放下，连做 3～5 遍。最后再用推摩法推摩数遍。

5. 斜扳　患者侧卧，上腿屈起，下腿伸直。术者一手推臀，一手扳肩，至最大限度时用力扳一下，有时可听到清脆响声。必要时让患者改另一侧卧位，取同法。

6. 牵抖　患者俯卧，肌肉放松。一名助手把住腋窝向上牵引，术者立于床尾，两手握住两踝部牵抖，在牵引的基础上抖动数下，连做数遍。

（四）针灸治疗

1. 治法　舒筋通络，祛瘀止痛。取穴以受伤局部阿是穴及奇穴为主。

2. 主穴　腰痛点（奇穴）：阿是穴、肾俞、后溪、委中。

3. 配穴　腰部正中扭伤加水沟、人中；膀胱经疼痛明显加手三里、三间。

4. 方义　远端手背部腰痛点为本病的经验要穴；局部阿是穴可活血通络，舒筋止痛；后溪分属于手太阳小肠经，也是为八脉交会穴之一，通督脉，可行气血而通经络；委中分属足太阳小肠经，与后溪配伍，同名经气血相通，可疏通腰背部经络气血。

5. 操作　采用毫针行泻法。先行针刺远端腧穴腰痛点、后溪穴，并持续行较强的提插捻转手法 1～3 分钟，同时嘱患者活动缓慢活动腰部，一般疼痛可立刻缓解。再取局部腧穴，可同时配合热敏灸或拔火罐疗法。

（五）热敏灸疗

1. 调定灸态　环境安静，患者情绪放松、呼吸和缓、意守施灸点，术者也必须守神，将艾炷固守在热敏点上。

2. 确定灸位　热敏穴位多位于腰部膀胱经穴（或腰夹脊）和督脉经穴，以腰阳关、大肠俞、肾俞、关元俞多见，下肢也常涉及委中、阳陵泉、足三里、风市穴。大肠俞、肾俞，为足太阳经膀胱穴，又为背腧穴，腰阳关为督脉穴位，因太阳经及督脉经行于背部，督脉又督一身之阳气，因此具有调理脏腑、温煦阳气、激发经气、疏散邪气的功效。

局部选取患者腰部附近的经穴、痛点和压痛点、皮下硬结、条索状物处等反应物部位，远端选位集中在下肢阳经穴位为主，用点燃的艾炷，在上述部位为中心、3cm 为半径的范围内，距离皮肤 3～5cm 施行回旋灸和温和灸，当患者感受到艾热发生透热、扩热、传热、局部不热远部热、表面不热深部热，或其他非热感觉，如施灸部位或远离施灸部位产生酸、胀、压、重、痛、麻、冷等感觉时，此点即为热敏点，重复上述步骤，直至所有的热敏点被探查出，选择 1～3 个最敏感穴位予以灸疗。

3. 艾灸操作　先回旋灸打基础，继而雀啄灸加强灸量、激发经气，再温和灸温通经络。术者需以手感受掌握患者皮肤温度（以患者感温热但无灼痛为度），随时弹去艾灰，防止烧伤皮肤及烧坏衣物。

4. 灸疗疗程　对热敏点完成一次治疗剂量的施灸时间因人而异，一般从数分钟至 1 小时，每日 1 次。10 个疗程间休息 2～5 天，共 2～3 个疗程。

（六）物理治疗

物理治疗可采用红外线、超短波、蜡疗、离子导入等以缓解肌肉痉挛，改善局部血循环。

五、预防调护

慢性腰肌劳损发病率高，治疗效果差，故应以预防为主，平时要加强自我保健，方法如下：①积极参加体育锻炼：增强体质和腰背肌的力量，减少劳损。②保持良好劳动姿势：工作中要保持良好的姿势和体位，减少腰部负担。如需站立劳动者，较好的姿势是膝关节微屈，臀大肌微微收缩，自然收腹，使骨盆轻微后倾，腰椎轻度变直，减少腰骶角，增加脊柱的支持力；坐位工作者，应尽量保持腰椎前凸的坐位姿势。搬取重物要屈膝屈髋伸腰用力，减少肌肉劳损。③注意保温防寒：劳动后不要久卧湿地，以防外邪侵袭。④日常可行"五点支撑""飞燕点水"等功能锻炼。

（钟发明）

第三节　腰椎间盘突出症

腰椎间盘突出症是在腰椎间盘突出的病理基础上，由突出的椎间盘组织刺激和（或）压迫神经根、马尾神经所导致的临床综合征，是临床最常见的腰腿痛疾患之一，表现为腰痛、下肢放射痛、下肢麻木、下肢无力、大小便功能障碍等。本病好发于20～40岁青壮年，男性多于女性，多数患者有腰扭伤或劳累病史。本病属于中医学"腰痛"或"痹证"范畴。

一、致病机制

（一）椎间盘退变

椎间盘退变是发病的重要内在因素，随着年龄的增长及在日常生活工作中，椎间盘不断遭受脊柱纵轴的挤压力、牵拉力和扭转力等外力作用，使椎间盘不断发生退行性变，导致纤维环过于薄弱，髓核含水量逐渐减少而失去弹性，继而使椎间隙变窄，周围韧带松弛，或产生裂隙。

（二）外力损伤

急性或慢性损伤是发生腰椎间盘突出的外因，当腰椎间盘突然或连续受到不平衡外力作用时，如弯腰提取重物时，姿势不当或准备欠充分的情况下搬动或抬举重物，或长时间弯腰后猛然伸腰，使椎间盘后部压力增加，甚至由于腰部的轻微扭动，如弯腰洗脸时、打喷嚏或咳嗽后，发生纤维环破裂、髓核向后侧或后外侧突出。少数患者腰部着凉后，风寒湿邪乘虚而入，引起腰肌痉挛，可引起以退行性变的椎间盘突出。

（三）解剖因素

腰椎骶椎的神经根从硬膜囊发出，与硬膜囊侧前方向远端走行，经由同节段椎弓根内侧后出椎间孔。$L_1 \sim L_4$ 的神经根的发出位置往往较低，常位于相同节段椎体的中上 1/3 处发出。由于在椎管内走行距离较短，而且不经过椎间盘水平，因此椎间盘突出往往不会对上述神经根产生压迫（图 14-1）。但当椎间盘脱出或合并中央管和（或）神经根管狭窄时，可压迫神经根。如果椎间盘突出为中央型巨大突出时，可压迫硬膜囊内的神经，从而在临床上出现相应的神经根损害表现。

L_5 和 S_1 神经根发出位置较高，常于上位椎体的中下 1/3 处发出，而且经过椎间盘水平后向远端走行，因此易受到突出的椎间盘的压迫。如 L_5 神经根于 L_4 椎体后方从硬膜囊内发出，向远端经 L_4/L_5 椎间盘水平后向外经 L_5 椎弓根内下方入椎间孔。

三、诊查要点

下腰部是全身应力的中点，负重及活动度大，损伤概率高，是腰椎间盘突出的好发部位，其中以 L_4/L_5 椎间盘发病率最高，L_5/S_1 椎间盘次之，其临床表现有以下几点。

（一）症状

1. 腰腿疼痛　多数患者起始症状有腰腿痛症状，少数病例仅出现腿痛或者腿痛。纤维环破裂，髓核突出压迫挤压硬脊膜及神经根，是造成腰腿痛的根本原因。坐骨神经由 L_4、L_5 和 $S_1 \sim S_3$ 五条神经根的前支组成，故 L_4/L_5 和 L_5/S_1 的椎间盘突出，可引起下肢坐骨神经痛。若未压迫神经根时，只有后纵韧带受刺激，则以腰痛为主。若突破后纵韧带而压迫神经根时，则以腿痛为主。腰腿疼痛可在咳嗽、打喷嚏、用力排便等腹腔内压升高时加剧，步行、弯腰、伸膝起坐等牵拉神经根的动作也使疼痛加剧，腰前屈活动受限，屈髋屈膝、卧床休息可使疼痛减轻。重者卧床不起，翻身极困难。

2. 活动受限　急性发作期可出现腰部活动完全受限，绝大多数患者腰部伸屈和左右侧弯功能活动呈不对称性受限。

3. 下肢放射痛　多数髓核向后侧方突出，为侧突型。若髓核自后纵切带单侧突出，出现同侧下肢症状；若髓核自后纵切带两侧突出，则出现双下肢症状，其临床表现特点多为一先一后、一轻一重，似有交替现象；髓核向后中部突出，为中央型，巨大突出压迫马尾神经，出现马鞍区麻痹及双下肢症状，腰痛和下肢坐骨神经放射痛。病程较长者，其下肢放射痛部位感觉麻木、冷感、无力。中央型突出造成马尾神经压迫症状为会阴部麻木、刺痛，二便功能障碍，阳痿或双下肢不全瘫痪。

（二）体征

腰椎间盘突出症初起神经根受到激惹，出现该神经支配区的放射痛、感觉过敏、腱反射亢进等征象。日久突出的椎间盘与神经根、硬膜发生粘连，长期压迫神经根导致部分神经功能障碍，故除了反射痛外，尚有支配区放射痛、感觉减退、腱反射减弱甚至消失等现象。

1. 椎旁压痛　突出的椎间隙棘突旁有压痛和叩击痛，并沿患侧的大腿向下放射至小腿外侧、足跟部或足背外侧。

2. 畸形　腰肌紧张、痉挛，腰椎生理前凸减少、消失，或后凸畸形，不同程度的脊柱侧弯。为躲离突出物对神经根的压迫（图14-1），突出物压迫神经根外上方时，则脊柱向健侧弯曲；突出物压迫神经根内下方时，脊柱向患侧弯曲。

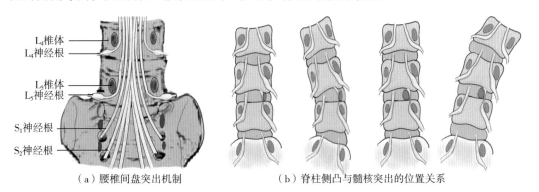

L₄椎体
L₄神经根

L₅椎体
L₅神经根

S₁神经根

S₂神经根

（a）腰椎间盘突出机制　　　　（b）脊柱侧凸与髓核突出的位置关系

图14-1　腰椎间盘突出症机制与表现

3. 皮肤感觉障碍　受累神经根所支配区域的皮肤感觉异常，早期多为皮肤过敏，继而出现麻木、刺痛及感觉减退。L_3/L_4椎间盘突出，压迫L_4神经根，引起大腿前侧、小腿前内侧皮肤感觉异常；L_4/L_5椎间盘突出，压迫L_5神经根，引起小腿前外侧、足背前内侧和足底皮肤感觉异常；L_5/S_1椎间盘突出，压迫S_1神经根，引起小腿后外侧、足背外侧皮肤感觉异常；中型突出则表现为马鞍区麻木，膀胱、肛门括约肌功能障碍。

4. 肌力减退或肌萎缩　受压神经根所支配的肌肉可出现肌力减退、肌萎缩。L_4神经根受压，引起股四头肌（股神经支配）肌力减退、肌肉萎缩；L_5神经根受压，引起伸踇趾肌力减退；S_1神经根受压，引起踝跖屈和立位单腿翘足跟力减退。

5. 腱反射减弱或消失　L_4神经根受压，引起膝反射减弱或消失；S_1神经根受压，引起跟腱反射减弱或消失。

6. 特殊检查　直腿抬高试验阳性，加强试验阳性，屈颈试验阳性，仰卧挺腹试验与颈静脉压迫试验阳性，股神经牵拉试验阳性。

四、辅助检查

辅助检查，尤其是影像学检查必须与临床的体征定位相符合才有意义，注意鉴别因骨病引起的腰骶神经痛，如结核、肿瘤等。

（一）影像学检查

1. X线检查　腰椎正位片可以显示腰椎侧凸、椎间隙变窄或左右不等；侧位片显示腰椎前凸消失，甚至反张后凸，椎间隙前后等宽或前窄后宽，椎体可见许莫氏结节，或有椎体缘唇样增生等退行性改变。

2. 脊髓造影检查　椎间盘造影能显示椎间盘突出的具体情况，蛛网膜下腔造影可观察蛛网膜下腔充盈情况，能较准确地反映硬脊膜受压程度和受压部位，以及椎间盘突出部位和程度；硬膜外造影可描绘硬脊膜外腔轮廓和神经根的走向，反映神经根受压的状况。随着 CT 及 MRI 的应用，本检查现已很少采用。

3. CT 检查　CT 检查为诊断腰椎间盘突出主要和常用方法，需根据临床诊察结果表明需检查的椎间盘节段。椎间盘退变不同程度影像学表现如下。

（1）椎间盘膨出　椎间盘均匀向周围膨隆，超出椎体的外缘，后缘与相邻椎体形态基本保持一致，也可呈平直或呈轻度均匀外凸的弧形影。

（2）椎间盘突出　表现为椎间盘向后或侧后方呈局限性突出的弧形软组织密度影，基底较窄，好发于活动度较大的下腰段（图 14-2）。

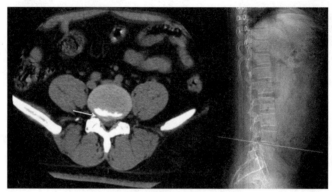

（a）腰椎间盘 CT 横断位　　　　（b）腰椎 CT 定位相
注：中年男性，上图示 L_4/L_5 椎间盘向右后突出，右侧神经根受压（箭头）。

图 14-2　腰椎间盘突出 CT 检查

（3）椎间盘脱出　表现为椎管内椎间隙上下层面的软组织碎片影，常导致硬膜囊或神经根的明显受压。

（4）椎间盘游离　髓核组织从纤维环破口完全脱入椎管，在椎管内形成游离的组织。此类型可引起马尾神经损害，但有时也会因为脱入椎管后，对神经根的压迫反而减轻，临床症状随之有所缓解。

（5）许莫氏结节　椎间盘结构（主要是髓核）疝入椎体与软骨板之间后压迫椎体松质骨，使其逐渐吸收慢慢形成骨缺损，表现为椎体内类圆形低密度灶，常高于椎间盘密度，病灶边缘硬化，若发生于椎体后缘可致骨性椎管狭窄。

3. MRI 检查　MRI 矢状面图像较 CT 横断位图像更易显示椎间盘退行性变后与硬膜囊、脊髓关系（图 14-3）。

（二）电生理检查

腰椎间盘突出症影像学检查只能反映神经根的结构改变及受压迫程度，无法对神经根受损的部位、程度、范围给予评价。肌电图检查可了解神经根损害的程度和神经功能状态。肌电图检查可帮助区别病变是神经源性还是肌源性。对于神经根受压迫的诊断，肌电图更有重要的诊断价值。

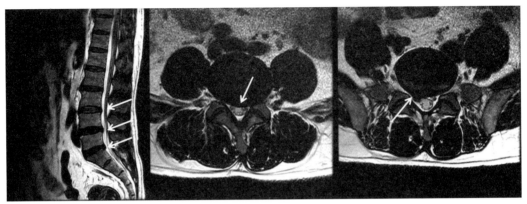

（a）腰椎矢状位 T₂WI　　　　（b）L₄/L₅ 椎间盘横断位 T₂WI　　　　（c）L₅/S₁ 椎间盘横断位 T₂WI

注：中年女性，图（a）示多段椎间盘退变；图（b）示 L₄/L₅ 椎间盘膨出；图（c）示 L₅/S₁ 椎间盘向右后突出。

图 14-3　腰椎间盘突出 MRI 检查

五、鉴别诊断

（一）腰椎椎管狭窄症

腰腿痛并有典型间歇性跛行，卧床休息后症状可明显减轻或消失，腰部后伸受限并引起小腿疼痛，其症状和体征往往不相一致。X 线片及 CT 检查显示椎体、小关节突增生肥大，椎间隙狭窄，椎板增厚，椎管前后径变小。

（二）腰椎结核

腰部疼痛，有时夜间痛醒，活动时加重，乏力，消瘦，低热，盗汗，腰肌痉挛，脊柱活动受限，可有后凸畸形和寒性脓肿。X 线片显示椎间隙变窄，椎体边缘模糊不清，有骨质破坏，发生寒性脓肿时，可见腰肌阴影增宽。

（三）腰椎骨关节炎

腰部钝痛，劳累或阴雨天时加重，晨起时腰部僵硬，脊柱屈伸受限，稍活动后疼痛减轻，活动过多或劳累后疼痛加重。X 线片显示椎间隙变窄，椎体边缘唇状增生。

（四）强直性脊柱炎

腰背部疼痛，不因休息而减轻，脊柱僵硬不灵活，脊柱各方向活动均受限甚至强直，可出现驼背畸形。X 线片显示早期骶髂关节和小关节突间隙模糊，后期脊柱可呈竹节状改变。

（五）脊柱转移肿瘤

疼痛剧烈，夜间尤甚，有时可出现放射性疼痛，消瘦，贫血，血沉加快。X 线片显示椎体破坏变扁，椎间隙尚完整。

六、治疗方案

一般治疗包括卧床休息、过伸性腰背肌功能锻炼和腰部支具限制弯腰活动等，适用于症状较轻的患者。

对大多数患者而言，保守治疗疗效确切，为椎间盘突出症的基本疗法，经非手术治疗后大部分患者可获得缓解或治愈，其治疗方案包括以下几种。

（一）中药治疗

1. 中药内治

（1）气滞血瘀　腰腿疼痛如针刺，疼痛有明确的定位，白天较轻，夜晚加重，腰部板硬，活动受限，舌质紫暗或有瘀斑，脉多弦紧。治以活血化瘀，行气止痛，方选舒筋活血汤或身痛逐瘀汤加减。

（2）寒湿痹阻　腰腿冷痛，腰部沉重，转侧不利，受寒及阴雨天加重，舌苔薄白或腻，舌质淡，脉沉紧或濡缓。治以温经散寒，宣痹通络，方选羌活胜湿汤或独活寄生汤加减。

（3）肾气亏虚　腰部酸痛，腿膝乏力，劳累后加重，休息后减轻。分为阳虚腰痛和阴虚腰痛。阳虚腰痛者，治以温补肾阳，方选金匮肾气丸加减；阴虚腰痛者，治以滋补肾阴，方选大补阴丸加减。

2. 中药外治　选用行气活血、舒筋通络止痛、祛风除湿外用药，如狗皮膏、阳和膏等，或外搽正红花油，正骨水等中药油剂、酊剂。

（二）西药治疗

1. 非甾体抗炎药　治疗腰背痛的一线药物，可缓解慢性腰痛并改善功能状态。

2. 阿片类止痛药　在减轻腰痛方面短期有益。在坐骨神经痛患者的症状改善和功能恢复方面，效果仍不明确，同时应关注药物长期使用的不良反应及药物依赖。

3. 糖皮质激素　全身应用可短期缓解疼痛，但缺乏长期随访的数据；考虑到全身使用带来的不良反应，不推荐长期使用。

4. 肌肉松弛剂　可用于急性期和亚急性期腰痛患者的药物治疗。但在治疗坐骨神经痛方面，是否选用肌肉松弛剂缺乏相关研究。

（三）手法治疗

手法治疗对于腰椎间盘突出症有较好的疗效，可按以下手法依次进行。

1. 按摩通经　先用按摩法，患者俯卧，术者用两手拇指或掌部自上而下按摩脊柱两侧膀胱经，至患肢承扶处改用揉捏，下抵殷门、委中、承山。

2. 推压脊柱　术者两手交叉，右手在上，左手在下，手掌向下用力推压脊柱，从胸椎至骶椎。

3. 揉法松筋　从背、腰至臀腿部，着重于腰部，缓解、调理腰臀部的肌肉痉挛。

4. 点穴按揉　按揉大肠俞、八髎、秩边，在腰部两侧膀胱经用较重刺激的接法上下往返操作，直擦腰背部两侧膀胱经，横擦腰骶部。

5. 正脊手法　可采用腰部后伸扳法、俯卧位摇腰法、腰部斜扳法、腰部旋转复位扳法调理关节间隙，松解神经根粘连，或使突出的椎间盘回纳。整脊手法要有步骤、有节奏地缓缓进行，绝对避免使用暴力。中央型椎间盘突出症不适用本法。

6. 牵抖腰肢　患者俯卧，两手抓住床头。术者双手握住患者两踝，用力牵引并上下抖动下肢，带动腰部，再行下腰部按摩后结束。

（四）骨盆牵引带牵引

1. 适应证　除腰椎间盘突出症外，尚有腰椎小关节紊乱、腰椎假性滑脱等。

2. 禁忌证　孕妇、重度腰椎间盘突出症、脊椎滑脱症、腰椎结核或肿瘤、严重心脏病、活动期肝炎或明显肝脾大者禁用，有加大流产、脊椎滑脱或心力衰竭等风险。

3. 操作步骤　患者仰卧于牵引床上，解除腰带暴露腰部，用两条牵引带，一条骨盆带固定骨盆，一条固定胸部，并系缚在床头上，再以两根牵引绳分别系于骨盆牵引带两侧扣眼，通过床尾滑轮进行牵引。一侧牵引重量为 $10 \sim 15kg$。治疗参数依据患者的性别、年龄、身体状况、症状、体征及影像学检查设置。每日牵引 2 次，每次 30 分钟，10 次为 1 个疗程。

（五）固定治疗

急性发作时应卧床休息 $2 \sim 3$ 周。症状严重者可佩带腰围，以固定腰部，减少后伸活动。

（六）物理治疗

应用天然和人工的物理因子，如力、电、磁等，通过神经、体液、内分泌和免疫调节机制达到保健、预防、治疗和康复目的的方法即物理治疗。物理治疗的作用有镇痛、消炎、促进组织再生、兴奋神经肌肉和松解粘连等作用，在椎间盘突出症的治疗中具有较为重要的作用，常用高频电疗法、中频电疗法、低频电疗法、红外线疗法等。

（七）针刀疗法

1. 体位　俯卧位，腹部垫枕，缩小腰椎前屈。

2. 定点　腰椎棘突上和棘突间阳性反应点、腰椎横突尖阳性反应点、关节突关节点、坐骨神经行经路线点。

3. 消毒与麻醉　局部常规消毒，铺无菌洞巾，采用 0.5% 利多卡因局部麻醉，每点注射 1～2mL。

4. 针刀操作　选取Ⅰ型 3 号针刀，刀口线平行于脊柱纵轴，按四步规程法进针刀。各腰椎棘突上和棘突间压痛点：针体垂直皮肤，使针刀到达棘突尖，在棘突骨面上纵向切割 1～2 次，然后针刀体紧贴骨面沿棘突两侧分别用纵向切割 1～2 次。再轻提针刀至皮下再切至棘突骨面，调转刀口线约 90° 并沿棘突上缘横行切割 1～2 次。横突尖压痛点：针体垂直皮肤，使针刀到达腰椎横突尖，沿横突尖边缘与软组织的交界处切开 3～5 次；再轻提针刀至皮下再切至腰椎横突背侧骨面，在此处肌筋膜组织切开 1～2 次。关节突关节点：针体垂直皮肤，使针刀到达腰椎关节突关节骨面，纵向切割 1～3 次。

坐骨神经行经路线点：①针体垂直皮肤，在髂后上棘和尾骨尖连线中点与股骨大转子尖连线中内 1/3 的交点处进针刀，使针刀到达梨状肌下孔处，并沿坐骨神经方向纵切 3 次。若患者出现窜麻感，则停止继续进针刀，稍调针刀方向后再进针刀。②取股骨大粗隆与坐骨结节连线的中点，进针刀达股骨骨面坐骨神经周围，纵切开 3 次。若患者出现窜麻感，稍调针刀方向。③取大腿中段后侧正中线，进针刀达股骨骨面坐骨神经周围，纵横摆动 3 次。若患者出现窜麻感，稍调针刀方向。④在腓骨头下 5cm 处进针刀，使针刀达腓骨面，纵横摆动 3 次。术闭，拔出针刀，局部压迫止血，确认无出血后用无菌敷料覆盖刀口，嘱患者 24 小时内患处不沾水。

5. 疗程　每次治疗点数依患者病情而定，同一治疗点应隔 3～7 天后方可再行针刀，不同定点则可于次日治疗。常规以 4 次为 1 个疗程，因人制宜。

（八）针灸治疗

1. 治法　舒筋活血，通经止痛。取穴以局部阿是穴及足太阳膀胱经穴为主。

2. 主穴　肾俞、阿是穴、大肠俞、委中。

3. 配穴　督脉腰痛加命门、后溪；膀胱经疼痛明显加志室、昆仑；腰骶部疼痛加次髎、腰俞；腰眼痛加腰眼；寒湿腰痛加腰阳关；瘀血腰痛加膈俞。

4. 方义　"腰为肾之府"，针刺肾俞可补肾壮腰；阿是穴、大肠俞属局部取穴，可调节局部经络气血；委中为足太阳小肠经，"腰背委中求"，针刺委中可疏利腰背部膀胱经气血，活血通络止痛。

5. 操作　采用毫针行泻法。寒湿、肾阳虚加热敏灸疗法；瘀血加刺络拔罐法。

（九）热敏灸疗法

1. 调定灸态　环境安静，患者情绪放松、呼吸和缓、意守施灸点，术者也必须守神，将艾炷固守在热敏点上。

2. 确定灸位　对腰痛高发热敏部位腧穴至阳、命门、腰俞、腰阳关、大肠俞、八髎穴、腰部压痛点、委中、承扶、阳陵泉等穴行热敏探查，标记热敏化腧穴。

3. 艾灸操作　先至阳、命门、腰俞穴区上先循经往返灸 10～15 分钟温通局部经络气血，以激发腧穴敏化状态，再施以定点温和灸激发感传。继而在腰阳关、大肠俞、八髎穴、腰部压痛点、委中等穴处可施以回旋灸、雀啄灸、循经往返灸，每种手法持续 1 分钟，一般进行 2 ～ 3 遍即可，灸感出现时再施以定点温和灸。一般患者会出现传热、透热、扩热、局部不热（或微热）远端热、表面不热深部热及其他非热感（酸、麻、胀、痛、蚁行感等）。灸至上述热敏灸感消失为度。

4. 灸疗疗程 每天施灸 1 ～ 2 次，每次选取上述 2 ～ 3 组腧穴，10 次为 1 个疗程，持续 2 ～ 3 个疗程。

（十）封闭疗法

硬膜外腔注入利多卡因类麻醉药物及少量激素，抑制神经末梢的兴奋性，同时改善局部血液循环，使局部代谢产物易于从血液循环中带走，减轻局部酸中毒，从而起到消炎作用，阻断疼痛的恶性循环，达到止痛目的，可选用倍他米松 5mg、2% 利多卡因 4 ～ 5mL、灭菌注射用水 4 ～ 5mL，行骶管封闭治疗，或进行硬膜外封闭。每周 1 次，2 ～ 3 次为 1 个疗程。

（十一）手术治疗

1. 适应证 ①腰椎间盘突出症病史超过 6 ～ 12 周，经系统保守治疗无效：或保守治疗过程中症状加重或反复发作。②腰椎间盘突出症疼痛剧烈，或患者处于强迫体位，影响工作或生活。③腰椎间盘突出症出现单根神经麻痹或马尾神经麻痹，表现为肌肉瘫痪或出现直肠、膀胱症状失衡。

2. 手术方式 腰椎间盘突出症的术式可分为四类：开放性手术、微创手术、腰椎融合术、腰椎人工椎间盘置换术。

七、预防调护

急性期应卧硬板床休息，手法治疗后也应以卧床休息为主，使损伤组织恢复。疼痛减轻后，应注意加强腰背肌锻炼以巩固疗效。久坐、久站时可佩戴腰围保护腰部，避免腰部过度屈曲或劳累或受风寒。弯腰搬物姿势要正确，避免腰部扭伤。改善居住环境，做到饮食起居有节。注重心理调护，充分调动患者的治疗积极性。

（钟发明　方婷）

第四节　腰椎椎管狭窄症

腰椎椎管狭窄症，是指腰椎椎管、神经根管及椎间孔变形或狭窄并引起马尾及神经根受压而产生相应的临床症状的疾病，又称腰椎椎管狭窄综合征，多发于 40 岁以上的中年人，好发部位为 L_4/L_5，其次为 L_5/S_1，男性较女性多见，体力劳动者多见。本病属于中医学"腰腿痛"范畴。

一、病因病机

先天不足、后天失养均对本病产生重要影响，内因多为肾气不足、肝肾亏虚；外因劳役伤肾、寒湿入络为主，即与反复遭受外伤、慢性劳损、风寒湿外邪侵袭有关。本病主要病机在于肾虚不固为本，经络痹阻为标、气滞血瘀，痰瘀互阻，营卫不调，以致腰腿痛势缠绵难愈。

二、致病机制

腰椎椎管狭窄症的病因主要分为原发性狭窄和继发性狭窄：原发性狭窄是由于椎管本身发育狭窄、软骨发育不良、隐性脊柱裂或骶裂等所致；继发性狭窄主要由于椎管周同组织结构退行性改变、脊椎失稳或滑脱、外伤骨折产生解剖结构关系失常，以及手术后医源性损伤等造成椎管内径和容积较正常状态下变小而狭窄。临床上以退行性椎管狭窄最为多见。

腰椎椎管狭窄症的基本病理改变为椎管内压力增高所产生的马尾神经缺血症状。神经根受压在腰椎活动时（尤其是后伸动作）表现更为明显，增生组织使神经根被刺激或摩擦而充血肿胀；同时椎管内压力增高产生硬膜外静脉旧流障碍和椎管内无菌性炎症，引起神经根或马尾神经出现相应的临床症状。退行性变所致的椎管容积减小是渐进性缓慢发生的过程，神经组织在能够适应的情况下并不产生症状，而当超过神经所能耐受的极限时出现症状，这是临床症状时轻时重的病理机制和特点。

三、诊查要点

缓发性、持续性的下腰痛和腿痛，间歇性跛行，腰部过伸活动受限为本病的诊查要点，具体如下。

（一）症状

1. 腰痛　腰痛在下腰部、骶部，腿痛多为双侧，可左右交替出现，或一侧轻一侧重。疼痛性质为酸痛、刺痛或灼痛。

2. 间歇性跛行　间歇性跛行是本病特征性症状，即站立或行走时，出现腰腿痛或麻木无力，跛行逐渐加重，甚至不能继续行走，下蹲休息后可缓解，若继续行走其症状又出现，骑自行车则无妨碍。

（二）体征

1. 背伸受限　可见腰部后伸受限，背伸试验阳性，即背伸可引起后背与小腿疼痛，这是本病的一个重要体征。部分患者可出现下肢肌肉萎缩，以胫前肌及伸肌最明显，足趾背伸无力。

2. 神经根性症状　小腿外侧痛觉减退或消失，跟腱反射减弱或消失。直腿抬高试验可出现阳性。但部分患者可没有任何阳性体征，其症状和体征不一致是本病的特点之一。病情严重者，可出现尿频、尿急或排尿困难，两下肢不完全瘫痪，马鞍区麻木，肛门括约肌松弛、无力或阳痿。

四、辅助检查

（一）X 线检查

X 线摄片显示椎体骨质增生，小关节突增生、肥大，椎间隙狭窄，椎板增厚、密度增高，椎间孔前后径变小，或见椎体滑脱、腰骶角增大等改变。根据径线测量可以确定椎管狭窄。生理情况下正常腰椎矢状径应大于 18mm，小于 18mm 为椎管狭窄，介于 15mm ～ 18mm 为相对狭窄。

（二）椎管造影检查

脊髓造影检查可显示出典型的"蜂腰状"缺损、根袖受压及节段性狭窄等影像，甚至部分或全部受阻。完全梗阻时，断面呈梳齿状。

（三）CT、MRI 检查

CT、MRI 检查有助于明确诊断及量化标准，可显示椎体后缘骨质增生呈骨唇或骨嵴，椎管矢径变小；关节突关节可增生肥大向椎管内突出；椎管呈三叶形，中央椎管、侧隐窝部狭窄及黄韧带肥厚等（图 14-4）。诊断椎管骨性狭窄主要依据椎管横断层面测量来确定。腰椎管正中矢状径小于 12mm 即可诊断为骨性椎管狭窄；侧隐窝小于 2mm 时为狭窄；黄韧带厚度 ≥ 5mm 时为黄韧带增厚。

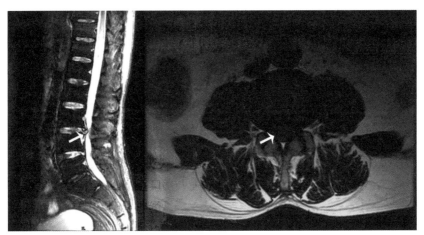

（a）矢状位 T_2WI 相　　　　（b）L_3/L_4 椎间盘横断位 T_2WI 相

注：老年女性，图（a）示 L_3/L_4 椎间盘信号下降；图（b）示 L_3/L_4 椎间盘向后突出，相应硬膜囊受压，椎管狭窄。

图 14-4　腰椎椎管狭窄症 MRI 检查

五、临床分型

腰椎管狭窄按照解剖分型可以分为中央椎管狭窄、神经根管狭窄、侧隐窝狭窄。

（一）中央椎管狭窄

中央椎管狭窄，即椎管中矢状径狭窄，小于 18mm 为椎管狭窄，介于 15mm～18mm 为相对狭窄。

（二）神经根管狭窄

腰神经根管是指神经根自硬膜囊根袖部发出，斜向下至椎间孔外口所经的管道，各腰神经根发出水平不同，神经根管的长度和角度也不尽相同。

（三）侧隐窝狭窄

侧隐窝是椎管向侧方延伸的狭窄间隙，分为入口区、中间区和出口区，其腹侧是椎间盘及椎体后方韧带结构，背侧是上关节突，外侧是椎弓根，内侧是中央管，侧隐窝存在于三叶形椎孔内下位两个腰椎（即 L_4、L_5）处，侧隐窝前后径通常在 5mm 以上，前后径小于 2mm 为狭窄。

六、鉴别诊断

本病需与血栓闭塞性脉管炎、腰椎间盘突出症及马尾肿瘤相鉴别。

（一）血栓闭塞性脉管炎

血栓闭塞性脉管炎属于缓慢性进行性动脉、静脉同时受累的全身性疾病，表现为下肢麻木、酸胀、疼痛和间歇性跛行，足背动脉和胫后动脉搏动减弱或消失，后期可产生肢体的远端溃疡或坏死。腰椎椎管狭窄症的患者，其足背、胫后动脉搏动是良好的，不会发生坏死。

（二）腰椎间盘突出症

腰椎间盘突出症多见于青壮年，起病较急，有反复发作病史，腰痛和放射性腿痛，体征上多有脊柱侧弯、平腰畸形，下腰部棘突旁压痛，并向一侧下肢放射，直腿抬高试验和加强试验阳性；腰椎椎管狭窄症多见于 40 岁以上中年人，起病缓慢，与中央型椎间盘突出症的突然发病不同，主要症状是腰腿痛和间歇性跛行，腰部后伸受限，并引起小腿疼痛，其症状和体征往往不相一致。

（三）马尾肿瘤

本病虽与腰椎椎管狭窄症在症状上有某些相似之处，但其所显示的症状为缓发、持续加重，初期仅累及一个神经根，表现为腰痛及下肢神经痛，但腰痛并不明显；后期因肿瘤增大累及多数神经根时，则两侧下肢均有疼痛，卧床休息时疼痛加重，下地行走时反而减轻，腱反射早期亢进、后期减弱、晚期消失，有时合并尿潴留现象。腰椎穿刺显示不全或完全梗阻必要时，可结合脊髓造影、CT、MRI 等进行鉴别。

七、治疗方案

以手法治疗为主，配合药物、练功等，必要时行手术治疗。

（一）中药治疗

本病由于肾气亏虚，劳损久伤，或外邪侵袭，以致风寒湿邪淤积不散所致。肾气亏虚者，治以补肾益精；偏肾阳虚者，治以温补肾阳，可用右归丸或补肾壮筋汤加减；偏肾阴虚者，治以滋补肾阴，可用左归丸、大补阴丸。外邪侵袭、属寒湿腰痛者，治以祛寒除湿，温经通络。风湿盛者，以独活寄生汤为主，寒邪重以麻桂温经汤为主，湿邪偏重以加味术附汤为主。属湿热腰痛者治以清热化湿，用加味二妙汤为主。

（二）手法治疗

一般可采用按揉、擦、点压、提拿等手法，配合斜扳法以舒筋活络，疏散瘀血，松解粘连，使症状得以缓解或消失。手法宜轻柔，禁止用强烈的旋转手法，以防病情加重。

1. 按揉擦腰　患者俯卧位，术者从腰骶部沿督脉、膀胱经向下，经臀部、大腿后部、腘窝部至小腿后部上下往返用掌根按揉、擦法。

2. 点穴通经　点按腰阳关、肾俞、大肠俞、次髎、环跳、承扶、殷门、委中、承山等；弹拨、提拿腰骶部两侧的竖脊肌及腿部肌肉。患者仰卧位，术者从大腿前、小腿外侧直至足背上下往返用掌揉、掖法；再点按髀关、伏兔、血海、风市、阳陵泉、足三里、绝骨、解溪等；弹拨、提拿腿部肌肉。

3. 牵抖腰肢　患者俯卧，两手抓住床头，术者双手握住患者两踝，用力牵引并上下抖动下肢，带动腰部，再行下腰部按摩后结束。

（三）封闭疗法

封闭疗法具有镇痛、消炎、保护神经的作用，常用痛点封闭、硬膜外封闭和骶管封闭等。选用倍他米松 5mg、2% 利多卡因 4～5mL、灭菌注射用水 4～5mL，行骶管封闭治疗，或进行硬膜外封闭。每周 1 次，2～3 次为 1 个疗程。

（四）固定治疗

急性发作时应卧床休息 2～3 周。症状严重者可佩带腰围，以固定腰部，减少后伸活动。

（五）手术治疗

1. 适应证　①经较正规的非手术治疗无效。②自觉症状明显并持续加重，影响正常生活和工作。③明显的神经根痛和明确的神经功能损害，尤其是严重的马尾神经损害。④进行性加重的滑脱、侧凸伴相应的临床症状和体征。

2. 手术方式　近年多强调针对不同病因和有限化术式，不主张单一横式大范围减压的手术方法，主张采用以较小的手术创伤，达到彻底减压并维持术后腰椎的稳定性、保留小关节的扩大椎管减压术和椎板成形术。

八、预防调护

急性发作时应卧床休息 2～3 周。症状严重者可佩戴腰围以固定腰部，减少后伸活动。腰部勿受风寒、勿劳累。后期要行腰背肌、腰肌及腰屈曲功能锻炼以增强腰椎稳定性，改善症状。行手术治疗者，术后卧床休息 1～2 个月，行植骨融合术者，应待植骨处融合后再行腰部功能锻炼以巩固疗效。腰腿痛症状减轻后，应积极进行腰背肌的功能锻炼，可采用飞燕点水、五点支撑练功以增强腰部肌力；练习行走、下坐、蹬空、侧卧外摆等动作以增强腿部肌力。

（钟发明）

第五节　第 3 腰椎横突综合征

第 3 腰椎横突综合征，是指由于第 3 腰椎横突周围组织的损伤造成慢性腰痛，出现以第 3 腰椎横突处明显压痛为主要特征的疾病，亦称第 3 腰椎横突滑囊炎或第 3 腰椎横突周围炎。本病可影响邻近的神经纤维，故常伴有下肢疼痛，多见于青壮年，尤以体力劳动者常见。本病属于中医学"腰痛"或"痹证"范畴。

一、致病机制

多因急性腰部损伤未及时处理或长期慢性劳损所致。第 3 腰椎位居腰椎的中点，其两侧的横突最长，是腰肌和腰方肌的起点，并有腹横肌、背阔肌的深部筋膜附着其上。第 3 腰椎为腰椎的活动中心，其活动度较大，腰腹部肌肉收缩时，此处受力最大，易使肌肉附着处发生撕裂性损伤。

第 3 腰椎横突部的急性损伤或慢性劳损，使局部发生出血、充血、肿胀、渗出、水肿等炎性反应，继而引起横突周围瘢痕粘连，筋膜增厚，肌腱挛缩，以及骨膜、纤维组织、纤维软骨增生等病理改变。风寒湿邪侵袭可加剧局部炎症反应。

臀上皮神经发自 L_1～L_3 脊神经后支的外侧支，穿过横突间隙向后，再经过附着于 L_1～L_4 横突的腰背筋膜深层，分布于臀部及大腿后侧皮肤。故第 3 腰椎横突处周围组织损伤可刺激该神经纤维，日久神经纤维可发生变性，引起臀部及腿部疼痛。

二、诊查要点

（一）症状

患者有腰部扭伤史或慢性劳损史，多表现为腰部疼痛及同侧腰肌紧张或痉挛，腰部及臀部弥散性疼痛，有时可向大腿后侧乃至腘窝处扩散。腰部活动时或活动后疼痛加重，有时患者翻身及行走均感困难，弯腰时疼痛加重，但腰部功能多无明显受限。

（二）体征

竖脊肌外缘第 3 腰椎横突尖端处（部分可在第 2 腰椎横突或第 4 腰椎横突尖端处）有明显压痛，压迫该处可引起同侧下肢反射痛，但反射痛的范围多不过膝。病程长者可出现肌肉萎缩，继发对侧肌紧张，导致对侧第 3 腰椎横突受累、牵拉而发生损伤。

三、辅助检查

腰椎正侧位 X 线摄片可见一侧或双侧第 3 腰椎横突过长，或左右横突不对称，或向后倾斜，或末端骨密度增高表现。

四、治疗方案

以手法治疗为主，配合药物、练功等治疗。

（一）中药治疗

肾阳虚者，治以温补肾阳，方选补肾活血汤；肾阴虚者，治以滋补肾阴，方选知柏地黄丸或大补阴丸加减；瘀滞型者，治以活血化瘀，行气止痛，方选地龙散加杜仲、续断、桑寄生、狗脊之类；寒湿型者，治以宣痹温经通络，方选独活寄生汤或羌活胜湿汤；兼有骨质增生者，可配合服骨刺丸。可外贴活血止痛类或跌打风湿类膏药，亦可配合中药热熨或熏洗。

（二）手法治疗

患者俯卧位，术者在脊柱两侧的竖脊肌、臀部及大腿后侧，以按、揉、推、擦等手法，并按揉腰腿部的膀胱经腧穴，解除痉挛，缓解疼痛。再以拇指及中指分别挤压、弹拨、按揉腰 3 横突尖端两侧，剥离粘连，活血散瘀，消肿止痛。

（三）针刀治疗

1. 体位 俯卧位，腹部垫枕。

2. 定点 第 3 腰椎横突尖阳性反应点。

3. 消毒与麻醉 局部常规消毒，铺无菌洞巾，采用 0.5% 利多卡因行局部麻醉，每点注射 1～2mL。

4. 针刀操作 选取 I 型 3 号针刀，刀口线平行于脊柱纵轴，按四步规程法进针刀，针体垂直皮肤，使针刀到达第 3 腰椎横突骨面，调整针刀方向到达横突尖端边缘，然后调整刀口线方向沿横突边缘切割胸腰筋膜与横突连接处 4～5 次。术闭，拔出针刀，局部压迫止血，确认无出血后用无菌敷料覆盖刀口，嘱患者 24 小时内患处不沾水。

5. 疗程 每周 1 次，4 次为 1 个疗程，因人而异。

（四）封闭治疗

可用复方倍他米松 5mg、2% 利多卡因 4 ～ 6mL、灭菌注射用水 4 ～ 6mL，于第 3 腰椎横突处封闭，应将药液均匀地向第 3 腰椎横突四周做浸润注射。每周 1 次，2 次为 1 个疗程。

五、预防调护

平时要经常锻炼腰背肌，练功活动：患者身体直立，两足分开，与肩同宽，两手叉腰，两手拇指向后挺压第 3 腰椎横突，进行揉按，每次 5 ～ 10 分钟，然后旋转、后伸和前屈腰部，以利于舒通筋脉、放松腰肌、解除粘连、消除炎症。注意腰部的保暖，勿受风寒。疼痛明显时应卧硬板床休息，以侧卧为主以减轻腰背肌紧张。起床活动时可用腰围保护，以减轻疼痛，缓解肌肉痉挛。

（钟发明）

第六节　退行性腰椎失稳

退变性腰椎不稳，是由于腰椎的退变导致退变节段稳定因素受损坏，不能正常负重，从而出现以腰腿痛为主要症状的一系列临床表现。本病属于中医学"腰痛"或"痹证"范畴。

脊柱的稳定性是指脊柱结构维持本身生理平衡位置的能力。脊柱失稳是指脊柱的这种能力丧失而导致椎体移位超出生理限度的病理过程。但有脊柱机械性失稳，未必都有临床症状，因此临床上认为在生理载荷下，各结构能够维持椎体间的正常位置关系而不引起脊髓或神经根的损伤或刺激为临床稳定，脊柱丧失了这一功能，就称为临床失稳。这一提法将椎体间的机械性异常移位同临床结合起来，即临床脊柱失稳意味着既有椎体间的异常位移，又有临床症状的存在。

一、致病机制

正常椎间盘具有良好的弹性，髓核含水 88%，随着年龄的增长，其含水逐渐减少，含水能力逐渐下降，这种自发性椎间盘退变是普遍和最先发生的，也是脊柱一系列退行性变发生的基础。早期变性的椎间盘即可引起腰椎不稳。一般认为，腰椎不稳是腰椎退行性改变的早期表现之一，而外伤与退变又具有密切关系。椎间盘含水量下降高度减小，椎骨间韧带松弛，约束力下降，使小关节产生过度活动可引起滑膜出现急性炎症反应，液体渗出，滑膜增厚可导致关节周围的纤维化，关节突关节重叠程度加大、应力增加；关节软骨磨损纤维化、厚度减小甚至缺失，软骨下骨质致密硬化裸露，引起骨性关节炎。如损伤相对较轻，可通过瘢痕修复而很快恢复。反复的损伤累积或较重的损伤可引起黄韧带增厚，椎管和神经根管变窄。

二、诊查要点

退行性腰椎失稳的症状较多，也较复杂，但腰痛或伴有坐骨神经痛是腰椎失稳的主要症状，其发病有以下特点。

（一）症状

1.急性发作　大多有慢性腰痛史，发作时常有明显的外力诱因，但外力往往比较轻微，如弯腰倒水、穿袜提鞋、刷牙洗脸等。

2.剧烈疼痛　持续时间短，可影响站立及走路，不能坚持弯腰姿势，甚至日常生活中的刷牙、洗头等动作也不能完成。当腰弯到某一角度和持续一定时间时，腰部有断裂感，必须直腰休息。卧床或腰椎处于稳定状态时（如直立或合适的坐位），或给予按摩、推拿、物理治疗等使肌肉放松，可使腰痛暂时缓解。易反复发作。

3.双侧疼痛　有的患者主要是腰骶部中线痛。两侧痛的程度可不同，可有单侧或双侧放射痛，由下腰部和臀部向大腿及腹股沟放射，但不过膝，亦无定位性放射痛，腹压增加如咳嗽、打喷嚏、排便时，不会加剧疼痛。

4.交锁现象或称不稳交锁现象　患者因疼痛而不敢弯腰，并且在腰椎由前屈位转为直立位时突然出现"绞锁"而完全受阻，局部放松后可缓解。

5.猝倒现象　部分患者在某种姿势时可突然感到双下肢无力支撑而摔倒，往往在下楼梯、过马路时易出现，急跑时可诱发。

（二）体征

1.肌肉痉挛　由于疼痛失稳引起脊旁肌肉痉挛，呈束带感。脊旁有压痛。腰椎旋转失稳常使棘突排列异常，并出现旋转侧弯。触诊时可发现 L_4、L_5 或 S_1 棘突位移，或在站、坐、卧位时棘突排列不一致。

2.畸形　出现腰椎滑脱时，有腰椎棘突间呈台阶状，腰椎前凸可加大。

3.腰椎活动度下降　应结合年龄、职业等因素进行分析，主要检查腰椎的前屈和后伸。检查时可见腰椎运动曲线不圆滑顺畅，屈伸运动时可见运动过程不均衡，或突然出现绞锁现象，或在某体位疼痛剧烈，需用手扶膝方能起立。

4.无神经根性表现　患者虽诉下肢麻木，但神经系统检查无痛觉丧失区，无神经营养性肌肉萎缩，亦无定位性神经根损害征象。

三、辅助检查

腰椎相邻椎体间的相对位移异常增加，是腰椎失稳主要的影像学表现之一，这种表现可以通过影像学表现明确诊断。

（一）X 线检查

常规拍摄腰椎正侧位及动力位 X 线片，包括腰椎的最大屈伸侧位片、左右侧弯正位片及牵拉压缩侧位片。随着西医学对腰椎失稳认识的加深，动力性 X 线摄片和测量技术的不断改进，对腰椎失稳的诊断有了很大的提高。在腰椎失稳患者的腰椎平片上，常见以下 X 线征象（图 14-5）。

1. 牵张性骨刺　腰椎失稳时相邻椎体间出现异常活动，使椎间盘纤维环的外层纤维受到牵张性劳损，进而增生形成骨刺。骨刺位于椎体的前方或侧方，呈水平方向凸起，基底部距椎间盘外缘约 1mm。

2. 真空现象　椎间隙出现充满气体样透明裂隙。腰椎后伸时出现或变得更加明显，前屈位则减小或消失。这一现象反映了椎间盘内裂隙形成的部位及范围。椎间盘造影也可发现有放射状裂隙。

3. 椎体边缘呈磨角样　由于失稳致反常活动，引起椎体边缘变钝而呈磨角样。

4. 椎间隙变窄　椎间隙狭窄是腰椎间盘退变征象，被认为是腰椎失稳的典型表现之一。

5. 小关节改变　腰椎失稳时，由于椎体反常活动引起小关节增生退变、关节突肥大及半脱位，X 线片及 CT 可见小关节间隙不对称，常与椎间隙狭窄同时存在。

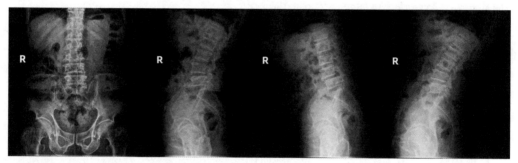

（a）腰椎正位 X 线片　　（b）腰椎侧位 X 线片　　（c）腰椎过屈位 X 线片　　（d）腰椎过伸位 X 线片
注：中年女性，腰椎 X 片示第 4 腰椎椎体失稳。

图 14-5　退行性腰椎失稳 X 线片

（二）CT 及 MRI 检查

CT 横断位扫描结合三维图像后处理技术，可观察失稳移位状态下椎体椎管的横断面狭窄程度及与邻近椎体的位置关系，而 MRI 可以发现失稳局部软组织的病变情况，同时可协助排除其他疾病。

四、治疗方案

（一）一般治疗

腰椎退变性不稳定的非手术治疗方案包括物理治疗、药物治疗及腰背肌肉锻炼等，与其他腰痛的非手术治疗类似。

（二）固定治疗

急性发作时应卧床休息 2 ～ 3 周。症状严重者可佩带腰围，以固定腰部，减少后伸活动。

（三）封闭治疗

痛点封闭、小关节封闭和硬膜外腔封闭。硬膜外腔激素封闭具有安全、副作用小、患者易于接受等优点。但这种方法如使用不当可发生硬膜外血肿、感染和化学性脑膜炎等并发症。

（四）手术治疗

1. 适应证　①保守治疗无效，严重影响工作及休息者。②腰椎失稳出现神经根或马尾神经刺激压迫症状，制动后不能缓解者。

2. 手术方式　常见的手术方式为腰椎固定融合术。

五、预防调护

非手术治疗的并发症有腰痛易复发，病理性变化改变较少。手术治疗的并发症有感染、内固定物失效或断裂、松动可能、相邻椎体节段退变等。手术后相邻节段退变或不稳的临床症状常有发生，术后嘱患者加强腰背肌功能锻炼。

（钟发明）

第七节　尾骨痛

尾骨痛又称尾痛症，是指多种原因引起尾骨部、骶骨下部的肌肉、筋膜、韧带等软组织疼痛的疾病。本病好发于女性，男女发病率比例为 1∶5.3，是临床上较为常见的疾病。

一、致病机制

尾骨痛发生疼痛的机制主要是外伤、慢性劳损、退行性变、解剖变异、感染及其他多种疾病等原因导致尾骨周围部位炎症、出血、水肿，周围神经末梢压迫而产生疼痛。骨盆内肌肉，如肛提肌、尾骨肌、肛门括约肌等，因肌肉持续收缩造成局部缺氧，痉挛，乳酸堆积，可使疼痛加重，形成恶性循环。女性多发的原因是女性的骶骨短而宽，尾骨后移和突出，骨盆宽，两坐骨结节距离大，尾骨往往较易活动，加之妊娠期激素分泌改变，尾部韧带充血松弛。分娩等损伤因素也可发病。

（一）外伤

外伤多为外力直接作用于尾骨，导致尾部肌肉挫伤、骨折或脱位，牵拉尾骨产生疼痛。慢性劳损为反复轻微累积性损伤，可持续拉伤尾部关节囊或韧带致尾骨部疼痛，长期久坐可压迫尾部引起疼痛。

（二）退行性改变

退行性改变多由骶尾关节逐步退变、变窄、不规则或硬化，使关节被动活动时产生尾部疼痛。解剖变异多为尾骨呈锐角向前弯曲，易被干硬粪便挤压或冲撞而发生尾部疼痛。

（三）感染

感染多为骨盆部的感染灶导致肌炎或肌肉的反射性痉挛，产生尾部痛。

（四）其他因素

如第 5 腰椎滑脱、中央型腰椎间盘大块突出、肿瘤等压迫硬膜和神经根可致尾骨痛。功能性神经官能症、下骶神经根蛛网膜炎等均可产生尾骨痛。也有部分尾骨痛至今原因不明。

二、诊查要点

（一）症状

患者主要症状是尾骨区域疼痛，疼痛多呈局限性，有时尾部可有蚁行感，但有时也有整个骶部、臀上部、下腰部，甚至沿坐骨神经疼痛，易误认为坐骨神经炎、盆腔内疾患或腰痛。疼痛程度与坐姿体位、坐具硬度等有关。站立体位及行走时，尾部不受力，故疼痛较轻；由站位到坐位，或由坐位到站位均会使疼痛加剧，之后更为明显。坐软凳疼痛轻，坐硬凳痛甚，有时患者为避免尾部受压，常采用半侧臀部坐凳。大便时，尤其是大便秘结时尾痛加剧。长期尾骨痛患者，有时可造成继发性的神经官能症。

（二）体征

检查外观多无异常，大部分患者骶尾部或附着于尾骨两侧边缘的肌肉（肛提肌、尾骨肌及臀大肌的内侧肌束）压痛。肛门直肠检查，骶尾关节处有不正常活动，伴有敏感及压痛。

三、辅助检查

影像学检查大多无异常，但可观察是否有骨折脱位。由其他疾病所致的尾骨痛应做相应的检查，并注意排除器质性或感染性疾病。

四、治疗方案

因尾骨解剖畸形较多，如反曲畸形、钩状畸形，不应轻易误诊为骨折，无骨折者其疼痛多因为骶尾区韧带损伤，以手法、药物治疗为主，配合练功、封闭等治疗方案，本病一般无须固定，疼痛严重者应适当多休息、少行走，以减少肌肉对尾骨的牵拉，必要时可考虑手术治疗。

（一）中药治疗

1. 中药内服　瘀血痹痛，治以舒筋活血，解痉止痛，方选舒筋活血汤加减。肝肾亏虚，兼有风寒湿，治以补益肝肾，散寒除湿，方选独活寄生汤加减。

2. 中药外用　可用海桐皮汤煎水熏洗或坐浴，每次 30 分钟，每日 2 ～ 3 次；亦可用复方南星止痛膏等外贴，或用正骨水等外搽。

（二）西药治疗

采用非甾体抗炎药对症治疗，如布洛芬、扶他林等，慎用肾上腺皮质激素。如疼痛明显、对症治疗欠佳时，可采用 0.5% 利多卡因加倍他米松局部封闭，每周 1 次，最多不超过 2 次。

（三）手法治疗

施术前患者排空大便，患者取左侧卧位，髋关节、膝关节屈曲。术者戴手套，左手扒开患者臀部显露肛门，右手食指涂抹液状石蜡后，缓慢插入肛门内直至尾骨骶骨下部，最好横跨肛提肌及尾骨肌，指尖部可达梨状肌，沿肌肉纤维方向进行按摩。手法由轻逐步加重施力，待肌肉痉挛缓解后，用拇指及食指提住尾骨端，向下施加牵引，轻轻摇动。开始每日可施手法 1 次，以后如症状好转，次数可逐渐减少。若尾骨因外伤骨折、脱位或尾骨排列歪斜、粘连者，其效果良好。若尾骨变形、粘连所致疼痛严重者，可在局部麻醉下，行较大幅度的手法推拿，剥离粘连，可缓解疼痛。

（四）封闭治疗

用复方倍他米松 5mg、2% 利多卡因 4 ～ 6mL、灭菌注射用水 4 ～ 6mL，于痛点处封闭，注射时应注意深度，避免注入直肠，每周 1 次，两次为 1 个疗程。

（五）物理治疗

用超短波、红外线、中药离子导入等方法治疗，可缓解肌肉痉挛，改善局部血液循环。

五、预防调护

积极进行臀部肌肉锻炼，增强臀部力量，增加尾部的稳定性。疼痛减轻后，可进行提肛活动和臀部肌肉活动锻炼，有利于改善局部血液循环和增加尾部的稳定性。重视正确站姿训练，使尾骨向前移动，以减少尾骨的损伤机会。宜用橡皮圈垫坐，以减少对尾部的压迫。发作期注意适当休息，平时注意避免外伤和防寒保暖。

（钟发明）

第八节　骶尾骨骨折

骶骨由五块椎骨融合而成，上宽下窄呈倒三角形，比较坚固。尾骨由四块椎骨融合而成，上承骶骨，并构成向后突的骶尾角。骶骨骨折常因摔伤臀部着地所致，可与骨盆其他部位骨折同时出现。若单独的骶尾骨骨折多见于青壮年妇女。

一、致病机制

骶尾骨骨折多因直接暴力所致，如从高处跌落或急骤后仰滑倒，骶骨背侧或尾骨斜行触地（或触于硬物上）可致骶骨骨折或尾骨骨折与脱位。骶骨骨折多为横形，折线多局限于骶髂关节面以下，可横贯整个骶骨致完全断裂，亦可为偏向一侧的裂隙骨折。如果暴力力度较大，加之提肛肌的牵拉，骨折片可向前移位；尾骨骨折与脱位因暴力作用方向，加之提肛肌和尾骨肌的牵拉，亦可向前方或侧方移位。

二、诊查要点

骶尾骨骨折症状以锐痛为主，偶有鞍区麻木及坐骨神经部分损伤体征。一般患者在骨折发生 1～2 周时疼痛最重，3 周左右即可逐渐好转或痊愈。

（一）症状

有明显的受伤史，骶骨骨折局部微肿、疼痛、行走时因臀肌牵拉疼痛加重，不能正坐或仰卧，翻身困难。尾骨骨折伤后局部剧痛，坐位疼痛加重，一般肿胀不明显。因为附着在尾骨上的提肛肌、尾骨肌和肛门外括约肌有韧带张力的改变，故患者往往有肛门坠胀感，大便异常等。

（二）体征

若移位明显可使骶神经受压或牵拉而出现神经症状，如骨折发生在骶孔部位，则最易累及第 1、2 骶神经，表现为小腿有异样感及触觉和痛觉减退或消失；股后肌及臀肌肌力减弱。尾骨骨折，肛指检查时除有压痛外，还可触及异常活动。

三、辅助检查

骶尾骨骨折常规拍摄骶尾椎正侧位 X 线片即可，细微骨折 X 线片表现不明显者可以选择 CT 进一步检查（图 14-6），伴有神经或软组织损伤可行 MRI 进一步检查。

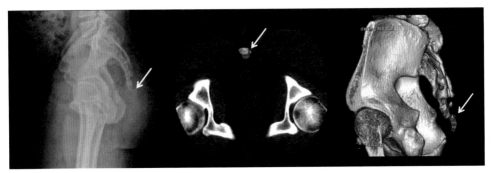

（a）骶尾椎正位 X 线片　　　（b）尾椎 CT 横断位骨窗　　　（c）尾椎 CT 三维重组 VR 图

注：老年女性，X 线片及 CT 片示第一尾骨脱位合并骨折（箭头）。

图 14-6　尾骨骨折影像学检查

四、治疗方案

骶尾骨骨折治疗应适当休息、止痛及对症处理，可采用的治疗方案为手法整复，中药治疗及卧床休息。

（一）中药治疗

中药辨证仍按三期辨证施治，强调按摩，以改善局部血液循环，促进损伤愈合。可外敷跌打外敷散、活血散瘀膏并嘱患者卧床休息 3～4 周，避免直接坐位使骨折再度移位。

（二）手法整复

骶骨骨折移位明显并伴有神经症状者，患者俯卧位，术者双手拇指可用按压手法将上折块的后突畸形纠正以解除神经受压症状。尾骨骨折与脱位明显移位者，患者取膝肘位或侧卧位，术者双手戴手套，一手中指插入肛门，用指端顶住骨折或脱位的远端向后推顶，另一手用拇食指将近端向前按压，双手协调配合，即可复位。

五、预防调护

尽量避免臀部着力，避免骶尾骨受压，以减少尾骨的损伤机会。注意适当休息，平时注意避免外伤，注意防寒保暖。

（钟发明）

下篇　躯干部骨病

我国古代的先民们很早就已经遭受躯干骨病的困扰，在经过不断的摸索后，不断总结完善记叙在中医典籍中，如《素问·脉要精微论》记载："背曲肩随，府将坏矣。腰者肾之府，转摇不能，肾将惫矣。膝者筋之府，屈伸不能，行则偻附，筋将惫矣。"其指出脊柱形态的病变会对脏腑功能产生一定的影响。

西医学在不断通过干预脊柱疾病的致病靶点通路和细胞信号进行治疗。如对强直性脊柱炎的研究，CD_4^+、CD_{25}^+调节性细胞 T（Treg）被认为包括强直性脊柱炎在内的多种风湿免疫系统疾病相关，学者们试图了解 Treg 细胞在风湿性疾病中的功能缺陷，从而操纵和调节 Treg 细胞的表达从而获得治疗益处。此外，腺苷能通路是一种免疫调节通路，在强直性脊柱炎病理生理学中具有潜在作用。腺苷受体激活诱导强直性脊柱炎患者中，巨噬细胞中白细胞介素 mRNA 表达，从而引发病情。

本篇将详细介绍躯干部骨病的系统诊治，主要从脊柱骨关节先天性发育异常和脊柱炎这两个临床常见的疾病入手。详细论述颈肋综合征、先天性肌性斜颈、椎弓峡部裂、脊椎滑脱、移行椎、脊柱侧凸畸形等由先天禀赋不足造成的疾病。脊柱炎方面，分别讲述强直性脊柱炎、脊柱骨关节炎等无菌性炎症表现疾病，以及脊柱骨髓炎和脊柱结核等感染性疾病，分门别类地阐述躯干部骨病的致病机制。

（廖宁罡）

第十五章　脊柱先天性发育异常

【学习目标】

1. 掌握脊柱骨关节先天性发育异常的临床表现、诊断要点和治疗原则。

2. 熟悉脊柱骨关节先天性发育异常的鉴别诊断和影像学特征。

3. 了解脊柱骨关节先天性发育异常的流行病学和预后。

第一节　颈肋综合征

颈肋普遍存在于鱼类和爬行类动物，而人类的颈肋已经退化，但部分人（0.5%）还存留有颈肋。颈肋压迫臂丛神经或锁骨下动脉、静脉，产生血管或神经刺激、压迫症状，称为颈肋综合征，出现神经血管受压症状者不足 10%。本病多数是因其他疾病就诊拍摄颈胸部 X 线片时被发现，常发生在第 7 颈椎，极少数位于第 5 或第 6 颈椎，可为单侧或双侧。初诊以女性多见，年龄多为 20～40 岁，发病前无明显外伤史，右侧较左侧多见。

一、致病机制

本病的病因尚不明确。目前的学说有遗传变异学说、胚胎变异学说等。颈肋的长短不定，长颈肋如同完整的肋骨，可延伸至胸骨柄处；短颈肋长度仅为 1～2cm，末端往往由一纤维带与第 1 肋骨相连。颈肋的长短与临床症状间不呈正比关系，较长的颈肋可不引起症状，较短的颈肋也可因纤维带存在而引起各种症状。

正常情况下，前斜角肌、中斜角肌均附着于第 1 肋骨，三者之间构成一个三角形间隙称为胸廓出口。锁骨下动脉、静脉和臂丛神经通过此间隙进入锁骨下。正常情况下不产生神经、血管受压症状。因颈肋或纤维带的出现导致该间隙缩小，导致锁骨下动脉、静脉和臂丛神经易受压。每次吸气时，动脉受压向后移位，臂丛干亦被压向颈肋，发生激惹或压迫神经、血管的症状。

二、诊查要点

多数患者无任何临床表现。患者锁骨上窝区较饱满，有时可触及隆起的包块或肥厚的斜角肌。若累及锁骨下血管或臂丛神经时，可出现一系列临床表现。

（一）症状

臂丛神经以臂丛下干受累机会为多，常表现为尺神经支配区的损害症状。最常见的症状为上肢疼痛、麻木感，其次为肩胛部及颈部的疼痛。锁骨下动脉受压时，患侧上肢皮温降低、皮肤苍白、无力，脉搏减弱。锁骨下静脉受压时，患侧上肢肿胀、发绀，浅表静脉怒张。手指有时可出现雷诺现象，严重者还可发生皮肤的溃疡和坏疽。

（二）体征

斜角肌三角处可有压痛，部分患者可于锁骨上窝闻及血管杂音。由于斜角肌的紧张。颈椎后伸和侧屈活动常受限。严重者可见鱼际肌、小鱼际肌萎缩，手内在肌萎缩，握力减弱，精细动作下降。部分患者可出现尺神经支配区的感觉减退。斜角肌压迫试验、超外展试验、过度外展试验、Wright 试验阳性。

三、辅助检查

本病通过 X 线检查可以明确诊断，合并神经受压者应行电生理检查。

影像检查：正侧位 X 线片可见颈胸椎处有颈肋，可以看出其大小形状与锁骨及第 1 肋骨的关系。一侧或两侧有肋骨，颈肋形态各异，若为骨性结构则显影，若为起自第 7 颈椎横突到第 1 肋骨的纤维束则不显影，只能借血管造影才能判断锁骨下动脉的压迫及其受压部位。CT 扫描结合图像三维后处理技术能更加清晰地显示其空间结构及位置关系（图 15-1）。

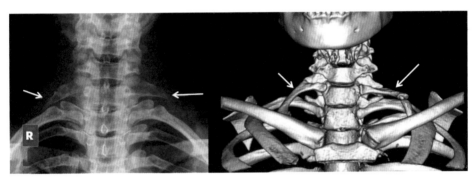

（a）颈椎正位 X 线片　　　　　（b）CT 三维后处理 VR 图

图 15-1　颈肋影像学资料

四、治疗方案

（一）一般治疗

病情轻者应注意休息，轻手法按摩、用活血化瘀中药热敷和物理治疗等能在一定程度上缓解症状。同时，应纠正头颈部的不良姿势，避免手提重物和上肢过度外展动作。睡眠时将手臂高举至头上，不使肩部下垂。而颈椎牵引通常无效，甚至可能加重症状。

（二）手术治疗

病史较长，症状较严重，影响日常生活和工作，经非手术治疗无效者，可考虑手术治疗。以解除锁骨下血管和臂丛神经的受压，手术包括第 1 肋骨切除术、前斜角肌切断术、颈肋部分切除术等。

五、预防调护

多数患者无任何临床表现。病情轻者，经保守治疗症状多可改善；症状较重者，手术治疗后配合良好的功能锻炼，一般预后较好。

（钟发明　张期）

第二节　先天性肌性斜颈

先天性肌性斜颈，俗称"歪脖"，因胸锁乳突肌纤维性挛缩所致，是儿童继髋脱位和马蹄足之后第三大骨骼肌肉系统先天性畸形。右侧较左侧常见，大多病变只累及胸锁乳突肌的近锁骨附着点。患儿在出生数日后便可扪及肿块，在出生后 1～2 个月肿块最大，以后其体积维持不变或略有缩小，通常在 3～6 个月内变小或消失。如果肿块不消失，肌肉将发生永久性纤维化并挛缩，如不治疗将导致永久性斜颈。

一、致病机制

目前多数学者支持产伤或子宫内胎位不良引起胸锁乳突肌局部缺血、撕裂从而形成瘢痕。受累胸锁乳突肌呈条索状，质硬、短细，组织切片上可见广泛的纤维结缔组织。本病的直接原因是胸锁乳突肌的纤维化引起挛缩和变短，但引起肌纤维化的真正原因尚不清楚，可能与下列因素有关：①先天性胸锁乳突肌发育不良，分娩时易被损伤。②一侧胸锁乳突肌因产伤致出血，形成血肿后机化，继而挛缩。③宫内胎位不正，使一侧胸锁乳突肌承受压，致局部缺血，继而过度退化，为纤维结缔组织所替代。

二、诊查要点

畸形可在出生数日后出现，典型的表现为头向患侧歪斜、下颌转向健侧、患侧胸锁乳突肌明显增粗挛缩或触及条索感。婴儿出生后，无意中发现一侧胸锁乳突肌出现肿块，后肿块逐渐变硬，似指头大小，半年左右可以逐渐消退。若肿块不消失，则表示胸锁乳突肌纤维性挛缩、变短，呈条索状，牵拉枕部偏向患侧，下颌转向健侧肩部。随着生长发育，双侧面部开始出现不对称，健侧面部丰满呈圆形，患侧面部变窄而平，双眼不在同一个水平线上，患侧眼睛较健侧低，严重者可以引起颈椎侧凸畸形。

三、辅助检查

（一）肌骨超声检查

肌骨超声检查是诊断先天性肌性斜颈首选的辅助诊断方法，可判断肿块的部位、大小内部回声情况，双侧胸锁乳突肌的连续性及与周围组织的关系。早期超声示胸锁乳突肌局部呈梭形肿大，与正常肌纤维连续性好。肿块多呈梭形，无包膜，形态光滑，也可出现胸锁乳突肌弥漫性肿大呈低回声、混合性回声，个别还可以是增强和减低相间的条纹状回声改变，但无论是何种回声，其病变均在胸锁乳突肌上。

（二）影像学检查

正侧位 X 线片利于鉴别不同原因造成的斜颈（图 15-2），如枕颈部畸形所致的骨性斜颈，一般不会产生胸锁乳突肌的挛缩和肿块。自发性寰椎旋转性半脱位引起的斜颈，多有轻微外伤或上呼吸道感染病史。如超声及 X 线都难以确诊,可进行 CT 和（或）MRI 检查。CT 和 MRI 不仅能够提供较为清晰的图像,还有利于诊断,排除器质性病变。

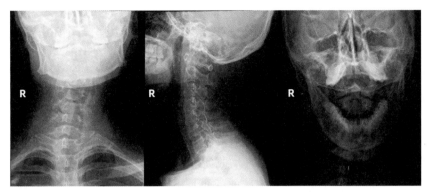

（a）颈椎正位片　　　　　（b）颈椎侧位片　　　　　（c）张口位片

图 15-2　斜颈 X 线片

四、鉴别诊断

本病需要与骨性斜颈及其他原因所致继发性斜颈相鉴别。

（一）骨性斜颈

骨性斜颈为先天性颈椎发育异常,胸锁乳突肌无挛缩,X 线片检查可显示颈椎异常。

（二）颈椎结核所致的斜颈

颈椎活动受限、疼痛,并伴有肌肉痉挛,但无胸锁乳突肌挛缩。X 线片可以显示颈椎破坏和椎前脓肿。

（三）颈部淋巴结炎引起的斜颈

颈部淋巴结炎引起的斜颈多见于婴儿,有发热、淋巴结大和压痛,胸锁乳突肌内无梭形肿块或挛缩。

五、治疗方案

早期诊断和早期物理治疗极其关键。晚期斜颈可以手术矫正,但如果合并面部畸形、颈椎侧凸等异常则难以恢复正常。

（一）一般治疗

一般 1 周岁以内患儿采用保守治疗,主动的物理治疗和被动的肌肉拉伸训练对 80% 患者具有明显效果。新生儿确诊后,每天轻柔按摩并热敷患侧,睡眠时应用沙枕固定。

（二）手法治疗

1. 按揉弹拨法　患儿去枕平卧，术者坐于患儿头侧。用食指、中指、无名指按揉法沿胸锁乳突肌起点至止点（桥弓穴）来回揉动，然后轻柔弹拨胸锁乳突肌，重点弹拨胸锁乳突肌起、止点及（或）肿块。按揉法与弹拨法交替使用，约10分钟，频率100～120次/分。

2. 拿捏法　术者用拇指与食指、中相对用力拿捏患侧胸锁乳突肌，重点拿捏肿块及挛缩部位，手法由轻及重，以患儿能承受为度，约2分钟，频率100～120次/分。

3. 被动牵伸法　术者一手扶住患侧肩部，另一手扶住患儿头顶，缓缓地将患儿的头推向健侧，使患儿头部在额状面内做被动侧向运动。然后将一手扶住患侧枕后部，另一手扶住健侧下颌部，使患儿头部控制在垂直轴上，向患侧做缓和的被动旋转运动，逐渐拉长患侧胸锁乳突肌。手法轻柔，各反复20～30次。

4. 按揉法　按揉患儿两侧颈项肌、斜方肌，约2分钟，配合轻拿肩井穴，结束操作。

（三）手术治疗

若经保守治疗无效，可在1周岁以后纤维化演变完成之后再采用手术治疗，其中外科手术用于松解挛缩的肌肉进行是重要治疗手段。对于1～4岁患儿，病情轻者仅需切断胸锁乳突肌的锁骨头及胸骨头，术后应用颈围领保持于略过矫正位4～6周，并经常将患儿下颌向患侧、枕部向健侧旋转牵拉。年龄超过12岁，已出现脸部和颈部的畸形后很难完全矫正。

六、预防调护

治疗越早，效果越好。部分婴儿经坚持非手术疗法可以治愈。儿童期或胸锁乳突肌挛缩不严重者，经手术治疗可以治愈；胸锁乳突肌挛缩严重、颜面不对称明显，且年龄较大患者，也可有明显效果，但不能完全恢复正常。

（钟发明　张期）

第三节　椎弓根峡部裂及脊椎滑脱

椎弓峡部裂是指椎弓峡部发育缺损；引起椎骨一侧或两侧椎弓根或关节突骨质失去连续性，是导致脊椎滑脱的潜在因素。脊椎滑脱是由于椎弓峡部裂引起脊柱后柱失稳，导致椎体向前或向后移位，又称之为脊椎真性滑脱，常发生在第5腰椎，其次为第4腰椎。其他椎体少见。本病多见于30～40岁成年人，女性多于男性，发病率约为5%。

一、致病机制

（一）解剖因素

正常的腰骶角使第 5 腰椎椎体有向前、向下滑动的倾向，但为其下方的第 1 骶椎上关节突所抵消，第 5 腰椎与第 1 骶椎间的椎间盘也是阻挡其向前滑动的重要结构。因此，当第 5 腰椎峡部断裂，尤其是两侧峡部断裂时，使第 5 腰椎椎体及上关节突与棘突、椎板、下关节突分离，减弱了阻挡其向前滑脱的能力。如同时伴有退行性改变，更易加重病情。滑脱产生以后，脊柱受力发生改变，使腰部前凸增加，腰骶部过度后凸，更使向前滑移的力量加大。

（二）解剖因素

有明显的家族遗传史，主要由于胚胎时期成软骨中心或成骨中心发育障碍、先天性形成不全或遗传性缺损，引起椎弓峡部不同程度的裂隙，其缺损部常被软骨组织或纤维组织所填充。

（三）外力因素

椎弓峡部因先天性发育缺损，具有潜在的薄弱性，当发生外伤或慢性劳损时，应力可使椎弓断裂。

二、诊查要点

大多数患者早期无明显症状，一般都在拍摄腰椎 X 线片时无意发现。仅有少数患者有某些神经受损体征。随着年龄的增加，症状会进一步加重。

（一）症状

患者主要表现为下腰部酸痛，多数较轻，往往劳累后加剧，也可因轻度外伤诱发，适当的休息或服镇痛药后多有好转。腰痛初起为间歇性，以后可呈持续性，严重者影响正常生活，休息不能缓解。疼痛可同时向骶尾部、臀部或大腿后方放射。有明显滑脱时，腹部前凸畸形；重则发生一侧或双侧的坐骨神经放射痛。椎体滑脱如压迫马尾或神经根，会出现鞍区感觉障碍、大小便功能障碍、肢体无力等。

（二）体征

可见臀部肥胖，腹部前挺，腰椎生理性前凸增加，季肋部与髂骨嵴距离变小，甚至十分接近。骶部显长，臀部后翘，腹部下垂，行走时出现蹒跚步态。局部有深压痛和叩击痛。病椎的棘突后凸，而其上方的棘突移向前方，两者不在一个平面上，局部产生凹陷性空隙，呈阶梯状。

三、临床分型

常用的是 Meyerding 分级，根据椎体相对下位椎体向前滑移的程度分为Ⅰ～Ⅳ度。

Ⅰ度：指椎体向前滑动不超过椎体中部矢状径的 1/4 者。

Ⅱ度：超过 1/4，但不超过 2/4 者。

Ⅲ度：超过 2/4，但不超过 3/4 者。

Ⅳ度：超过椎体矢状径的 3/4 者。

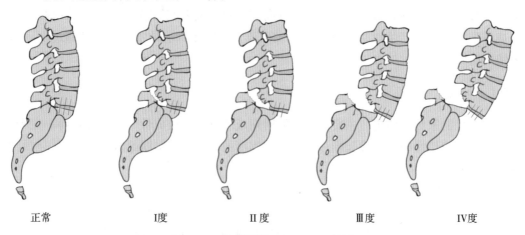

| 正常 | Ⅰ度 | Ⅱ度 | Ⅲ度 | Ⅳ度 |

图 15-3　腰椎滑脱 Meyerding 分级

四、辅助检查

可行 X 线正位片、侧位片、斜位片检查协助诊断（图 15-4）。必要时行 X 线断层扫描（CT）、磁共振（MRI）等检查以明确脊髓、神经根受压情况。

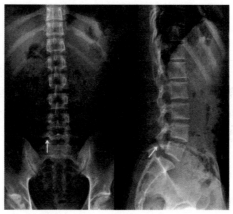

（a）腰椎正位片　　　（b）腰椎侧位片

注：图（a）示腰 5 峡部不连（箭头）；图（b）示腰 5 峡部裂（箭头）。

图 15-4　椎弓根峡部裂影像学表现

五、鉴别诊断

本病需与假性滑脱、腰椎间盘突出症相鉴别。

（一）退行性脊椎滑脱

退行性脊椎滑脱又称假性脊椎滑脱，好发于 50 岁以上的老年人，女性多见。本病主要由于长期的椎间盘、关节突关节及周围韧带的退变、松弛而引起椎间关节不稳定，从而出现椎体向前方、后方或侧方移位。侧位 X 线片显示椎体移位，但滑脱椎骨其前后径不变，棘突移位，可见椎间隙变窄、相邻上下椎体边缘增生硬化。而真性脊椎滑脱椎骨前后径增大，病椎的棘突与下位椎骨保持原位，仅椎体前移。

（二）腰椎间盘突出症

腰椎间盘突出症好发于腰 4、5 椎间盘，主要表现为腰痛和下肢坐骨神经放射痛，与椎弓峡部裂、脊椎滑脱很相似，临床检查和鉴别有困难需经 X 线片加以明确。有明显滑脱时，移位椎骨的下位椎体后上缘的牵拉或滑脱椎体邻近的椎间盘突出也可引起坐骨神经痛，此时鉴别较为困难，需做 CT 或 MRI 检查以明确诊断。

六、治疗方案

症状轻微的椎弓峡部裂和Ⅰ～Ⅱ脊椎滑脱或病程较短患者首选非手术治疗，主要目的在于稳定患椎，缓解或消除疼痛。

（一）一般治疗

单纯峡部裂，椎体无滑脱，无明显临床症状者应避免过劳，经常进行腰背肌锻炼，减轻腰椎前凸，防止滑脱，必要时可用腰围或支具保护。椎体虽无滑脱但有腰腿痛，或滑脱较轻尚无神经压迫症状者，卧床 3～4 周。若疼痛剧烈，一般要求患者绝对卧床休息；若疼痛不是十分剧烈，允许在支具保护下室内进行少量走动，避免腰部屈曲、旋转和过伸等运动。

（二）药物治疗

可配合中药内服外用，以达到疏通经络、活血镇痛、补益肝肾、强筋壮骨之功效，必要时可采用非甾体类止痛药物，局部痛点封闭。

（三）手法治疗

手法推拿按摩可松解肌肉痉挛，促进局部血液循环，对消除局部疼痛效果良好。但切忌强力按压和扭转腰部，以免加重病情。

（四）针灸治疗

1.主穴　病变腰椎夹脊穴、腰阳关。

2.配穴　环跳、阳陵泉、委中、昆仑、秩边、后溪。

3.操作　先在选穴处采用碘附进行常规消毒，然后根据穴位的位置，选择 1.0～1.5 寸的一次性无菌针灸针垂直进针，适当施行提插手法并注意询问患者感受，待穴位得气后，留针半小时。

4.疗程　每日 1 次，10 次为 1 个疗程。

（五）手术治疗

手术治疗的目的在于减轻疼痛，解除神经压迫，矫正脊柱畸形，加强脊柱稳定性，防止继续滑脱。

1.适应证　① Meyerding 分型Ⅱ级以上，腰痛较重，经长期非手术治疗症状不缓解，不能坚持工作的患者。②青壮年椎弓峡部裂伴椎体滑脱且症状有加重趋势者。③神经根持续受压，症状加重的脊椎滑脱患者。④出现下肢瘫痪及二便功能障碍者。

2.手术方式　年轻的轻度峡部裂滑脱患者不合并椎间盘退变，可行峡部修补术。对于有严重腰腿痛及椎间盘退变、椎管狭窄的患者考虑行减压融合手术。不同手术入路，彻底的减压及坚强的融合是主要目的。对于中重度的滑脱拟行复位者，为了避免复位所引起的神经损伤，应在复位前行彻底减压并在复位后行 360° 融合，主要纠正矢状面失平衡而不是追求完全复位。微创手术能减少软组织的损伤、缩短住院天数、减少术中出血及加快康复时间，但是对术者技术要求较高，需要有丰富的开放手术经验。

七、预防调护

症状较轻者，通过非手术治疗一般可以取得较满意的疗效。目前脊椎滑脱各种手术方式均较为成熟，术后通过合理的功能锻炼，一般均可取得较好的治疗效果，预后良好。

（钟发明　张期）

第四节　移行椎

移行椎是一种十分常见的脊柱先天性发育变异，在颈、胸、腰、骶各节段脊柱的交界处常有移行现象，该处脊椎骨可以部分或全部具有邻近节段脊椎骨的形态结构，称为移行脊椎或过渡脊椎，但整个脊椎骨的总数不变，而各段脊椎骨的数目互有增减。移行椎多发生于腰骶段，一般无临床症状，但部分患者可出现腰痛，临床上易被忽视。

一、致病机制

正常情况下，在胎龄第 4～7 周时，腰骶椎及尾椎开始分化，每节骶椎各有 3 个成骨中心。从胎龄第 10 周自上而下陆续出现，每对椎弓的成骨中心从胎龄第 20 周起开始出现。侧部的附加成骨中心出现于胎龄第 30 周以前。出生时，上述各成骨中心之间全隔有软骨。15 ~ 16 岁，在每节椎体的上下各出现一个骺板，同时出现耳状面和其下方的附加成骨中心。8 岁以前，骶椎的椎体、椎弓和侧部愈合，两侧椎弓在 7 ~ 15 岁愈合。18 岁时椎板和椎体的愈合从下部骶椎开始，至 30 岁所有 5 节骶椎完全融合成 1 个骶骨。

尾骨的成骨中心从上向下顺序发生。第 1 节于 1 岁出现，第 2 节于 5 ~ 10 岁出现，成年后各节尾骨相互融合成一个尾骨。脊椎横突由椎弓原发性成骨中心发育，16 岁时出现次发性成骨中心发育，25 岁时愈合。第 5 腰椎横突自椎弓根伸展至椎体侧面，有时可见一孔，其前部相当于肋骨，横突后方的副突为真正的横突部分。骶骨侧块前部相当于肋骨，其后部相当于横突。

二、诊查要点

一般来说，腰椎骶化或骶椎腰化如两侧对称，并无任何临床症状。腰椎骶化对下腰部稳定也许在解剖结构上更为有利。而骶椎腰化，则因腰椎数目增多，杠杆变长，下腰部稳定性减弱，对于负重甚为不利。当椎体移行不完全时，在骶椎椎体间呈纤维性连接，而引起慢性疼痛。

（一）症状

1. 腰痛 腰椎骶化或骶椎腰化最常见的症状是腰痛，主要原因：①假关节周围软组织发生充血、水肿或增厚，对周围末梢神经形成刺激或压迫。②畸形时，腰 5 骶 1 椎间盘较薄弱，因腰部负重大，活动多，易使腰骶关节发生退行性变，肌肉韧带发生劳损的机会较多。③少数肥大的横突与髂骨及其周围软组织相接触，腰部活动时形成磨损而造成慢性炎症或形成滑囊炎。

2. 坐骨神经痛 因移行椎体之间的椎间盘发育不全，活动受限，移行椎上或下一个椎间盘负担加重，易引起椎间盘退行性改变及椎间盘突出，进而压迫坐骨神经。

（二）体征

查体一般无明显阳性体征，仅有腰骶部的叩痛，腰部活动受限，下肢直腿抬高试验阴性，无下肢的肌力或感觉的改变，腱反射和膝反射正常，股神经牵拉试验阴性。如出现神经系统体征要考虑合并腰椎间盘突出症和腰椎椎管狭窄症。

三、辅助检查

X 线片是发现移行椎最基本和主要的检查方法（图 15-5），可明确有无移行椎的存在，并可判明有无假关节形成。对于临床表现为坐骨神经痛的患者可补充进行 CT 或 MRI 检查，以明确椎间盘的病变情况并指导治疗。

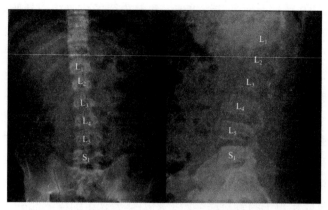

（a）腰椎正位　　　　　　（b）腰椎侧位

图 15-5　移行椎影像学资料

四、鉴别诊断

本病需与腰椎间盘突出症、腰椎失稳症相鉴别。

（一）腰椎间盘突出症

腰椎间盘突出症好发于腰 4、5 椎间盘，主要表现为腰痛和下肢坐骨神经放射痛，与椎弓峡部裂、脊椎滑脱很相似，临床检查鉴别有困难需经 X 线片加以明确。有明显滑脱时，移位椎骨的下位椎体后上缘的牵拉或滑脱椎体邻近的椎间盘突出也可引起坐骨神经痛，此时鉴别较为困难，需做 CT 或 MRI 检查以明确诊断。

（二）腰椎失稳症

本病多反复发作，每次发作可因轻微扭伤腰部而出现，症状可因腰部姿势固定后缓解；腰部活动时加重。腰椎正侧位和过伸过屈位可见腰椎失稳表现，腰椎 MRI 多显示腰椎间盘变性。

五、治疗方案

移行椎多不需要治疗。如有腰痛，可做针对性的治疗，以缓解疼痛、改善症状。在发病初期以腰背肌锻炼为主，并辅以按摩、物理治疗，目的是增强腰部肌力，以代偿先天性骨骼缺陷与不足。同时应注意腰背部保护，保持腰背部正常姿势以减缓腰椎发生退变。对腰痛明显的患者，可使用腰围保护，防止劳损，并予以物理治疗、NSAID 类药物等。对于手术治疗无效者，可考虑外科手术治疗。常用的疗法为融合术，使病变关节融合从而避免韧带、肌肉劳损。对于腰 5 侧横突肥大者可予以手术切除；如肥大的横突与髂骨形成骨性关节炎经非手术治疗无效时，也可将该关节及骶髂关节一并融合。如移行椎合并椎间盘突出症或腰椎管狭窄，在非手术治疗无效需行椎间盘摘除术或椎管扩大术者，则应同时根据移行椎情况进行相应处理。

六、预防调护

该疾病一般无症状，如有症状可进行针对性治疗，改善症状；平时多进行腰背肌的功能锻炼，保持腰背部正常姿势以减缓腰椎退行性变；症状严重者可视情况进行手术治疗，一般预后良好。

（钟发明　张期）

第五节　脊柱侧凸畸形

脊柱侧凸是在前后位时脊柱的一段或几个节段，弯向侧方形成一个弧度，胸廓肋骨也随之变形，好发于青春期，随着年龄增大，畸形也随之增剧。严重者影响呼吸功能，肺活量减少，心脏功能也趋于变坏，更严重地发生脊髓压迫及瘫痪现象。成年以后，骨骼不再发育，畸形的增剧渐趋缓慢，每年大约进展为1°左右。

一、致病机制

由于原因不同，病理改变各不相同，但也有某些共同之点。脊柱侧弯按其病因可分为两类：①继发性（非进行性、非结构性）脊柱侧凸：并非脊柱本身的病，而是由于脊柱以外的异常而引起的脊柱侧弯，如姿势性侧凸、下肢不等长引起的代偿性脊柱侧凸等，一般无发展趋势，脊柱本身不僵硬亦无旋转畸形，但在一定条件下可产生结构性变化。②原发性（进行性，结构性）脊柱侧凸：脊柱发生内在的椎体及其支持结构的改变，脊柱畸形僵硬并有旋转畸形，有明显加重趋势。

弯度如果增加更多，凹侧的椎弓根常可非常靠近脊髓，易形成痉挛性瘫痪。如果不能解除，逐渐变为弛缓性瘫痪，由不完全性截瘫转变为完全性截瘫，治疗上更加困难。这种截瘫由畸形造成，部分由先天性畸形造成，不仅是脊椎畸形，常可以合并脊髓畸形，如脊髓纵裂，硬膜囊畸形等。

椎间盘也有改变，在凹侧变窄，凸侧则变宽，这种变化在特发性脊柱侧凸最为明显。椎间盘中的髓核组织也有变性，水分丢失、失去弹性，在凹侧更有许多瘢痕组织，呈挛缩状。在各种不同原因的侧凸，其病理变化也不相同，在麻痹性侧凸中，背部肌力常不平衡，先天性者则骨骼发育有各种畸形存在。

二、诊查要点

（一）症状

患者多无临床症状，一般无意中发现双肩不等高或脊柱畸形而就诊。

（二）体征

体检时站立位从背后观察，患者存在以下临床体征：①两肩高度不等。②侧凸凸侧肩胛骨突出，左右高度不等。③两侧腰线不对称。④肋骨或背部隆起，患者低头上肢下垂向前弯曲腰部时，可见侧凸凸侧的背部肋骨隆起更加明显，即"剃刀背"。⑤从第7颈椎棘突放置铅垂线，测量其与臀沟或骶骨中线的距离，以判断是否存在脊柱倾斜或失代偿。另外，还应检查双下肢是否等长、骨盆倾斜、腰椎侧屈、前后弯曲活动情况。

三、辅助检查

X线检查：一般可拍摄脊柱全长位X线片（图15-6）。在正位全长X线片上，分别测量上位端椎的椎体上缘及下位端椎的下缘划线，两条线的夹角就是侧凸的角度，称为Cobb角，该角度的大小说明脊柱侧凸畸形的严重程度（图11-23）。在全脊柱的左右侧X线曲位片上，该法可观察侧弯矫正情况，可以预测手术矫正效果，同时观察代偿弯是否被完全矫正。

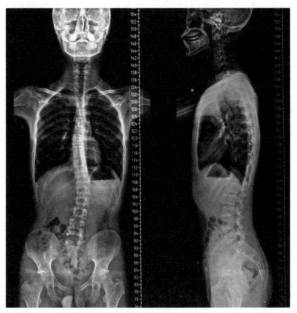

（a）脊柱全长正位片　　　　（b）脊柱全长侧位片

图15-6　脊柱侧弯影像学资料

四、治疗方案

特发性脊柱侧凸的治疗目的是尽可能保持矫正，同时防止侧凸的进展。需要明确的是结构性侧凸要达到完全矫正是困难的。治疗方案以其畸形的程度加以选择，一般Cobb角20°～50°时以保守治疗为主，50°以上选择手术治疗。保守治疗以支具疗法效果较为肯定，但需一直应用到骨生长结束；同时进行增强躯干肌肉力量的运动，如游泳、体操等。手术治疗以器械内固定矫正畸形并融合脊柱为代表，有前路手术和后路手术两大类。手术的主要和严重并发症是脊髓损伤引起的截瘫，往往是因脊柱矫形过程中脊髓受到牵拉或挤压所致，术中神经功能检测可及时发现神经的波幅降低，提示神经受到干扰和影响，从而减少了截瘫的发生。

五、预防调护

对于脊柱侧凸畸形，平时应该多注意腰背部正常姿势的保持，养成良好的生活习惯；对于有轻度侧凸畸形的患者，如无症状及无生活方面的要求，可不做处理；若脊柱侧凸畸形影响了患者的生活质量及伴有临床症状，应该及时进行手术治疗；治疗后，症状改善明显，生活质量将提升，预后良好。

（钟发明　张期）

第十六章　脊柱炎

【学习目标】

1. 掌握脊柱骨关节炎、强直性脊柱炎、脊柱骨髓炎及脊柱结核的定义、临床表现、诊断和治疗。

2. 熟悉脊柱骨关节炎、强直性脊柱炎、脊柱骨髓炎及脊柱结核的致病机制、影像学特征和鉴别诊断。

3. 了解脊柱骨关节炎、强直性脊柱炎、脊柱骨髓炎及脊柱结核的流行病学和预后。

第一节　脊柱骨关节炎

脊柱骨关节炎是指随着年龄的增长，腰椎间盘退变、椎体边缘骨质增生和小关节肥大而形成的一种脊柱骨关节病变，临床上主要表现为慢性腰腿疼痛。本病起病缓慢，病程长，症状迁延。亦称"增生性脊柱炎""脊柱退行性骨关节炎""肥大性脊柱炎""老年性脊柱炎"等，老年人较常见，男性多于女性，好发于脊柱的腰椎段，其次为颈椎段。

一、病因病机

本病多发生于中老年，内因是肝肾亏虚，骨失充盈，筋失滋养；外因是感受风寒湿邪，客于脊椎骨节，或因积劳成伤，气血凝滞，筋肌拘挛，不通则痛，每遇劳累即发，病痛缠绵，发为本病。肝肾亏虚是脊柱骨性关节炎病变的根本，风寒湿邪是致病的外在因素，瘀血是其病变过程中的病理产物。

（一）肝肾亏虚，筋骨失荣

因先天禀赋不足或后天年老体衰，致肾虚髓减，肝弱血虚，使骨节失其滑利，筋膜难维持骨节的张弛。在脊柱则可出现椎体发育异常和韧带松弛，若活动频繁，则磨损严重，可出现脊柱过早退化。

（二）外力致伤，瘀血阻滞

跌仆坠堕，压轧冲撞，扭转劳损，超过脊柱的适应力和耐受力，使气血逆乱，或筋骨损伤后，血溢脉外，瘀血凝滞，久之脊柱骨骼结构受损，滋养乏源，则退变出现。

（三）外邪侵袭，筋脉痹阻

感寒受凉，或居处潮湿，冒雨涉水，外邪经肌表经络客于督脉，脊柱及周围筋骨邪瘀痹阻，则发为骨赘。

二、致病机制

本病发生的确切病因和病理机制仍未完全明确。一般认为是多种致病因素包括机械性和生物性因素的相互作用造成软骨破坏所致，其中年龄是被认为最重要的危险因素，其他因素包括外伤、体力劳动、肥胖、生化、遗传、炎症、代谢等。这些因素可导致软骨可聚蛋白聚糖、透明质酸和胶原的降解。另外，氧自由基代谢、细胞因子、生长因子、免疫因素等都与之有关。其病理学特点为关节软骨的变性、鞍裂、软骨下骨硬化和囊性变，以及边缘性骨赘形成。

三、诊查要点

本病起病缓慢，表现为腰背部疼痛和活动受限，同时伴有下肢紧缩和不适感，因临床常见于腰椎，此处仅叙述腰椎骨关节炎。

（一）症状

患者多为中年以上人群，有长期从事弯腰劳动和负重的病史。间歇性腰背部酸痛，沉重、僵硬感，疼痛可放射到臀部、大腿，偶尔到小腿，劳累后加重，休息后减轻，发作的间歇期可完全没有症状。腰部活动可受限。

（二）体征

腰椎局部有压痛，症状严重者可有深压痛及叩击痛。退变严重者可使脊柱侧棘旁肌紧张，腰椎生理前凸减小或消失。椎间孔部位发生病变时，可压迫神经根，引起坐骨神经痛；椎体后方有病变时，可压迫脊髓或马尾神经，出现肢体感觉和运动障碍，及大小便障碍。有神经根嵌压者直腿抬高试验阳性，也可见背伸试验阳性。

四、辅助检查

脊柱骨关节炎辅助检查包括实验室检查及影像学检查。

（一）实验室检查

该病实验室检查多为阴性，可检验抗"O"滴度、血沉、类风湿因子凝集反应，用于和相关疾病鉴别。

（二）影像学检查

首选 X 线摄影检查，一般拍摄正侧位，必要时加拍斜位，进一步检查可以选择 CT

和（或）MRI。脊椎关节改变包括上下关节突变尖、关节面骨质硬化和关节间隙变窄。脊柱退行性病变是椎间盘和椎小关节的关节软骨退行改变并累及椎体和椎旁韧带所引起的一种病变。

1. X 线检查　脊柱 X 线正位片可见椎小关节的骨质增生变尖、硬化、可伴有脊柱侧弯；脊柱 X 线侧位可见脊柱曲度变直或者反弓、椎体滑脱、椎体前后缘骨质增生、硬化，甚至骨赘、骨桥的形成，椎间隙变窄，周围韧带钙化；脊柱斜位 X 线片可显示椎间孔变窄。

2. CT 检查　能全面反映椎间盘、椎体及椎小关节、各韧带、骨性椎管的退变类型，以及硬膜囊和神经根的受压情况。

3. MRI 检查　可直观显示椎间盘变性及各型椎间盘退变征象，其表现与 CT 相同，通过矢状位显示椎间盘变性及压迫硬膜囊情况。

五、治疗方案

治疗主要选择非手术治疗，方法包括推拿、针灸等手法治疗、药物治疗及腰背肌肉锻炼等。

（一）中药内治

中医辨证论治以祛风散寒、解痉通络、活血化瘀为目的，一般分为 3 期进行治疗。

1. 初期　脊柱、颈肩腰腿痛疼痛剧烈，呈针刺或刀割样，夜间为甚，甚则彻夜不眠，脊柱关节强硬，活动不利，舌质紫暗或瘀点、瘀斑，脉细涩。治以活血化瘀，祛风散寒，理气止痛，方选身痛逐瘀汤加减。

2. 中期　疼痛绵绵，颈腰酸楚，脊柱屈伸不利，畏寒肢冷，舌淡苔薄，脉沉细；或口燥咽干，五心烦热，舌红少苔，脉细数。治以补益肝肾，祛风通络，除湿止痛，方选独活寄生汤加减。

3. 后期　疼痛时作时止，身困乏力，腰膝酸软，关节活动时有响声，舌质淡嫩，脉细弱。治以培补肝肾，益气活血，舒筋通络，方选左归丸合十全大补汤加减。

（二）西药治疗

1. 非甾体抗炎药　若疼痛明显可选用 NSAIDs，一般只需用治疗类风湿关节炎剂量的 1/2，通过消炎镇痛，能够改善水肿和抑制无菌性炎症反应，是治疗脊柱骨关节炎的常用药物。

2. 肌松剂　即骨骼肌松弛剂，一般用于治疗痉挛或肌肉骨骼相关疾病，包括苯二氮类药物和非苯二氮类药物。肌松剂适用于单独使用 NSAIDs 类药物效果不理想或合并肌肉痉挛的患者，临床以非苯二氮类较常用。由于不良反应发生率高，因此不推荐其作为一线用药。

3. 慢作用药物　该类药物包括氨基葡萄糖、双醋瑞因等。这些药物能够缓解脊柱小关节的疼痛，改善生活质量，延缓病程进展。

（三）手法治疗

治以行气血，通经络，舒筋骨。指揉背部膀胱经第一侧线，指按大肠俞、关元、腰阳关、俞穴等，揉腰骶部，指擦腰骶，指按委中穴，指揉阳陵泉、拿承山穴。

（四）物理治疗

物理治疗主要包括低剂量激光治疗、经皮神经电刺激、牵引治疗、热疗与冷疗、体外冲击波治疗、按摩及针灸等。各类治疗都不是脊柱小关节骨关节炎的特效治疗，且多方报道的相关有效性并非一致，这就要求医师根据患者的特点选择合适的治疗手段，并且为了弥补单一治疗手段的不足之处，应尝试各种治疗方法的联合应用。物理治疗因其副作用较小，适用于早期较局限的疼痛及高龄或并发症较多的患者，也可以联合药物治疗应用。

（五）手术治疗

单纯的脊柱骨关节炎的手术应慎重，为经过正规保守治疗无效后的选择，手术方式有多种，分为融合技术和非融合技术。

六、预防调护

适度活动控制体重，调节关节负荷，适当负荷可使骨强筋健，利于关节发挥正常功能；避免过受寒凉。嘱患者应低枕仰卧于硬板床。起身之前，应于床上做挺腰动作数下，防止腰部扭伤。注意腰部保暖，避免受凉，避免长时间取坐位，应经常变换体位。参加力所能及的锻炼活动。

（钟发明　张期）

第二节　强直性脊柱炎

强直性脊柱炎（AS）是血清反应阴性的骨关节炎，是脊椎的慢性、进行性、非细菌性炎症，侵及骶髂关节、脊椎关节突、附近韧带和近躯干的大关节，导致纤维性或骨性强直和畸形，又称变形性脊柱炎、竹节状脊柱病等，是一种慢性进行性、独立性全身性疾病。其特征是炎性病变从骶髂关节开始，逐步上行蔓延至脊柱关节，造成骨性强直。病损以躯干关节为主，也可波及近躯干的髋关节，很少波及四肢小关节。患者男性多于女性，国内统计约为14∶1。患者亲属的发病率比正常人群高20～30倍，约95%的患者含有血清组织相容性抗原HLA-B27。本病属于中医学"肾痹""骨痹""大偻""竹节风""龟背风"范畴。

一、病因病机

本病的发病机理为"阳气不得开阖，寒气从之"。患者素体肝肾不足，外受到风、寒、湿邪侵袭，正虚不能鼓邪外出，邪气久留经络、骨节、肌肉，使气血壅滞，运行不畅，导致瘀血发生。瘀血既是病理产物，也是致病原因，贯穿疾病始终。

二、致病机制

强直性脊柱炎的病因目前尚未完全阐明，大多认为与遗传、感染、环境因素等有关。

（一）遗传因素

强直性脊柱炎家族遗传倾向明显，国外家族普查研究表明，其家族集合度为40%。

（二）感染因素

感染包括：①生殖、泌尿系感染：其感染途径是细菌等通过淋巴途径或从静脉丛先到骶髂关节，然后再到脊柱。②上呼吸道感染、淋病或局部化脓性感染等：可通过淋巴或静脉途径抵达脊柱。

（三）环境因素

从本病病史采集中可发现，半数以上的患者发病前有潮湿、寒冷环境生活史。

（四）其他因素

调查发现部分患者发病前有明显外伤史、过劳史等。

三、诊查要点

本病病变主要以骶髂关节、脊柱及外周大关节为主。关节病变首先侵犯骶髂关节，表现为背部强直和疼痛。病变上行累及胸腰椎体、椎间关节及颈椎。

（一）症状

早期病变关节周围有不同程度疼痛，伴有肌肉痉挛和僵硬感，后期由于炎症已基本消失，故关节无疼痛，而以脊柱固定和强直为主要表现。病变周期可有轻度的全身症状，如乏力、消瘦、轻度贫血等。

1. 疼痛　早期不明原因腰部、腰骶部疼痛，可放射至大腿，但很少到膝关节以下，口服抗炎镇痛药物症状缓解明显；90%的患者以骶髂关节炎为首发症状，交替性左右骶髂关节部位疼痛是早期、中期最具特征性的症状。

2. 僵硬　腰部活动僵硬感，晨僵明显，固定某一位置久后病重，适当活动后可缓解，昼轻夜重。

（二）体征

1. 脊柱强直　晚期的典型体征是全脊柱强直：颈椎固定性前倾，脊柱后凸，胸廓常固定在呼气状态，腰椎生理弯曲消失，侧视必须转动全身。个别患者可严重致残，长期卧床，生活不能自理。

2. 周围关节病变　周围关节病变以大关节为主，髋关节和膝关节严重屈曲挛缩，站立时双目凝视地面，身体重心前移。

此外部分患者可合并关节外表现：①肺部病变：可出现咳嗽、咳痰、呼吸困难和咯血等症状，部分患者有纤维化。②虹膜炎：有30%～40%的患者可有反复发作性的虹膜炎，而且病程越长越易发生。③泌尿系统病变：肾脏可发生淀粉样变性，可出现蛋白尿。

四、辅助检查

（一）实验室检查

实验室检查95%的患者HLA-B27阳性。

（二）影像学检查

1. X线检查　强直性脊柱炎一般行胸腰椎正侧位及髋关节正侧位X线检查（图16-1），其表现如下。

（1）骶髂关节　X线下根据骶髂关节炎的病变程度处为五级。0级：正常；Ⅰ级：可疑，关节间隙模糊，局部骨质疏松，关节间隙正常；Ⅱ级：轻度骶髂关节炎，表现为关节面模糊，微小侵蚀性病变，局限性骨质疏松和硬化，关节间隙改变不明显；Ⅲ级：有中度骶髂关节炎，关节面的侵蚀、硬化明显，可见明显的骨质疏松和囊变，关节间隙增宽或变窄，关节部分强直；Ⅳ级：为关节融合强直，关节严重异常，表现为关节严重骨质破坏，关节大部分或完全融合。

（2）脊柱　脊椎病变通常是骶髂关节自下而上发展，即上行性改变，并最终累及全脊柱。早期椎体骨质疏松，脊柱小关节炎，椎体骨炎形成方形椎，自下而上椎旁韧带钙化、骨化及骨形成，形成脊柱竹节样改变。晚期患者出现严重的骨化性骨桥，脊柱发生强直。

（3）髋关节　髋关节是本病最常累及的关节，约占50%，X线表现：骨质疏松，股骨头及髋臼骨质破坏，关节面下囊变，髋关节间隙狭窄，股骨头移位，髋臼骨赘形成等。

（4）其他关节　除髋关节外，盂肱关节是强直性脊柱炎最易受累的关节，可为两侧受累；肩锁关胸锁关节、肘关节、膝关节等均可累及。

2. CT检查　CT对骶髂关节和脊柱关节突的骨质侵蚀破坏更为敏感，能较X线更早发现病变。CT除能充分显示关节面下骨质毛糙、关节面骨质侵蚀破坏伴增生硬化，关节间隙不规则狭窄、消失乃至发生骨性强直等征象外，还能检出各种形态的关节软骨钙化及一些小韧带的骨化，对病变的评估更为全（图16-2）。

3. MRI检查　MRI检查对强直性脊柱炎早期病变较X线和CT敏感（图16-3）。

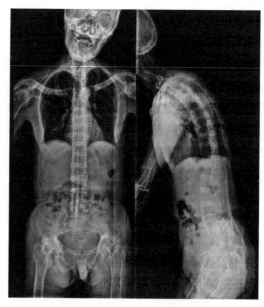

（a）脊柱全场正位 　　　（b）脊柱全场侧位

注：图（a）示脊柱竹节样改变、髋关节骨质破坏、肩关节间隙变窄；图（b）示颈椎前倾。

图 16-1　强直性脊柱炎 X 线表现

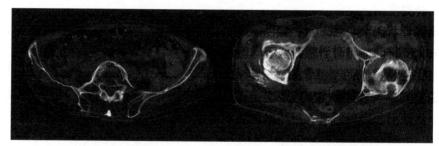

（a）骶髂关节 CT 横截面 　　　（b）髋关节 CT 横截面

注：图（a）示骶髂关节骨性融合；图（b）示髋关节间隙变窄、骨质破坏、骨性关节面多发小囊变。

图 16-2　强直性脊柱炎 CT 表现

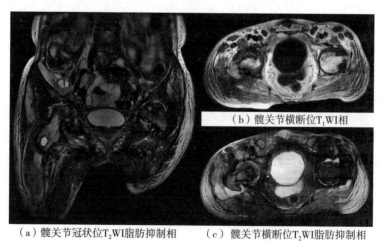

（b）髋关节横断位T_1WI相

（a）髋关节冠状位T_2WI脂肪抑制相 　　　（c）髋关节横断位T_2WI脂肪抑制相

图 16-3　强直性脊柱炎 MRI 表现

五、诊断标准

根据临床表现、症状、家族史、体征及关节外表现和 X 线的改变，加以 HLA-B27 阳性，不难做出诊断。但对有以下症状者应警惕强直性脊柱炎的可能：①隐匿性腰背痛或不适，活动后减轻。②年龄 < 40 岁。③症状持续 3 个月以上。目前常用 1984 年纽约修订标准，如下。

(一) 临床标准

临床标准包括：①腰痛、晨僵 3 个月以上，休息无改善，活动后减轻。②腰椎活动受限。③胸廓活动度低于相应年龄性别的正常人，呼吸时胸部扩张在第 4 肋间隙水平只有或少于 2.5cm。

(二) 放射学标准

根据纽约临床诊断标准，将骶髂关节 X 线改变分为 5 级（如上文所述）。

(三) 诊断分级

诊断分级包括：①符合放射学标准和一项（及一项以上）临床标准者，可肯定强直性脊柱炎的诊断。②符合三项临床标准或符合放射学标准而不具备任何临床标准者可能是强直性脊柱炎。

六、治疗方案

强直性脊柱炎尚无根治方法，但是大多数患者如能得到及早诊断及通过较好的治疗，可以控制症状并预后较好。强直性脊柱炎治疗的主要目的是缓解疼痛和发僵，减轻炎症。强化锻炼，维持良好的姿势，防止脊柱变形，以及用手术方法矫正关节功能障碍。

(一) 一般治疗

在体力允许的情况下进行合理锻炼，如散步，通过锻炼维持脊柱关节在最佳位置，也有助于稳定病情。选择硬板床，睡觉多采取仰卧位，避免侧身弯曲的体位。对疼痛、炎性关节或是软组织给予必要的物理治疗。

(二) 中药治疗

1. 寒湿痹阻　治以散寒除湿，温经通络，方选蠲痹汤加减。寒证偏重者，加细辛川乌、干姜等；湿象明显者，出现关节肿胀可加薏苡仁、茯苓、泽泻、防己、车前子等。

2. 肾虚督空　治以温肾补督，壮阳通络，方选青娥丸合右归丸加减。阳证重者，加桂枝、巴戟天、淫羊藿；督脉空虚、腰骶酸软无力者，加鹿角胶、狗脊、续断、锁阳、菟丝子等；瘀血明显、疼痛剧者，可加桃仁、红花、穿山甲、土鳖虫等。

3. 湿热痹阻　治以清热燥湿，通络止痛，方选四妙丸合宣痹汤加减。

4. 肝肾阴虚　治以滋补肝肾，通络止痛，方选左归丸合健步虎潜丸加减。关节肿痛明显、日轻夜重者，加穿山甲、土鳖虫、全蝎；阴虚内热重者，加知母、地骨皮、玄参、牡丹皮等；伴有阳虚表现者，可加狗脊、肉桂、补骨脂、淫羊藿等。

5. 痰瘀阻络　治以活血化瘀，通络止痛，方选身痛逐瘀大黄䗪虫丸加减。

（三）西药治疗

1. 非甾体抗炎药　通过消炎镇痛，能够改善水肿和抑制无菌性炎症反应。消炎镇痛剂多选非甾体抗炎药类，又分为 CoX-1 和 CoX-2 两类。CoX-1 类包括双氯芬酸钠、布洛芬等；CoX-2 对胃肠刺激较小，因此运用较广，常用药物为塞来昔布。

2. 缓解疾病的抗风湿药物　如氨甲蝶呤、来氟米特等，能够明显地改善外周关节炎，降低炎症指标，但是应用时应注意，此类药物容易引起胃肠道不良反应，如恶心、呕吐等，当出现不良反应时要及时就医，并根据医嘱用药或是调整药物。

3. 生物制剂　目前用于治疗 AS 的生物制剂主要为抗肿瘤坏死因子（TNF-a）拮抗剂，此类药物主要包括依那西普、英夫利西单抗、阿达木单抗及戈利木单抗等。

（四）物理治疗

物理治疗时多采用热疗，如热水浴、矿泉温水浴、海盐热敷等，能够有效增加局部的血液循环，使肌肉放松，保持正常功能，防止畸形。

（五）手术治疗

1. 适应证　脊柱畸形严重者，待病情稳定后可进行手术矫正。矫形手术是指利用手术截骨等方法改变脊柱弯曲程度的手术，由于此类手术风险较大，对于脊柱畸形不严重者建议慎重考虑是否进行矫正手术。

2. 手术方式　①严重驼背畸形而影响平视，手术矫正畸形。②骨性椎管狭窄，出现神经症状者，行椎骨减压术。③进行性加重的髋关节疼痛，活动受限，经系统保守治疗无效者，行全髋关节置换术。④严重的髋关节活动受限，甚至骨性强直、关节畸形者，行全髋关节置换术。⑤髋关节强直多发生在青壮年，因其活动能力明显受损，严重影响工作和生活，应适当放宽全髋关节置换术的年龄限制。

七、预防调护

强直性脊柱炎导致脊柱畸形和功能障碍，为了减轻或防止这些不良后果，患者除接受医师的各种检查和治疗外，应学会自我护理，如谨慎而长期地进行体位锻炼。在休息时首要的是维持适当的体位，具体要求：站立时挺胸、收腹、双眼平视前方；坐位也应保持胸部直立。应睡硬板床，多取仰卧位；避免促进屈曲畸形的体位。枕头要矮，一旦出现上胸或颈椎受累应停用枕头。对疼痛或炎性关节或软组织给予必要的物理治疗。因吸烟是功能预后不良危险因素之一，故应鼓励患者戒烟。

（钟发明　张期）

第三节 脊柱骨髓炎

病变位置发生于脊椎的化脓性骨髓炎称为脊椎化脓性骨髓炎，是一种上升的节段性的横贯性脊髓损伤。化脓性骨髓炎为常见病，常反复发作，有些患者多年不愈，严重影响身体健康和劳动能力。按病因可分为内源性和外源性：内源性骨髓炎是由细菌从身体其他部位的化脓性病灶经血流传播至脊椎，称血源性骨髓炎；外源性骨髓炎由外伤，包括枪伤、刀伤或开放性骨折导致感染而引起，或由邻近软组织感染直接蔓延到脊椎。本病多见于青壮年，好发于胸段脊髓。本病属于中医学"无头疽""附骨疽"的范畴。

一、病因病机

（一）正气虚弱

人体正气具有抵御和化解外邪的能力，在正气虚弱不足以抵御外邪时，邪毒则乘虚而入，邪毒不能外散而流于筋骨，这是本病发生的内在因素。

（二）邪毒入侵

外邪客于经络，流注于脊柱，聚而成害；或损伤气血，瘀滞为患。这是本病发生的外在因素，也是最常见的病机。

二、致病机制

本病常见的致病菌是金黄色葡萄球菌，其次为乙型链球菌和白色葡萄球菌。血源性骨髓炎的病理特点是骨质破坏和新骨形成同时存在，早期以破坏、坏死为主，后期以新骨形成为主。

脊椎血源性骨髓炎好发于脊椎终板下区，此处与长骨干骺端相似，拥有丰富的毛细血管网，尤其在椎体前部，此为血源性骨髓炎最先最常累及椎体前部终板下骨质的解剖学基础；随后炎症可突破皮质，向韧带下、椎间盘、邻近椎体、后柱及椎管侵犯。外源性骨髓炎感染途径包括外伤、介入操作等，好发于椎体后部。

三、诊查要点

脊柱感染的临床表现决定于病原菌的毒力和人体的抵抗力，并可以分为3期：急性期（＜3周）、亚急性期（3周～3个月）、慢性期（＞3个月）。在抗生素时代之前，多数患者为急性骨髓炎，起病急，伴有严重的毒血症；而慢性骨髓炎多为低毒性的、特异性的感染或者治疗不充分（如细菌耐药性强或者异物存留），诊断通常延误数月。随着对此病的重视和诊断手段的提高，诊断周期缩短。

（一）症状

急性期可发生如发热、寒战、乏力、脱水及其他败血症症状。小儿会有食欲差、烦躁、呕吐等。但也有少数病例，无典型中毒症状。病程日久者可见全身形体瘦弱，面色苍白，神疲乏力，出虚汗，食欲减退，局部肌肉萎缩，舌质淡红，苔白，脉细弱。应用抗生素治疗后，症状有改变，造成诊断困难。

亚急性和慢性脊椎感染将更加隐匿，患者病史模糊，症状不典型。唯一的症状也许就是疼痛，如胸痛、腹痛、腰痛、髋关节疼痛、下肢放射痛等。在低毒性病原菌感染的情况下尤甚，易漏诊、误诊。

（二）体征

急性期绝大多数患者有局部剧痛，可持续几周。特点是卧床休息疼痛略缓解，脊椎活动明显受限，活动时疼痛明显加重。有深压痛及棘突叩击痛。脓肿有深有浅。浅表脓肿容易穿破，脓液流出体外。腰大肌脓肿可使髋关节呈屈曲位。慢性期脊柱有后突畸形。炎症病变和脓肿侵犯椎管内可导致神经功能障碍，下肢疼痛麻木，肌力减退，反射异常。严重者下肢运动及感觉异常，甚至造成瘫痪。如颈椎受累，可表现为斜颈和发热。

四、辅助检查

根据病史，尤其有手术史、体征、实验室检查及影像检查，诊断本病困难不大，但需明确感染病菌，根据脓液及感染组织的细菌检查判断。

（一）实验室检查

白细胞计数增高、血沉快及C－反应蛋白高。血沉及C－反应蛋白测定可作为治疗效果的监测。若怀疑原发灶在泌尿系统，应做尿液培养。常规做脓液培养及药敏。为了排除结核应做OT试验。病灶在椎体可做穿刺检查，抽出物送培养及组织学检查，但成功率不高。若条件许可，可在CT扫描下定位穿刺，成功率较高。

（二）影像学检查

1. X线检查 常规拍摄病变区脊柱正侧位。发病后2周内，病变表现不明显，仅可见肌间隙模糊或消失，皮下组织与肌间分界模糊等；3周后可见软骨下骨组织有破坏，相邻椎体有破坏。椎间隙变窄，可见软组织脓肿形成；后期（6～12周）可见骨增生与骨硬化，同时有终板不整齐溶骨改变。X线片表现为一层密度不高的新生骨，新生骨广泛时可形成包壳；骨皮质供血障碍时可发生骨质坏死，有时可引起病理性骨折。

2. CT检查 CT检查比X线检查能更早地发现邻近椎间盘部位的骨质疏松、骨破坏和椎体前方软组织肿块。可与脊柱结核、真菌性脊椎骨髓炎、脊柱肿瘤相鉴别，其中脊柱结核的椎旁软组织肿块更加明显，而脊柱肿瘤少有椎旁软组织肿块，骨破坏多累及椎体的后半部分。

3. MRI 检查　MRI 诊断脊椎化脓性骨髓炎优越性明显：无创、能发现早期病变；对神经、软骨、软组织分辨率好；能显示脊柱脊髓的解剖形态；敏感性、特异性、准确率高。使用 Gd–DPTA 增强后能进一步提高 MRI 对椎体、脊髓、神经根、硬膜外脓肿的分辨率，有助于判断感染程度和部位。因而 MRI 是诊断脊椎感染常用而有效的办法。脊椎化脓性骨髓炎 MRI 的典型表现有：椎间盘高度下降、T_2 加权像感染区域高信号、T_1 加权像椎体终板低信号、椎体附件的水肿、椎旁和硬膜外的炎症和脓肿。

五、鉴别诊断

1. 脊柱结核　根据结核病史，发病缓慢、疼痛较轻、常有低热、盗汗等结核中毒症状。OT 试验与典型的 X 线片，可用于鉴别。

2. 脊柱恶性肿瘤　疼痛较重，夜间更为明显，缺乏感染症状（如高热、寒战与白细胞计数升高等）可用于鉴别。发热不高与症状不典型的脊柱骨髓炎有时与脊柱恶性肿瘤较难鉴别，此时应做穿刺活检。

六、治疗方案

运用全身支持疗法，根据病情补液，补充维生素，加强营养，贫血者可采用少量多次输血，卧床休息，输液，高热时物理降温等，进行早期诊断与积极的抗生素治疗等，大多数患者可取得较好的疗效。

（一）中药内治

由热毒注骨或创口红肿而脓未成者，以消法为主，治以清热解毒，活血通络，方选仙方活命饮、黄连解毒汤、五味消毒饮加减。外用药可选用金黄散、双柏散，水调外敷，每天换 1 次。若脓已成而未溃者，治疗原则为托里透脓，可用托里消毒饮（散）。正虚邪侵、慢性骨髓炎者，治疗原则以气血双补为主，可选用八珍汤、十全大补汤。若无死骨，破溃创面肉芽红润，可用生肌膏（散）换药。

（二）西药治疗

在急性期致病菌尚未明确前，应采用静脉大剂量广谱抗生素，主要针对最常见致病菌——金黄色葡萄球菌等。当得知细菌培养结果与药敏时，应及时更换高效杀菌的抗生素，多数化脓性脊柱炎经积极治疗，病情能得到有效控制。抗生素至少用 1 个月，直至血沉降至正常。

（三）手术治疗

脊椎化脓性骨髓炎手术基本原则是彻底清除感染和坏死组织、脓肿引流、维持脊柱的稳定性，如果出现脊髓受压的神经症状，需要及时进行减压手术。

1. 适应证　①保守治疗无效，病程长，血沉持续快，并有症状，感染未能有效控制。②神经受脓肿压迫，需要及时引流减压。③椎体破坏严重，引起脊柱不稳，压迫脊髓，防止发生后突畸形。④穿刺失败，为了取活检明确诊断。

2. 手术方式　对有明显椎旁脓肿及椎体广泛破坏者应及早切开引流；对脊髓受压所致神经损伤者应尽早行椎板切除减压术；对化脓性骨髓炎所致经久不愈的窦道者在控制感染后符合慢性骨髓炎条件者，可做病灶清除术，切口行一期缝合。

七、预防调护

如有腰部疼痛不适伴发热、寒战等，查明病因。如是化脓性骨髓炎应及时治疗，积极的抗生素治疗，大多数患者可取得较好的疗效。鼓励患者高蛋白、高热量饮食，增强患者体质和抵抗力，如牛奶、鸡蛋、糖类，并根据患者胃肠功能和病情加以调理，忌食辛辣、腥腐。长期卧床患者，要注意观察肺、泌尿系统及皮肤情况，防止坠积性肺炎、泌尿系结石和褥疮等并发症。

（钟发明　张期）

第四节　脊柱结核

脊柱结核是一种继发性结核病，病原菌主要是结核分枝杆菌，多数是经血液途径传播感染，是除肺结核外最常见的结核疾病之一，占全身骨关节结核首位。脊柱结核多见于儿童和青少年，成年人少见，男性多于女性。

脊柱结核绝大多数为椎体结核，极易累及椎管，产生脊髓、神经压迫症状。病变部位以腰椎发病率最高，以下依次是胸椎、颈椎，骶尾椎则比较少见。椎体病灶大多数为一处，少数可波及两个或多个椎体，病灶之间通过健康椎体或椎间盘隔开，表现为跳跃性病变，可并发截瘫。

一、病因病机

先天不足，肾阴亏损，久病产后体虚，或有所伤，气不得升，血不得行，凝滞经络，遂发为此病。多发于阳虚痰凝、阴虚内热及肝肾亏虚。

（一）肝肾亏虚

肝阴亏虚，阴血不足以养筋，筋失所养；肾精虚而不能主骨，骨失所养；或儿童先天不足，肾气不充，骨骼稚嫩，皆易感外邪痨虫而染病。

（二）阳虚痰凝

病程之始阳虚而脾不化湿、肺不布津，水湿津液凝聚而生痰，痰浊滞留筋骨，易生本病。

（三）阴虚火旺

阴虚为主证、阴虚不能制阳，虚阳偏盛而化热，虚火耗津，血凝气滞，气机不畅，病邪乘虚而入。当其化脓之时，不仅寒化为热，阴转为阳，肾阴不足，此后阴愈亏、火愈旺，故在中期、后期常出现阴虚火旺的证候，有时虚实夹杂，寒热交错，但仍以阴虚为主。

二、致病机制

脊柱结核好发于负重大、活动多、血流缓慢的椎体，以单个椎体破坏蔓延至邻近相邻椎体为多见。病理上分为两型：①中心型：病灶起于椎体松质骨，死骨吸收后形成空洞。②边缘型：病变破坏椎体边缘和椎间盘组织，椎体呈楔形破坏，椎间隙变狭窄，形成脓肿，继而形成椎旁脓肿，并沿组织间隙流向远处。

脊柱结核常合并脊柱畸形。椎体结核最常见的畸形为脊柱后凸畸形，即驼背。产生后凸畸形的机制：①病变椎体受压后塌陷，使相邻椎体前缘相互凑近。②受累椎间隙狭窄或消失。③椎体的二次骨化中心被破坏，椎体纵向生长受阻。④后凸畸形发生后，躯干重心前移，椎体前缘压力加大。病灶附近健康椎体前缘生长受限，而使椎体变为前窄后宽的楔形，导致后凸畸形加重。

脊柱结核易并发截瘫。截瘫多发生在颈椎和胸椎，此处椎管较狭窄，且椎管内为体积较大的脊髓，缓冲较差，受结核性脓肿、死骨或坏死椎间盘的压迫而产生症状。早期可出现运动障碍，晚期伴有大小便功能异常，出现排尿障碍、便秘、腹胀症状，大便失禁较少见。

三、诊查要点

发病缓慢，早期多无明显症状，活动期可有低热、盗汗、消瘦、乏力、脉数、食欲缺乏、贫血等。患儿常有夜啼、呆滞或性情急躁。患者可同时存在肺、胸膜结核及其他部位结核。

（一）症状

1.疼痛 疼痛是早期症状，以腰脊痛最常见。疼痛为酸痛、钝痛、持续性痛或间歇性疼痛，程度不等，持续性钝痛是脊柱结核的主要特征。休息时减轻，劳累后加剧，咳嗽、打喷嚏、持重物时疼痛加重。神经受到刺激时，出现放射性疼痛，颈椎结核可见骨质破坏越严重后凸愈明显，成年人的腰椎结核，后凸不明显，主要表现为侧弯畸形。

2.姿势 姿势异常及活动受限出现较早，主要由病椎周围肌群的保护性痉挛所致，活动度较大的颈椎和腰椎比较明显。颈椎结核患者常表现为头前倾、斜颈或短颈畸形，常用手托住下颌，头不能抬起，不能平视。胸椎结核和腰椎结核患者的头和躯干向后倾斜，双手扶腰，使重心后移，尽量减少体重对病变椎体的压力。

3.寒性脓肿 寒性脓肿对于某些脊柱结核患者可能是首先出现的症状，对骨与关节结核的诊断非常重要。因椎体病变部位不同而症状不同，颈椎结核常形成咽后壁脓肿和颈部脓肿，可压迫食管和气管；胸椎结核在脊柱两侧形成椎旁脓肿；胸腰段和腰椎结核形成腰大肌脓肿和髂窝脓肿，亦可见于臀部和大腿等处。

4. 窦道、瘘管形成　寒性脓肿穿破后，即形成窦道，或继发混合感染，经久不愈，患者可有急性炎症表现。

（二）体征

1. 脊柱畸形　与发病年龄、骨质破坏程度和病变部位有关。小儿的胸椎结核好发生后凸畸形，骨质破坏越严重，后凸越明显；成年人的腰椎结核，后凸不明显，主要表现为侧弯畸形。

2. 脊髓受压症状　结核性肉芽组织或炎性水肿直接压迫和侵袭脊髓，或后纵韧带下脓肿和破坏、脱位的椎体及椎间盘压迫脊髓而出现脊髓压迫症状，多发生在 $T_5 \sim T_{10}$，开始表现为下肢麻木、腿软乏力、括约肌功能障碍，继续发展则可出现痉挛性截瘫，感觉和自主运动功能丧失，肌张力增高，腱反射亢进，病理反射阳性。

3. 叩击痛　病变棘突可有轻度压痛和叩击痛。

4. 特殊检查　不能弯腰，拾物试验阳性。

四、临床分型

脊柱结合临床分型分为中心型及边缘型（图16-4）。

（一）中心型

病灶起于椎体松质骨，死骨吸收后形成空洞，病变多局限于一个椎体，较少侵犯相邻椎间盘，但当骨质破坏穿透椎体皮质后即可出现椎间盘破坏和椎盘脓肿。

（二）边缘型

感染从干骺端开始，并沿前纵韧带向相邻椎体扩散。病变破坏椎体边缘和椎间盘组织，椎体呈楔形破坏，椎间隙变狭窄，形成脓肿，继而形成椎旁脓肿，并沿组织间隙流向远处。

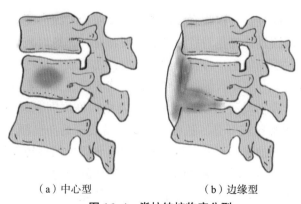

　　（a）中心型　　　　　　　　（b）边缘型

图 16-4　脊柱结核临床分型

五、辅助检查

(一) 实验室检查

脊柱结核活动期，血沉多增快，白细胞计数及分布正常或稍多，常有轻度贫血。混合感染时，白细胞明显增多，细菌培养在未治疗患者中结核杆菌阳性率在 70% 左右。病理检查可见干酪样坏死、死骨、肉芽组织。

(二) 影像学检查

1. X 线检查　①骨质破坏：表现为低密度骨质缺损区，边缘无硬化。②椎间隙变窄或消失：因椎间盘及软骨终板被破坏，椎间盘破坏严重者可导致相邻的椎体融合在一起，为诊断脊椎结核的重要依据。③后突畸形：为脊椎结核较特征性表现之一，为多个椎体明显破坏所致。④寒性脓肿：腰椎结核可形成腰大肌脓肿，表现为腰大肌呈弧形向外突出高密度影；胸椎结核形成椎旁脓肿，表现为胸椎两旁梭形软组织肿胀高密度影；颈椎结核形成咽后壁脓肿，表现为咽后壁软组织影增宽，并呈弧形前突，较长时间的寒性脓肿可有不规则钙化。⑤死骨：较少见，有时见于脊椎中心型结核，表现为砂粒状死骨。

2. CT 检查　CT 扫描能较早发现骨骼细微改变，如椎体内早期病灶或脓肿的形成，特别对寰枢椎、颈胸交界和外形不规则的骶椎等常规 X 线不易获得满意影像的部位更具诊断价值。螺旋 CT 的应用，能更清晰地显示骨质破坏，特别是较隐蔽和较小的破坏；更容易发现死骨及病理骨折碎片；增强扫描寒性脓肿周边强化，内部无强化，可更好地了解寒性脓肿的位置、大小与周围大血管、组织器官的关系；显示脓肿或骨碎片凸入椎管内的情况（图 16-5）。

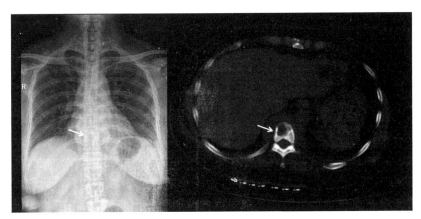

　（a）胸椎正位片　　　　　　　　　　　　　（b）胸椎 CT 骨窗

注：图（a）示 $T_9 \sim T_{10}$ 椎间隙明显变窄，相应终板边缘骨质侵蚀、破坏，邻近椎旁软组织梭形肿胀（箭头）；图（b）示胸椎椎体结核。

图 16-5　脊柱结核 X 线及 CT 影像

3. MRI 检查　MRI 对脊柱结核的早期诊断更为敏感。MRI 可清楚显示受累椎体及椎旁软组织的信号改变，不仅可显示受累椎体的个数及病变范围，而且可显示脊柱结核的不同病理改变及硬膜囊和脊髓的受压情况。椎体受累后在 T_1 加权像为低信号，T2 加权像为高信号（图 16-6）。

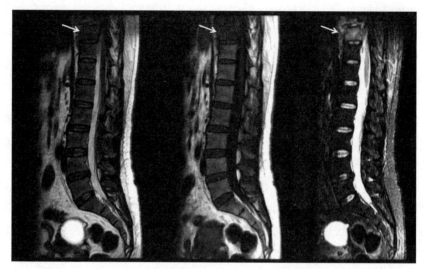

（a）胸腰椎矢状位 T_2WI 序列 　（b）胸腰椎矢状位 T_1WI 序列 （c）胸腰椎矢状位 FST_2WI 序列
注：图（a）、图（b）示 T_9、T_{10} 低信号（箭头）；图（c）示 T_9、T_{10} 高信号（箭头）。

图 16-6　脊柱结核 MRI 表现

六、鉴别诊断

1. 强直性脊柱炎　多发于青壮年男性，腰部板直，晚期呈圆形后凸，脊柱活动明显受限，早期 X 线仅见骨质疏松，无骨质破坏，晚期可见竹节样变，韧带及椎间盘钙化。

2. 脊柱化脓性骨髓炎　发病急，中毒症状明显，体温高，白细胞计数升高，病变部位疼痛明显，脊柱活动受限，局部软组织肿胀，压痛。X 线早期可见椎体破坏，椎间隙变窄或消失，常有死骨形成，晚期可见椎体明显骨质增生和硬化。

3. 溶骨性转移瘤　需与中心型结核区别。溶骨性骨肿瘤常为多发，发生病理性压缩性骨折，但椎间隙无变窄，病变可累及椎体附件，病变范围局限，凸起，发病急疼痛难忍，以老年患者多见。

4. 椎体压缩性骨折　有明显外伤史，多限一个椎体受损，患椎呈楔形变，椎体前中部可见楔形或斜形的密度增高的压缩性骨折线，边缘锐利，椎体前缘可能有骨碎片存在。

七、治疗方案

本病通过休息、营养、中医辨证诊治及抗结核药的运用、手术治疗等，达到杀灭结核杆菌，改善局部血供，保持脊柱稳定性，同时解除和防止脊髓受压的目的。

（一）中药内治

1. 阳虚痰凝 初起患处红肿热不明显，病变处隐隐酸痛，继则关节活动障碍，动则疼痛加重，病变初期全身症状不明显，舌淡，苔薄，脉濡细。治以补肾温经，散寒化痰，方选阳和汤加减。

2. 阴虚痰凝 病变发展，在病变部位形成脓肿，脓肿可流向附近或远处，也可形成脓肿，若病位表浅，可见漫肿，皮色微红，伴有午后潮热，颧红，夜间盗汗，口燥咽干，食欲缺乏，或咳痰，咯血，舌红，苔少，脉细数。治以养阴清热，托毒透脓，方选托里消毒散加减。

3. 阴虚火旺 病变进一步发展，脓肿破溃后排出稀薄脓液，有时夹有干酪样物。形成窦道，可出现颈或腰背强直，甚至或出现瘫痪，患者形体消瘦，口干咽燥，心悸失眠，舌红少苔，脉细数。治以养阴清热，方选清骨散加减。

（二）中药外治

初期用回阳玉龙膏、阳和解凝膏局部外敷。脓肿外溃或窦道形成，可根据情况选用五五丹、七三丹、八二丹药线插入引流，若脓水将尽可改用生肌玉红膏。

（三）西药治疗

有效的药物治疗是治愈脊柱结核的根本措施，使用原则：早期、联合、适量、规律、全程。目前常用的一线抗结核药物为异烟肼（INH）、利福平（RFP）、吡嗪酰胺（PZA）、链霉素（SM）、乙胺丁醇（EMB），推荐的药物组合是 INH+RFP+PZA 或 INH+RFP+EMB。由于链霉素对脑神经毒性作用强烈，现已不作为首选药物，仅作为强化治疗使用，限时 3 个月。抗结核药物的主要不良反应为肝损害、神经毒性、过敏反应、胃肠道反应、肾损害等，用药期间应定期检查肝肾功能，同时服用保肝药物，发现异常及时予以相应处理。

对于骨关节结核，主张疗程不得少于 12 个月，必要时可延长至 18 ～ 24 个月。判断脊柱结核是否痊愈应当根据患者症状、临床检查、实验室检查、影像学表现及远期随访进行综合判断。

（四）固定治疗

局部制动的目的是为了缓解疼痛，防止畸形发展，减少体力消耗，避免病变扩散。病变活动期应卧床休息，在卧床休息期间可适当活动。病变静止期在支具、腰围、石膏背心等保护下下床活动。此后，可运用保护性支架颈围、腰围和躯干支架适用于病变已趋于稳定或融合术后该处尚未牢固的愈合者。

（五）脓肿穿刺

对于寒性脓肿较大不能立即进行病灶清除者，可进行试验性穿刺，将抽出脓液做细菌学检查，要注意避免反复穿刺形成窦道和混合感染。

（六）手术治疗

当药物治疗无效时，应及时采用手术治疗。术前 3～4 周规范抗结核化疗，控制混合感染；术中彻底清除病灶，解除神经及脊髓压迫，重建脊柱稳定性；术后继续完成规范化疗。

1. 适应证　①脊柱结核导致局部顽固性疼痛，生活质量差，规范抗结核治疗后症状无明显缓解。②规范抗结核治疗下，顽固疼痛症状不缓解、结核病灶、脓肿增大、进展。③脊柱结核规范抗结核仍迁延不愈或脊柱破坏呈扩大趋势。④脊柱结核病灶脓液、结核性肉芽组织、干酪样坏死物质、死骨等压迫脊髓，出现感觉运动障碍等。⑤结核病灶导致脊柱局部稳定性遭到破坏、甚至出现局部后凸畸形、顽固性疼痛。⑥脊柱结核病灶治愈后遗留明显的后凸畸形，伴随局部疼痛或是发生迟发性瘫痪。

2. 手术方式　①结核脓肿切开（含微创穿刺）引流术。②脊柱结核病灶清除、神经减压术。③脊柱椎间植骨融合内固定术。④脊柱畸形截骨矫形、内固定术。

八、预防调护

病变活动期需卧床休息，减少体力消耗，有利于健康状况的改善，避免脊髓及神经根受压加重。病变稳定后患者可在颈围、腰围或躯干支架的保护下下床活动，并鼓励患者经常变换体位，促进胃肠蠕动，避免胃扩张和肠道胀气。避免接触结核环境，避免负重，保持空气清新。适当休息，减少人体代谢，有利于人体恢复。晚期脊柱结核并发瘫痪者，要密切注意患者因卧床而引起的并发症如创面感染、泌尿系统感染、坠积性肺炎等，加强护理；予以加强营养及全身支持疗法，增强人体抵抗力。

（钟发明　张期）

主要参考书目

［1］吴谦.医宗金鉴正骨心法要诀［M］.北京：人民卫生出版社，2017.

［2］徐展望，何伟.中医骨病学.北京：中国中医药出版社，2018.

［3］张俐.中医骨病学.北京：人民卫生出版社，2012.

［4］周岱翰.杏林问道：肿瘤临证耕耘录.广州：广东科技出版社，2018.

［5］周岱翰.临床中医肿瘤学.北京：人民卫生出版社，2003.

［6］郑玉玲，韩新巍.中西医肿瘤诊疗大全.北京：中国中医药出版社，1996.

［7］王三虎.中医抗癌临证新识.北京：人民卫生出版社，2016.

［8］花宝金，侯炜，鲍艳举.名中医经方时方治肿瘤.北京：中国中医药出版社，2013.

［9］陈孝平，汪建平，赵继宗.外科学.北京：人民卫生出版社，2018.

［10］裴福兴，陈安民.骨科学.北京：人民卫生出版社，2016.

［11］胥少汀，葛宝丰，徐印坎.实用骨科学.北京：人民军医出版社，2016.

［12］唐农轩，范清宇，丁勇.实用骨病学.北京：人民军医出版社，2006.

［13］徐万鹏.骨与软组织肿瘤.北京：北京大学医学出版社，2011.

［14］吴文娟，张英泽.骨与软组织肿瘤.北京：人民卫生出版社，2009.

［15］胡永成主译.儿童骨肿瘤.北京：人民卫生出版社，2019.

［16］韦兴译.骨肿瘤外科学手术技术.北京：北京大学医学出版社，2015.

［17］黎志宏，涂超主译.骨与软组织肿瘤及肿瘤样病变诊断学：Rizzoli病例集：从临床、影像到组织病理学.北京：科学出版社，2020.

［18］郭卫.3D打印人工假体重建骨肿瘤切除后大段骨关节缺损：理论与实践.北京：北京大学医学出版社，2021.

［19］郭卫.骨盆肿瘤外科学.北京：北京大学医学出版社，2015.

［20］郭征.数字骨肿瘤外科学.济南：山东科学技术出版社，2019.

［21］王振常总主译.肌骨影像诊断学.南京：江苏凤凰科学技术出版社，2019.

［22］黄耀华.实用骨关节影像诊断图谱.北京：中国医药科技出版社，2020.

［23］陈日新，陈明人，康明非.热敏灸实用读本.北京：人民卫生出版社，2016.

［24］屈辉，王武，白荣杰主译.实用骨科影像学.北京：科学出版社，2012.

［25］陈仲良，刘忠军，党耕町.脊柱外科学.北京：人民卫生出版社，2013.

［26］郭长青，黄怡然，付达尔丽.体表解剖图谱.北京：人民卫生出版社，2013.